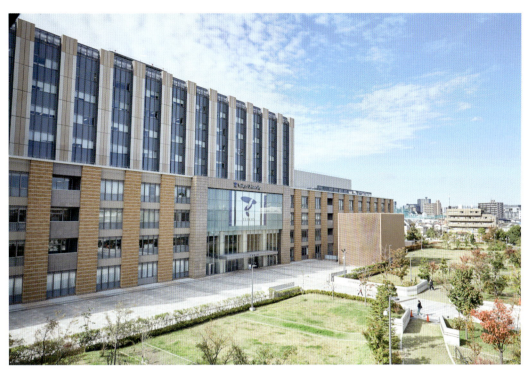

帝京大学板橋キャンパス（大学棟正面）

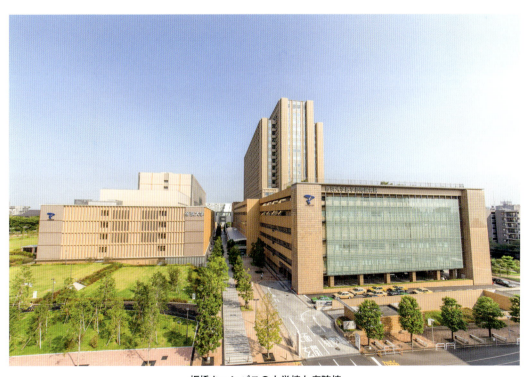

板橋キャンパスの大学棟と病院棟

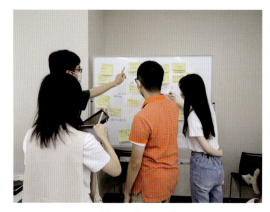
グループワーク①

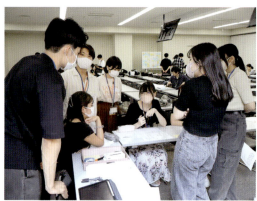
グループワーク②

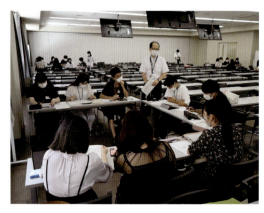
グループワーク③

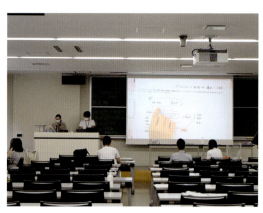
グループ発表

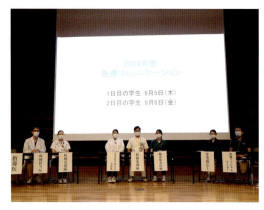
多職種チームによる模擬カンファレンス①

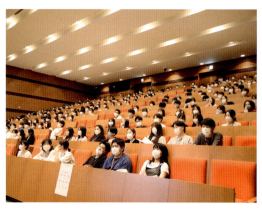
多職種チームによる模擬カンファレンス②

チームで学ぶ
医療コミュニケーション

帝京大学医療コミュニケーション運営委員会 編

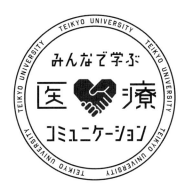

帝京大学出版会

監修者

冲永 寬子　帝京大学副学長

執筆者一覧（50音順）

有賀 悦子　帝京大学医学部緩和医療学講座主任教授
池田 達彦　帝京大学医学部外科学講座講師
石川 ひろの　帝京大学大学院公衆衛生学研究科教授
石見 和世　帝京大学医療技術学部看護学科准教授
臼井 千惠　帝京大学医療技術学部視能矯正学科教授
宇野 健司　帝京大学医学部内科学講座准教授
金子 一郎　帝京大学医学部救急医学講座教授
菊川 忠臣　帝京大学医療技術学部スポーツ医療学科救急救命士コース講師
上妻　謙　帝京大学医学部内科学講座主任教授
小林 隆幸　帝京大学医療技術学部診療放射線学科講師
紺野 久美子　帝京大学医学部医学教育学講座講師
柴田　茂　帝京大学医学部内科学講座教授
神野 浩光　帝京大学医学部外科学講座教授
鈴木 久美子　帝京大学医療技術学部看護学科教授
関　順彦　帝京大学医学部内科学講座教授
楯　直子　帝京大学薬学部医薬化学講座教授
塚本 和久　帝京大学医学部内科学講座教授
藤垣 嘉秀　帝京大学医学部内科学講座教授
増山 里枝子　帝京大学医療技術学部臨床検査学科准教授
村上　勲　帝京大学薬学部薬学教育推進センター臨床実習ユニット講師
安野 伸浩　帝京大学薬学部臨床薬学講座教授
山崎　修　帝京大学医学部内科学講座准教授
渡邊 清高　帝京大学医学部内科学講座教授

監修者のことば

　本書は、2018年に初版、2022年に第2版を刊行した『医療コミュニケーション』の新版にあたります。まず初めに、『医療コミュニケーション』の初版、第2版を京都廣川書店様から出版させていただいたことに深く感謝申し上げます。同社のご支援により、これまで多くの読者の皆様に同書の内容をお届けすることができました。この度、新版として本書を2023年に創設された帝京大学出版会から刊行できることを大変嬉しく思います。帝京大学出版会は、教育・研究・医療の現場での知識や知見の普及を主とした出版活動を展開しており、本書がその一助となることを光栄に感じております。本書の出版を支えてくださったすべての関係者の皆様に心より感謝申し上げます。

　なぜ医療においてコミュニケーションを重視した教育が大切なのでしょうか。それは、コミュニケーションが医療の質を高め、医療安全管理上も重要であるからです。つまり、医療専門職が自分の専門分野について、患者さんの状態を把握し、他の医療者に伝え、患者情報を正確に共有したうえで連携することにより、初めてその専門性を十分に発揮することができ、医療の質が高まるのです。また、自分が把握していない情報を共有することにより患者さんの医療安全を守り、安全で安心な医療を行えるのです。すなわち、いつも患者さん中心、患者さんのために、という観点ですべての職種が考え、行動する必要があるということになります。

　私が尊敬する外科医の言葉にこのようなものがあります。「患者さんがいる限り、医者は医者であり続けなければならない」。医師として非常に感銘を受け、この姿勢を常に忘れないようにしていますが、この言葉はすべての医療者に共通する信念であると思っています。医療を学ぶ人たちは、医療人としての使命感・向上心・社会貢献の重要性を自覚し、患者さんやそのご家族に寄り添ってほしいと切に願っています。

　本書は、医療現場でのコミュニケーションの重要性を再確認するとともに、チーム医療の枠を超え、ダイバーシティとインクルージョンによる持続可能な医療の実現についても言及しています。現代社会において、医療の場は多様な価値観や背景を持つ人々の交差点であり、異なる専門職間の協働だけでなく、多文化共生の視点が不可欠です。本書が、読者の皆様が医療の現場で新たな視点を獲得し、より良い医療の提供につなげる一助となれば幸いです。さらに本書では、デジタルトランスフォーメーション（DX）やタスクシフト、再生医療など、最新の医療動向も取り入れています。これらのテーマは、医療の質の向上や効率化、多職種連携の深化に直結するものであり、医療従事者が時代の変化に適応し、患者中心の医療を実現するために不可欠な要素です。

　医療の中心にあるべきは常に患者さんであり、そのために自分は何をするべきかを考え続けることが医療者の使命です。本書がその歩みを支える一冊となることを願っています。

2025年3月

監修　帝京大学 副学長

冲永　寛子

まえがき

　現代の医療は、個人の専門知識や技術だけでは対応しきれない複雑さを抱えています。患者さん一人ひとりが抱える病気や生活背景は多様で、それに対応するには、医師・薬剤師・看護師をはじめ、さまざまな専門分野の医療職が互いに連携し、それぞれの強みを活かすことが欠かせません。

　その中で、多職種連携教育（IPE：InterProfessional Education）が注目されています。学生のうちから他職種の視点を学び、協力する力を育てることが、実際の医療現場や地域でのチーム医療の実践に直結するからです。たとえば、異なる職種の役割を理解することで、よりスムーズなコミュニケーションや効率的な医療提供が可能になります。また、患者中心の医療を実現するためには、各職種が相互に信頼し、患者さんに寄り添い、情報を共有しながら最善のケアを提供することが求められます。

　さらに、IPEは単なる知識の共有にとどまらず、協調性やコミュニケーション能力、問題解決力を鍛える場でもあります。これらのスキルは医療の現場をはじめとして、あらゆる場面で必要とされるものであり、学生にとっては一生の財産となるでしょう。

　こうした背景から、IPEは医療現場の質を向上させるだけでなく、患者さんの満足度や健康アウトカムを高めるために、ますます重要な取り組みとして位置づけられており、卒業後に医療現場や地域でチーム医療を実践するうえで、欠かせないものです。帝京大学では、医療系学部間でさまざまな連携科目を設け、その質を充実させています。

　その中でも、医療系3学部（医学部・薬学部・医療技術学部）の4年生が合同で行う必修科目「医療コミュニケーション」演習は本学の特徴的な取り組みの一つです。この授業では、学生が混成チームを作り、実際の医療事例をもとに治療やケアの計画を立てる体験型の学びができます。また、附属病院の医療チームによる模擬カンファレンスを観察し、質疑応答を通じて理解を深める内容となっており、チームビルディングやコミュニケーション能力を磨ける貴重な機会です。

　本書は、この「医療コミュニケーション」演習をさらに有意義なものにするために、本学の教員が協力して作成したものです。各医療職の専門教育や役割、チーム医療における視点について解説するほか、最新の診療ガイドラインを反映した事例を取り上げています。「がんと薬物療法」「末期腎不全と腎代替療法」「救急医療と呼吸不全症例」「緩和医療」「心疾患」「糖尿病」「乳がんと周術期ケア」など、現場で役立つテーマを通じて多職種連携の基礎を学べるようになっています。

　医療の現場で求められるのは、人間性豊かで、患者さんの命や生活を守る使命感を持った人材です。患者さんの人権を尊重し、多職種と協力しながら質の高い医療を提供するためには、高い倫理観に裏打ちされた、正確で豊かなコミュニケーション能力が必要です。この演習を通じて、そうしたスキルを身につけてほしいと考えています。

　本書を活用して学びを深め、患者中心の医療を実現するための一歩を踏み出してください。皆さんの成長を心から応援しています！

患者中心の質の高い医療を実践するために不可欠である医療専門職連携のさらなる進展を目指す医療人教育において、本書が有用な教材となることを願っています。

　最後に、ご協力いただいた執筆者ならびに帝京大学出版会岡田和幸氏、向井みちよ氏をはじめとするご関係の皆さまに心より御礼申し上げます。

2025年3月

帝京大学医療コミュニケーション運営委員会
委員長　渡邊　清高

医療系学部の教職員の皆さまへ：ご指導のポイントと本書の活用方法

● **多職種連携の基礎の理解を促す**

本書を活用いただき、学生に各医療職の役割や視点を明確に伝え、職種間の相互理解を促してください。これにより、チーム医療の意義を学生が深く認識することが期待されます。

● **体験学習を中心とした授業設計**

学生が混成チームで取り組む事例演習においては、協働や課題解決に向けたプロセスの経験を積ませるようご指導ください。

● **コミュニケーション能力の強化**

演習では、学生間の情報共有や討議を重視し、適切で効果的な伝達スキルを実践的に磨く場を提供してください。

● **現場視点の学び強化**

附属病院の模擬カンファレンスを活用し、実際の医療現場で必要な連携スキルを体感させてください。質疑応答を通じて、理解をさらに深めることを促してください。

授業の概要・評価・実施報告などの資料については、「付録」（p. 211）もご参照ください。

目次

監修者のことば　　iii

まえがき　　v

医療系学部の教職員の皆さまへ：ご指導のポイントと本書の活用方法　　vii

Part 1　導入

1. 医療人養成におけるチーム医療とコミュニケーション能力 …… 3
　1-1　日本におけるチーム医療の発展と患者参加型医療の広がり …… 3
　1-2　医療人育成における多職種連携のためのコミュニケーション能力 …… 5
　　　組織やチームにおけるコミュニケーション　5／アウトカム基盤型教育と多職種教育の統合　7

2. 医療人教育の現状とこれから …… 9
　2-1　医学教育 …… 10
　　　概要・理念　10／背景　11／医療コミュニケーション　14／これからの方向性　15
　2-2　薬学教育 …… 17
　　　概要・理念　17／背景　19／医療コミュニケーション　19／これからの方向性　21
　2-3　看護学教育 …… 23
　　　概要・理念　23／背景　24／医療コミュニケーション　25／これからの方向性　27
　2-4　臨床検査技師の教育 …… 28
　　　概要・理念　28／背景　29／医療コミュニケーション　30／これからの方向性　30
　2-5　診療放射線技術学教育 …… 31
　　　概要・理念　31／背景　32／医療コミュニケーション　33／これからの方向性　33
　2-6　救急救命士の教育 …… 35
　　　概要・理念　35／背景　36／医療コミュニケーション　37／これからの方向性　38
　2-7　視能訓練士の教育 …… 40
　　　概要・理念　40／背景　42／医療コミュニケーション　43／これからの方向性　44

3. 専門職のチーム医療における関わり ··· 47

3-1　医師の関わり ··· 47
使命　47／役割　48／視点　51／思考プロセス　51／多職種連携での役割　52

3-2　薬剤師の関わり ··· 55
使命　55／役割　56／視点　57／思考プロセス　58／多職種連携での役割　60

3-3　看護職の関わり ··· 62
使命　62／役割　62／視点　65／思考プロセス　65／多職種連携での役割　68

3-4　臨床検査技師の関わり ··· 69
使命　69／役割　69／視点　71／思考プロセス　71／多職種連携での役割　72

3-5　診療放射線技師の関わり ··· 73
使命　73／役割　73／視点　76／思考プロセス　76／多職種連携での役割　76

3-6　救急救命士の関わり ··· 78
使命　78／役割　80／視点　81／思考プロセス　82／多職種連携での役割　83

3-7　視能訓練士の関わり ··· 83
使命　83／役割　84／視点　85／思考プロセス　87／多職種連携での役割　87

Part 2　事例で学ぶ チーム医療とコミュニケーション

4. 多職種による統合演習 ·· 91

4-1　授業のねらいと行動目標 ··· 91
4-2　事前準備 ··· 92
4-3　事例で学ぶ　医療コミュニケーション ····································· 93

4-3-A　事例1：がんと薬物療法：遠隔転移を伴う肺癌と診断され、抗癌薬物療法を開始する壮年期男性　94

4-3-B　事例2：末期腎不全と腎代替療法：血液透析導入を選択した壮年期男性　116

4-3-C　事例3：救急医療と呼吸不全症例：肺炎・呼吸不全で搬送された老年期女性　132

4-3-D　事例4：緩和医療：大腸がんを再発した壮年期女性　144

4-3-E　事例5：心疾患：急性心筋梗塞後に心機能が低下した壮年期男性　163

4-3-F　事例6：糖尿病：糖尿病を放置し足壊疽を発症した壮年期男性　178

4-3-G　事例7：乳がんと周術期ケア：遺伝性乳癌卵巣癌症候群と診断された壮年期女性　194

> **Column**
>
> 医学教育の分野別評価とコミュニケーション教育　16／薬学実務実習の学修における3つのフェーズ　22／看護学教育におけるデジタルトランスフォーメーション（DX）　28／多職種連携におけるコミュニケーションツールとしての携帯型超音波診断装置（ポケットエコー）　31／診療放射線技師って何してるの？　34／"救急救命士の"今後の処置拡大に向けて　40／視能訓練士養成校の種類と今後の1年制専修学校の動向　45／公的化された共用試験と診療参加型臨床実習　55／持続可能な医療を担う薬剤師の役割とは？　62／看護者・看護職・看護師はどう違うの？　64／がんゲノム医療と臨床検査技師の役割　72／X線の発見　75／放射線治療について　78／救急車の有料化について　83／iPS細胞と視能訓練士　88／ゴール（目標）を共有することの大切さ　92／肺癌治療におけるチーム医療の必要性　115／多職種による慢性腎臓病患者サポートの意義　131／SOFAスコア、qSOFAスコア　143／症状の緩和は生きるための医療　160／超高齢化社会で急増する心不全　177／糖尿病治療薬の多面的効果　193／生活習慣因子と乳がんの関連　210

付録

1　帝京大学 医療コミュニケーション 授業実施要項（抜粋）……………………………………213
2　課題ワークシート例………………………………………………………………………………216
3　医療コミュニケーション授業における学生評価…………………………………………………218
4　2024年度　帝京大学医療系学部合同授業「医療コミュニケーション」
　　実施報告より………………………………………………………………………………………220
5　多職種連携教育に関するアンケート………………………………………………………………223
6　用語解説……………………………………………………………………………………………227
7　参考資料（検索ツール）……………………………………………………………………………232

参考文献・資料　233
著者プロフィール　239
索引　244

Part 1

導入

1. 医療人養成におけるチーム医療とコミュニケーション能力

1-1 日本におけるチーム医療の発展と患者参加型医療の広がり

「チーム医療」という言葉が日本で広く認識されるようになったのは、1990年代から2000年代にかけてのことである。それ以前も、多職種が連携して患者に医療を提供することは行われていたが、チーム医療という概念が本格的に導入されたのは、医療の高度化や複雑化が進んだこの時期からである。医療が進歩し、病気や治療の専門化が進むにつれ、もはや一人の医療職種だけでは対応できなくなり、医師・薬剤師・看護職・診療放射線技師・臨床検査技師・視能訓練士・救急救命士・理学療法士などが連携して診療を行う「チームアプローチ」が不可欠となった。

チーム医療の語源は英語の「team medical care」に由来するが、実際には日本独自の概念といえる。英語圏では「multidisciplinary care」や「interdisciplinary care」という言葉が一般的に使われている。これらの用語は微妙に異なる意味を持ち、multidisciplinaryは「多職種による分業」を、interdisciplinaryは「多職種による協業」を指す。すなわち、multidisciplinaryからinterdisciplinaryへの進化は、チーム医療が単なる分業から真の協業へと発展してきたことを示している。

日本におけるチーム医療は、2000年代に入ってから急速に進展した。特に2000年代半ば以降、「患者中心の医療」「患者参加型医療」という概念が広がり、チーム医療がその実現に向けたアプローチとして重要視されるようになった。「患者参加型医療」とは、患者が自らの医療に積極的に関与し、医療従事者と対等な立場で意思決定を行うことを目指すものである。この考え方が広がる背景には、サービスを受ける側としてだけではなく、主体的に治療やケアの方針の決定に関わるなかで、インフォームドコンセント（十分な説明に基づく同意）の重要性が強調され、患者の自己決定権が尊重されるべきだという認識の高まりがある（厚生労働省「チーム医療の推進について（チーム医療の推進に関する検討会報告書）」2010）。
→p.227

チーム医療に関する基本的な定義は、2010年に厚生労働省が発表した上記報告書「チーム医療の推進について」に詳述されている。この報告書では、チーム医療とは「医療に従事する多種多様な医療スタッフが、各々の高い専門性を前提に、目的と情報を共有し、業務を分担しつつも互いに連携・補完し合い、患者の状況に的確に対応した医療を提供すること」とされている。この定義は、チーム医療の基本的な枠組みを示しており、医療の質向上においてその重要性が強調されている。

チーム医療が重要視される理由の一つは、現代の医療の高度化・複雑化にあるといえる。たと

えば、がん医療では、外科・放射線治療・内科（がん薬物療法）・緩和医療・病理など幅広い診療科からなる医師が連携して診療にあたる「集学的治療」が一般的になってきている。さらに、薬剤師や看護師、リハビリテーションスタッフも加わり、患者に対する包括的なケアが提供されることで、治療効果の向上が図られている。

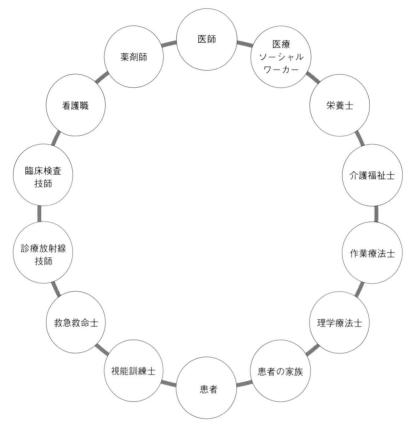

図1-1　患者参加型医療のイメージ

　少子高齢化もチーム医療を推進する大きな要因といえよう。人口の高齢化が進むにつれ、慢性疾患を抱える患者が増加し、治療のゴールが疾病の"治癒"から生活の質を維持・向上させるケアへと変化している。「病気が治るか／治らないか」という考え方から、「（病が治る／治らないに関わらず）身体的、精神的および社会的に良好な状態（＝ウェル・ビーイング〔well-being〕）を保つこと」が重視されつつある。これに伴い、医療者の役割や関わりのあり方も変わってきている。すなわち、医療やケアに関わる人材として、医師・薬剤師・看護師・リハビリスタッフ・介護職など多職種が連携して患者を支える体制が求められるようになった。チーム医療やチームケアが実現する場として、病院や診療所などの医療機関に加え、地域の介護・福祉に関連する施設や行政機関を含めた地域包括ケアシステムが構築され、在宅医療や介護の現場においてもチームアプローチが不可欠となってきている。
　　　　　　　　　　　　　　　　　　　　　→p.228

　情報化・デジタル化の進展もチーム医療を支える重要な要素である。電子カルテの普及により、医療スタッフ間での情報共有が容易になり、診療の効率が向上するとともに、患者に一貫したケ

アを提供することが可能になった。患者もインターネットを通じて医療情報にアクセスできるようになり、自らの病状や治療について学び、医療従事者と対話しながら、より質の高い医療やケアを受けることができるようになっている。こうしたなか、医療者は患者のtrajectory（軌跡・通り道）に沿って、伴走者や支援者として寄り添う役割も求められるようになってきている。

　細田（2015）は、チーム医療を構成する要素として「専門性志向」「患者志向」「職種構成志向」「協働志向」の4つを挙げ、これらが段階的に発展してきたことを指摘している。「専門性志向」は、医学の進歩とともに発展し、各医療職種がその専門性を高めることで質の高い医療が提供されるようになった。「職種構成志向」と「協働志向」は、チーム医療における生産性向上のために発展し、少子高齢化や情報化の進展により、患者のニーズが多様化する中で「患者志向」が強調されるようになった。

　近年のトピックとしては、2019年以降世界的に市民生活に深刻な影響をもたらした新型コロナウイルス感染症（COVID-19）への対応がチーム医療の重要性を再確認させたことが挙げられる。COVID-19のパンデミックにより、各国で医療提供体制が逼迫し、従来の臓器ごと・診療科縦割りの医療提供体制では対応が難しいことが明らかになった。この状況下で、多職種が連携して対応するチームアプローチが感染拡大の抑制と、患者の治療とケアの向上に大きく貢献した。日本でも、COVID-19対策としてチーム医療の重要性が再認識され、今後の医療提供体制のモデルになっている。

　こうしたチーム医療の発展は、医療現場での改善活動に加えて、医療政策としても推進されてきている。診療報酬の改定により、チーム医療が評価されるようになったこともその一環である。入院医療では、従来の出来高払い（医療行為を行った場合に、個別に設定された点数に基づいて診療報酬が算出される仕組み）からアウトカムに基づく包括払い（病名や病状に応じて診療報酬が定まっている仕組み）への移行が進められ、これにより、質の向上や、医療やケアの最適化に向けたチーム医療がさらに推進されている。多職種によるチームアプローチは医療において不可欠なものであり、その意義は今後も高まり続けることが見込まれる。医療の高度化、人口構成の変化やさらなる情報技術の発展、そして感染症や災害の脅威を含む社会情勢の変化に対応するためにも、チーム医療の重要性はますます増していくといえよう。

1-2　医療人育成における多職種連携のためのコミュニケーション能力

1-2-1　組織やチームにおけるコミュニケーション

　医学・薬学・看護学など多くの医療系学部教育のモデル・コア・カリキュラムにおいて、コミュニケーション能力、多職種連携能力は、専門職として求められる基本的な資質として挙げられている。患者参加型の医療、患者と医療者との協働が重視される中、医療におけるコミュニケーションは、患者—医師のような二者間だけでなく、多職種の医療者と患者・家族を含むチー

ムでのコミュニケーションの比重が増している。一方、これまで卒前のコミュニケーション教育は、主に医療面接など患者との二者間のコミュニケーションに重点がおかれてきた。しかし、集団（グループ）でのコミュニケーションでは、二者間とは異なるグループ・ダイナミクスの理解やリーダーシップなどのスキルも必要とされる。

　集団でのコミュニケーションは、メンバー間の凝集性（まとまり）を高め、集団の目標を達成していく上で不可欠である。1対1のコミュニケーションの場合、メッセージのやり取りは自分と相手との間だけであるが、集団が大きくなるほどそのネットワークは複雑になり、多様になる。たとえば、下図は、5人の集団でのコミュニケーション・ネットワークの型の例である。

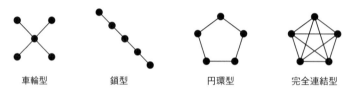

図1-2　さまざまなコミュニケーション・ネットワークの型

　車輪型のように、中心の1人に情報が集中する構造をもつネットワークは、中心の人物から各メンバーに情報が直接伝達される。課題が比較的単純で、中心となる人物の能力が高い場合、情報の伝達が正確で作業効率がよいが、複雑な課題では中心の人物が情報を処理しきれなくなりかねない。また、メンバーが中心人物に依存してしまい、メンバーのやる気や満足度が低くなりがちであるとも言われる。これに対して鎖型は、両端のどちらかから情報が伝達される形になる。車軸型ほどは中心化されていないが、伝言ゲーム状態になり情報の伝達に時間がかかることもある。

　一方、円環型や完全連結型のような、誰が中心になっているのか明確でない分散化されたネットワークでは、情報が均等に分散される。メンバーが平等に関われるため、やる気や満足度も高いとされるが、リーダーがはっきりしないために、情報の統合や意思決定に時間がかかるという欠点もある。このようなネットワークの型の違いは、その集団における情報の伝達や人間関係に大きな影響をもつことが知られている。自分が所属する集団、働きかけようとする集団のコミュニケーション・ネットワークを把握しておくことは、チームでの効果的なコミュニケーションのために重要である。

　多職種の協働が不可欠となる現代の保健医療の現場において、コミュニケーションはその組織やチームを効果的に機能させるために不可欠である。医療においてチームのメンバーは、健康や治療に関する重要な意思決定をし、それを実行していくために、適切に情報を共有する必要があるからである。チームは個人の集まりであるが、チームとしての課題遂行の成果（パフォーマンス）は、必ずしも個人の能力の単純な足し算にはならないことが知られている。効果的なチームワークのためには、コミュニケーションを通じてチームのメンバーが情報や資源を共有し、共通の目標を達成するために、それぞれの決定や活動を調整していくことが必要となる。

　とりわけ保健医療の場では、生産性の向上だけでなく、安全管理、医療事故の防止という観点からも、チームワークが注目されてきた。小さなエラーが、人の生命に関わる大事故につながり

うる保健医療の現場では、エラーが起きないようにする努力や工夫はもちろん不可欠である。それと同時に、どうしても起きてしまうエラーが、事故につながらないよう、チームでエラーを防ぐという考え方が重要とされている。コミュニケーションエラーは医療事故の原因の一つとしてしばしば指摘されており、組織やチームにおけるコミュニケーションの向上は、保健医療の質や安全性にもつながる可能性がある。また、上司やリーダーのコミュニケーションスキルは、組織やチームの生産性だけでなく、職員やメンバーの業務満足、勤務継続意向に大きな影響を持つことが知られている。

　保健医療サービスや技術の専門分化、複雑化が進むにつれて、保健医療の提供におけるチームの重要性が増し、難しい意思決定をする際などにそれぞれのメンバーからの情報や助けをより必要とするようになっている。効果的にチームを機能させるコミュニケーションがとれる医療者の育成は、医療安全や危機対応を向上させ、医療の質に直結するだけでなく、働きやすい組織を作り、医療者のメンタルヘルスを守る点でも重要である。

　一方で、職種間でコミュニケーションスタイルの違いが葛藤を生むことはこれまでも指摘されており、その職種を志す個人の傾向と教育過程の双方の影響によると考えられる。卒前教育においてその前提としての集団におけるコミュニケーションの理解と基礎的なスキルの学修は重要である。

1-2-2　アウトカム基盤型教育と多職種教育の統合

　医療者教育において、アウトカム基盤型教育が広く導入されてきている。その背景には、医療現場で必要とされる具体的な能力や成果を明確にし、それを達成するための教育プログラムを体系的に構築する重要性がある。アウトカム基盤型教育では、学生が卒業時に身につけるべき知識や技能に加えて、チーム医療に必要なコミュニケーション能力や協働力、リーダーシップが求められる。

　また、チーム医療の実現を目指して、多職種教育（IPE：InterProfessional Education）がディプロマ・ポリシーに組み込まれつつある。多職種教育では、医学、薬学、看護学をはじめとする多様な専門性をもつ学生が協働しながら学ぶ機会を提供する。IPEを通じて各職種の役割や専門性を理解し、患者中心の医療を実現するための協働力を養う。その中心となるのがコミュニケーション能力である。カリキュラム・ポリシーでは、コミュニケーション能力の修得という学修成果を達成するために、どのような教育内容や方法を用いるかが体系的に示され、学生が段階的に必要な能力を習得できるように構築されている。

　多職種間の円滑な連携には、正確な情報共有と互いの意見を尊重する姿勢が必要であり、これらは教育を通じて意識的に育成されるべきスキルである。

　多職種教育やコミュニケーション教育などの取り組みにより、学生は患者や家族との対話に加えて、多職種間での効果的な対話を重視する姿勢を身につけることができる。アウトカム基盤型教育と多職種教育を統合することで、実践力に優れた医療者を育成し、チーム医療の質の向上が期待される。コミュニケーション能力の育成は、これら教育の鍵となる重要な要素といえる。

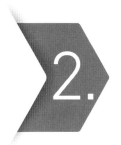

2. 医療人教育の現状とこれから

　チーム医療における多職種間コミュニケーションを学ぶにあたり、まず、医療職として医療現場の一員となるまでに受けるそれぞれの専門教育について理解しておきたい。本章では医学、薬学、看護学をはじめとする医療職の人材育成の概要・理念、背景、および今後の教育の方向性などについて概説する。それぞれの医療分野における専門教育の共通点や相違点、個別の職種としての特性を把握しておくことは、医療現場での多職種連携の実践において重要な意義をもつ。

　医療人教育の使命は、未来の社会に対応し、地域や多様な場で活躍できる医療人を育成することである。近年、新型コロナウイルス感染症の流行や医療技術の高度化、情報通信技術の導入、超高齢社会における多疾患併存患者の増加、人工知能（AI）の進化など、医療のあり方が大きく変化している。こうしたなか、令和4（2022）年に、医学・歯学・薬学の教育分野において、モデル・コア・カリキュラムが改訂された。この改訂のキーワードは「未来の社会や地域を見据え、多様な場や人をつなぎ活躍できる医療人の養成」である。このキーワードに基づき、カリキュラムは以下の6つのポイントが重視されている。また、看護学教育を含む医療者教育においても、こうした考え方をモデル・コア・カリキュラムに導入していく議論が2025年現在も続けられている。

・**社会構造の変化**
　人口構造の変化、多疾患併存、多死社会、健康格差、医師偏在、増大する医療費、新興・再興感染症や災害リスクといった、医療が直面する課題が年々顕在化しており、これに対応できる医療人の養成が求められている。

・**総合的な患者対応と倫理観**
　多様な社会背景を持つ患者に対し、全人的・総合的に診る姿勢が必要である。さらに、患者や家族の価値観に配慮し、利他的な態度を持つことが医療人に求められる。

・**情報・科学技術の活用**
　医療分野で扱う情報の質と量が拡大している中で、これを適切に活用し、社会に貢献できる能力が求められている。

・**2040年以降の医療を見据えた医療人教育**
　2040年以降の高齢化社会では、多疾患併存患者の割合が増加すると予測されている。これに対応するため、医療人にはプライマリ・ケアとして、総合的な患者ケアを提供する姿勢が必要となる。また、生産年齢人口の減少に伴う医療需要の変化にも対応できる能力が求められる。
→p.231

・**新規科学技術と情報利用における倫理教育**
　将来の医療現場で活用される新しい科学技術に対応するため、倫理を含めた基盤となる情報・科学技術の素養を身につけることが重要である。

・**医療人に共通して求められる基本的な資質・能力**

　医学、歯学、薬学をはじめとする医療人に求められる共通の基本的資質・能力が強調されている。多職種間での協調を進め、よき医療の実現に向けた到達目標と価値観を持つことが医療人に求められている。

　これらの要点を踏まえた今回の改訂は、未来の医療環境に適応し、地域社会に貢献できる医療人の育成を目指している。激動する社会において、医療人がその使命を果たし続けるための教育内容の充実が図られている。

　国際生活機能分類（ICF）では、健康状態に加え、心身機能・活動・参加について、環境要因や個人要因を包括的に捉えている。全人的・総合的な視点で患者を診ることで、身体機能だけでなく社会的・環境的側面との相互作用にも配慮し、個々の生活の質向上を目指す支援が可能となる。

2-1　医学教育

2-1-1　医学教育の概要・理念

（1）医学教育のゴール

　医学教育のゴールは、良き医師の育成である。医学部での教育目的には、専門的知識・技術の修得のみならず、総合的視野と判断力、人間性を身につけ、医学や社会の変化に適応できる医師を育成するとしている。帝京大学医学部では「医学部の使命」のなかで、「時代とともに変化する多様な医療ニーズに生涯にわたって対応できる幅広い知識と技術に加え、多職種と協働し、患者及び家族と共に歩む人間性を身につけたよき医師」の育成を謳っている。この目的を達成するため、アウトカム基盤型カリキュラムを導入し、学部教育として修得すべき専門的実践力を定めた「帝京大学医学部のアウトカム」として9つの能力（コンピテンシー）を掲げ、コンピテンシーの修得を目指して、各科目における学修目標を詳細に設定している。参加型臨床実習の重視という観点から、カリキュラムにおける臨床実習の占める履修期間は順次延長されつつあり、その開始時期もより早くなってきている。また、低学年からの早期臨床体験実習など、診療体験や現場の医療職との交流、患者との対話を取り入れる機会を積極的に導入している。

　医学部の教育プログラムの中で、多くの割合を占めているのが、医学知識・診療技能の修得であるが、前述のとおり、人間性や社会との関わりに関する学修についても配慮され、各学年において、知識と技能がバランスよく修得できるようカリキュラムが構成されている。1年生から6年生にわたって縦断的に行われる科目として、医学英語、コミュニケーション、エビデンス（根拠）に基づいた医療（Evidence Based Medicine：EBM）、行動医学や社会医学領域として、将来医師となった際にも必要とされるコンピテンシーを段階的に修得する。

　このような医師を育成するために医学部で行われている教育の概要を紹介する。

1）共通教育科目

　豊かな人間性、医学・医療に不可欠な倫理観、基礎的コミュニケーションスキル、国際性ならびに医療人として必要な基礎的知識を身につけることを目的とする。

2）専門基礎科目

専門的知識・技術を学ぶうえで必要な各領域の基礎医学に関する科目、および、チーム医療の理解を深めるためのアーリー・エクスポージャー（早期臨床体験）に関する科目からなる。

3）専門科目

現代医療を担う一員として必要な臨床医学ならびに診断・検査・治療に関する科目で、すべての医学知識や技術的な側面の理解を深め、医師としてあるべき態度を学ぶための、各診療科の臨床実習からなる。

2-1-2　医学教育の背景

(1) 医療の進歩と新たな課題

科学技術の進歩により、新たな診断や治療が可能になってきている。一方で、出生前診断や臓器移植、脳死判定、高度救命医療、生殖補助医療技術など、従来の医療では実現が困難であった診断や救命、延命や生命の誕生などが可能になってきた。しかしながら、こうした医療の実施にあたって、生と死という生物学的な自然現象にどのような医療的な介入が許容されるのか、という倫理的な課題が浮き彫りになってきている。

(2) 医師と患者関係の変化

人口構成の高齢化、家族構成の変化、地域ネットワークの希薄化、ICT（情報通信技術）の進歩、プライバシー保護の必要性など、わが国における社会的な課題も変化しつつある。こうした背景をふまえ、医療におけるコミュニケーションにおいては、先端科学技術の適用という側面にとどまらず、関連する患者・家族、周囲の人々、さらには地域コミュニティをも交えた多彩な関係者との対話やシステムとしての対応が求められてきている。

医療やケアにおける合意形成が必要とされる背景としては、医療現場において生じている問題について、患者を含む当事者、関係者が適切な対話を行うことによって、患者にとって最適な方法を探り、実践するという過程が重視されていることが挙げられる。

医療倫理の4原則として、以下が1989年Beauchampらによって、医療現場での倫理的な問題に直面したときの指針として示された。

- 自律性尊重（autonomy）
  自律的な患者の意思決定を尊重せよ
- 善行（beneficience）
  患者に最善をもたらせ
- 無危害（non-maleficence）
  患者に危害を及ぼしてはならない
- 正義公正（justice）
  医療資源を公正に分配せよ

インフォームドコンセントは、従来の医師患者関係における父権主義（パターナリズム）的な

考えを改め、患者の自由意思による選択を尊重することが重視されている。1997年の医療法改正において、医療者は患者に対して十分な説明を行い、医療を受ける者の理解を得るよう努力する義務が初めて規定された。

　一方で、治療や療養・ケアの方針については、医療職種と患者・家族の相互関係だけでなく、医療職種同士、患者家族当事者間でも意見の相違や対立（コンフリクト）などが起こりうる。こうした中で、互いの意見の相違を認識することだけでなく、その相違の背景や理由、重視したいことなどを紐解き、どのような最適解を相互に見出していくかの、新たな意思決定の枠組みが求められてきている。医療現場での対話や意思決定において、診断・治療・ケアを統合した視点で患者・家族を含む当事者と専門職の多様な関係者の意思決定を組織化（organize）、調整（coordinate）、促進（facilitate）するという、新たな医師の役割が求められてきているといえる。患者にとっては、自分が選択する診療やケアの方針について、わかりやすい説明を受け、理解し納得したうえで同意するという自己決定の枠組みが重視されることになる。

（3）医師養成教育におけるSDM（共同意思決定）の重要性

　SDM（Shared Decision Making：共同意思決定）は、現代医療においてますます重要視されるアプローチになりつつある。SDMとは、「医療者と患者が協働して、患者個人の関心・嗜好・目標・価値観に沿った、患者にとって最善の医療上の決定を下すに至るコミュニケーションのプロセス」と定義されている（National Quality Forum）。このプロセスは、単に医学的情報に基づく意思決定や、患者の価値観にすべてを委ねるものではなく、医療者と患者が協働して意思決定を行うことを意味する。
→p.228

　医師養成教育において、このSDMの重要性は、患者中心の医療を実現するために欠かせない要素となっている。患者中心の医療が求められる背景には、現代の医療がEBMを基盤としていることが挙げられる。EBMは、科学的根拠に基づく最良の医療を提供することを目指しているが、その本質は単に研究結果やデータに依拠するだけでなく、医療者の経験と患者の価値観を融合させることで、より良い医療を実現することである。一方、EBMが普及する中で、しばしば「患者の価値観」への配慮が十分に行われていないとの指摘がなされている。いくら治療成績が優れていても、患者の希望や意思を軽視した医療は、真の意味でEBMに基づく医療とはいえない。したがって、患者の価値観を尊重し、患者と医療者が協働して意思決定を行うSDMが、ますます重要視されるようになっている。

　SDMの概念は、2010年前後から急速に研究が進み、その注目度が高まってきている。近年では、最新の医師国家試験出題基準（令和6年版）にもSDMが患者の権利として明記されるなど、医師にとって必須の知識となり、医師養成教育の現場でもその重要性が強調されている。SDMを実践するためには、医療者が患者と効果的にコミュニケーションを取り、患者の関心や価値観を深く理解するスキルが求められる。これにより、患者は自らの医療に対する選択に主体的に関与し、納得した上で治療を受けることができるようになる。医師養成教育において、このようなスキルの修得は不可欠であり、SDMを取り入れたカリキュラムの構築が必要とされる。

　SDMの重要性は、単に患者の満足度を高めるだけでなく、医療の質を向上させ、医療者と患

者の信頼関係を強化することにも寄与する。これにより、医療者は患者の価値観を尊重し、患者は自らの意思に基づいた医療を受けることができるという、真の患者参加型の医療が実現するといえる。医師養成教育において、SDMの重要性を認識し、コミュニケーション教育によってその実践を促進することは、未来の医療における質の向上に直結する課題である。SDMを効果的に取り入れた教育を通じて、医療者が患者と協働し、最善の医療を提供できるスキルを持った医師を育成することが求められている。

（4）医療を取り巻く社会情勢
1）医療者像
　紀元前のギリシャにおいて科学に基づく医学の礎を築いた、ヒポクラテスによる宣誓文である「ヒポクラテスの誓い」には、医療倫理の基盤となる生命・健康の保持、患者のプライバシー保護、職能を有する専門家としての尊厳などが謳われている。1948年の世界医師会総会で規定されたジュネーブ宣言では、ヒポクラテスの誓いを近代化・公式化しており、その後改定を経て現在も受け継がれている。医療の高度化、倫理的課題、臨床研究における被験者保護、プライバシー保護、そして最近のゲノム医療の目覚ましい進歩の流れを経て、医療職種の規範や望ましい医療者像は、職業人としての自律のもと、市民や社会との信頼関係に基づく対話の下に形づくられるものといえる。
→p.229

2）関連法規
　わが国における医療の関連法規としては、医療法第1条の4第2項において、「医師、歯科医師、薬剤師、看護師その他の医療の担い手は、医療を提供するに当たり、適切な説明を行い、医療を受ける者の理解を得るよう努めなければならない」として、インフォームドコンセントの前提として説明義務を定めている。また、医師法第23条「医師は、診療をしたときは、本人又はその保護者に対し、療養の方法その他保健の向上に必要な事項の指導をしなければならない」、保険医療機関及び保険医療養担当規則第14条「保険医は、診療にあたつては常に医学の立場を堅持して、患者の心身の状態を観察し、心理的な効果をも挙げることができるよう適切な指導をしなければならない」として、医師・保険医として説明や保健指導・診療指導を行うことが規定されている。

3）医学研究
　大学医学部、大学附属病院をはじめとする医療機関では、医学・健康科学および医療技術の進展により、健康と福祉の発展に資する研究を広く行っている。人を対象とする医学研究は、予防や診断、治療法の開発に有益である可能性がある一方で、研究対象者の身体および精神的な影響を及ぼすこともあり、さまざまな倫理的、法的あるいは社会的な問題を引き起こす可能性もある。研究対象者の人権を守り、研究が適正かつ円滑に行われるように、関連法規、世界医師会によるヘルシンキ宣言などの倫理規範をふまえ、人を対象とする倫理指針が定められている。人を対象とする医学研究においても、研究の実施や継続に関して、研究対象者はその目的や意義、方法、生じる負担や予測される結果（リスクおよび利益）などについて、十分な説明を受け、それらを理解したうえで自由意志に基づいて参加同意を行うこととされている。

このように、医療および医学の実践においては患者と研究対象者との対話に基づく自由意志による参画が不可欠といえる。医学教育において職種間、患者とのコミュニケーション教育は、倫理、公衆衛生、そして臨床実習などの多様な局面で実践されてきている。

2-1-3 医学教育での医療コミュニケーション

近年の医療や科学の進歩に伴い、医学生が修得すべき知識と技能は増大しつつある。多くの医学部では教養教育を削減し、1年目から医学に関する授業を実施している。しかしながら、一般教養を修得する必要性が低下したわけではない。医療の高度化に伴って、人間性や社会との関わりに関する学修が以前にも増して重要視されてきている。医学は古くから自然科学の一領域に位置づけられ、自然科学としての医学教育が主流であったが、医師となって患者を診療するにあたっては、患者との関わり方や患者を取り巻く社会に対する理解も併せて重要になる。医学生は、疾病や外傷の診断・治療を学ぶだけでなく、患者と医師ならびに社会と医療との関わり、さらに地球環境や社会情勢を含む国際的な視野をも学ぶ必要がある。

帝京大学医学部では第1学年において、人文科学・社会科学系の科目として、医療法学・医療倫理学の基礎、プロフェッショナリズムに加えヒューマンコミュニケーションがあり、医師として必要な医の倫理や医学・医療と社会の関わり、患者や同僚と良好なコミュニケーションを構築するための基本、将来医師というプロフェッショナルになる医学生としてふさわしい行動や態度を学ぶ。ヒューマンコミュニケーションでは、薬学部、医療技術学部の学生と合同の授業、実習に参加し、将来におけるチーム医療の実践や患者と接する際に必要なコミュニケーションスキルの基礎を身につける。

第3学年は、大部分の臨床医学を修得する学年である。臨床医学系科目に加え、社会医学系科目、そして診断学・臨床推論を学ぶ。学際的チーム医療論では、講義やロールプレイを通して、分野の異なる医療の専門職によるチーム医療の実際とその背景にある社会構造を学び、多職種の専門性の理解を深め、テクニカルスキルおよびノンテクニカルスキルの重要性を学ぶ。この時期から体験型の臨床実習が始まり、自主的な学修と省察を繰り返しながら医師として必要な知識・技能・態度を修得する。

第4学年には、体験型の臨床実習の機会が増える。一方で、人文科学、社会科学系科目として、医療コミュニケーション、医療法学・医療倫理学、患者安全学を学ぶ。医療コミュニケーションでは、薬学部、医療技術学部の学生と合同の授業、実習に参加し、将来、多職種連携医療を実践する際に必要なコミュニケーションスキルを身につける。第4学年の後半から、公的化された共用試験（CBT：多肢選択試験／Pre-CC OSCE：診療参加型臨床実習前客観的臨床能力試験）を経て、診療参加型臨床実習（bedside learning：BSL）が始まる。診療参加型とは臨床実習生（スチューデント・ドクター）として医学生が診療チームの一員として参加し、学生の能力に応じた責務を担う実習である。患者との直接の対話や多職種との連携を通して、問診・診察・診療計画の立案を含め、臨床医としての基本的な技能や態度を修得する。

第6学年には、選択型臨床実習（bedside clerkship：BSC）に参加する。医師国家試験に向けた基本的な臨床知識・技能の確認とともに、知識の体系化、補強と問題解決能力の増進を図る。

2-1-4 医学教育のこれからの方向性

　医療を取り巻く環境の変化に応じて、医学教育も変わりつつある。1991年に大学設置基準が一部改正されて教育課程が大綱化され、各大学が特色に応じた弾力的なカリキュラム編成が可能になった。一方で、専門職教育においては一般教養科目の削減が行われることにつながった。医学教育においては1999年に21世紀医学・医療懇談会より「21世紀に向けた医師・歯科医師の育成体制の在り方について」が答申され、国民の多様かつ高度な医療サービスに対するニーズに応える人材や、将来の医学・医療をきりひらく先端的研究の進展に寄与する人材が求められていること、こうした要請に応えるため、大学において教育研究体制の改善を図り、それぞれの特色を生かした多様な教育研究活動を展開することにより、幅広い視野をもって生涯にわたり主体的に学修・研究していくことのできる医師・歯科医師を養成していくという方向性が示された。特に学部段階の教育においては、病院への体験入院、介護・福祉施設等での実習や、豊かな人間性を育む教養教育、コミュニケーション教育、生命の尊厳や死に関する教育等の充実など、人間性を養う多様な体験学修が例示された。少人数教育やチュートリアル教育の導入等による問題発見・解決能力の育成、クリニカル・クラークシップ（医療チームの一員として医療行為に携わる臨床実習）、地域の医療機関に協力いただく臨床教授制度の導入等による臨床実習の充実、精選された基本的内容を重点的に履修させるコア・カリキュラムの確立および選択履修科目の拡充・多様化などの改善策が提示され、医療人の人間育成や人とのコミュニケーションを扱う医学教育が、重要な要素として位置づけられた。大学においては教員の学生に対する教育能力の向上を図るためのワークショップの開催などファカルティ・ディベロップメントの充実、教育能力や臨床能力の積極的評価、そして学部長や病院長のリーダーシップの強化や教育研究の成果や実績についての自己点検・評価・外部評価の積極的導入の必要性など医学教育を支える基盤整備についても提示された。

　さらにこの報告を受けて、2001年には「医学教育モデル・コア・カリキュラム」が策定され、年次を経て改訂されている。医学生の卒業時の到達目標が示され、令和4（2022）年改訂版では「医師として求められる基本的な資質・能力」として、以下の項目が挙げられている。

1) プロフェッショナリズム（PR：Professionalism）
　人の命に深く関わり健康を守るという医師の職責を十分に自覚し、多様性・人間性を尊重し、利他的な態度で診療にあたりながら、医師としての道を究めていく。

2) 総合的に患者・生活者をみる姿勢（GE：Generalism）
　患者の抱える問題を臓器横断的に捉えた上で、心理社会的背景も踏まえ、ニーズに応じて柔軟に自身の専門領域にとどまらずに診療を行い、個人と社会のウェルビーイングを実現する。

3) 生涯にわたって共に学ぶ姿勢（LL：Lifelong Learning）
　安全で質の高い医療を実践するために絶えず省察し、他の医師・医療者と共に研鑽しながら、生涯にわたって自律的に学び続け、積極的に教育に携わっていく。

4) 科学的探究（RE：Research）
　医学・医療の発展のための医学研究の重要性を理解し、科学的思考を身に付けながら、学術・

研究活動に関与して医学を創造する。

5）専門知識に基づいた問題解決能力（PS：Problem Solving）

医学及び関連する学問分野の知識を身に付け、根拠に基づいた医療を基盤に、経験も踏まえながら、患者の抱える問題を解決する。

6）情報・科学技術を活かす能力（IT：Information Technology）

発展し続ける情報化社会を理解し、人工知能等の情報・科学技術を活用しながら、医学研究・医療を実践する。

7）患者ケアのための診療技能（CS：Clinical Skills）

患者の苦痛や不安感に配慮し、確実で信頼される診療技能を磨き、患者中心の診療を実践する。

8）コミュニケーション能力（CM：Communication）

患者及び患者に関わる人たちと、相手の状況を考慮した上で良好な関係性を築き、患者の意思決定を支援して、安全で質の高い医療を実践する。

9）多職種連携能力（IP：Interprofessional Collaboration）

医療・保健・福祉・介護など患者・家族に関わる全ての人々の役割を理解し、お互いに良好な関係を築きながら、患者・家族・地域の課題を共有し、関わる人々と協働することができる。

10）社会における医療の役割の理解（SO：Medicine in Society）

医療は社会の一部であるという認識を持ち、経済的な観点・地域性の視点・国際的な視野なども持ちながら、公正な医療を提供し、健康の代弁者として公衆衛生の向上に努める。

このように、コミュニケーション能力やチーム医療の実践において、患者と家族との対話を通じて、良好な人間関係を構築し、さまざまな専門職種と連携し良質な医療を提供する人材を育成することが示されている。学部教育においては、医学生が自己学修や問題解決に取り組む機会と時間を与えられるよう、授業や演習の方法について効果的な学びに向けた工夫が求められている。

Column　医学教育の分野別評価とコミュニケーション教育

医学教育については、「国民に良質な医療を提供すること」、そして国際基準的な見地から「医学教育の質を保証すること」が求められている。近年の医学・医療の進歩と、グローバル化を背景に、医学教育に特化した分野別認証評価制度が確立しつつある。世界医学教育連盟（WFME：World Federation for Medical Education）のグローバルスタンダードに基づく医学教育プログラムとして、国際基準に対応した医学教育認証制度が2012年より文部科学省の委託事業として始まり、2015年に日本医学教育評価機構（JACME）が新設された。

医学生自身が診療に参画する「診療参加型臨床実習」の充実が重点課題とされるとともに、チーム医療の広がりをふまえ、コミュニケーション教育の充実、複数の学部が合同で教育や演習を行う専門職連携教育の導入が全国で広がりつつある。医師・薬剤師・看護師などの多職種が、医療チームとして臨床現場において有効に機能するために、学生の演習プログラムの段階で互いの職種の理解や相互交流を行うことが重視されている。

→p.229

2-2 薬学教育

2-2-1 薬学教育の概要・理念

　急速に高度化・複雑化が進む現代医療において、薬学教育は、高い倫理観を基盤に、専門知識と技能、実務実践力を兼ね備えた薬剤師の育成を目標としている。さらに、課題発見・問題解決能力、研究心、自己研鑽能力を持ち、医療機関や地域社会におけるチーム医療に積極的に参画し、信頼される薬剤師を育成することが社会から求められている。

　処方箋に基づく正確な調剤や服薬指導を通じて医薬品の適正使用に貢献することはもちろん、チーム医療の一員として病棟活動、安全管理、治験業務に対応できる臨床薬剤師や、がん、感染制御、精神科、妊婦・授乳婦、HIV感染症などの専門薬剤師、地域包括ケアにおいて地域の保健・衛生に貢献する薬剤師、セルフメディケーションのアドバイザーとして活動する薬剤師など、多岐にわたる役割が社会において期待されている。
→p.229

　このため、薬学教育は単に専門知識と実務能力を育成するだけでなく、患者中心のケア、倫理的な行動、生涯学習の姿勢、そしてチーム医療の理解を深めることにより、質の高い医療を提供できる薬剤師を育成することを理念としている。

　このような薬剤師を育成するために薬学部で行われている教育の概要を紹介する。

（1）社会と薬学

　薬剤師としての基盤を築くために、薬剤師の責務、求められる社会性、地域での活動、医薬品等の規制、情報・科学技術の活用について学ぶ。これにより、医療・保健・介護・福祉を担う薬剤師としての自覚を持ち、社会の変化や多様化を考慮して国民の健康な生活の確保に貢献する能力を修得する。

- 薬剤師の責務
- 薬剤師に求められる社会性
- 社会・地域における薬剤師の活動
- 医薬品等の規制
- 情報・科学技術の活用

（2）基礎薬学科目

　基礎薬学では、まず物理化学、化学、生物学（微生物学を含む）、および生化学を基本科して修得する。これらの基礎科目を修得した後、分析科学、医薬品化学、生薬学・天然物化学、生理学・解剖学、免疫学を学ぶ。

- 化学物質の物理化学的性質
- 医薬品および化学物質の分析法と医療現場における分析法
- 有機化学
- 医薬品化学

- 生薬学・天然物化学
- 生命現象の基礎
- 人体の構造と機能およびその調節

（3）医療系薬学科目

責任ある薬物治療を実践するためには、疾患の病態生理と薬物の作用メカニズムを関連付けて系統的に理解することが基本である。また、ガイドラインに基づいた標準化された治療方針を知り、根拠に基づく医療を提供するために、医薬品情報を活用して薬物の有効性と安全性を適切に評価する必要がある。さらに、薬物動態の理論を理解し、適切な用法・用量・剤形の選択と処方箋調剤の基本を修得することが求められる。

- 薬物の作用と生体の変化
- 薬物治療につながる薬理学・病態生理学
- 医療における意思決定に必要な医薬品情報学
- 薬物動態学
- 製剤学
- 個別最適化の基本となる調剤学

（4）衛生薬学科目

科学的根拠と最新の解析技術に基づいて、社会や集団における環境要因によって引き起こされる疾病の予防や健康被害の防止、感染症の予防・まん延防止、健康の維持・増進に必要な栄養・食品衛生、人の健康に影響を与える化学物質の適正な管理と使用、環境保全について学ぶ。さらに、これらの衛生薬学科目の修学を通じて、国民の健康な生活の確保と健全な社会の維持・発展に貢献するため、レギュラトリーサイエンスの視点から公衆衛生・食品衛生・環境衛生の課題を発見し、その解決に取り組む能力を修得する。

- 健康の維持・増進をはかる公衆衛生学
- 健康の維持・増進につながる栄養学と食品衛生学
- 化学物質の管理と環境衛生学

（5）臨床薬学科目

適切な薬物治療の計画を立て、患者や生活者の視点から個別に最適な薬物治療を提供する能力を修得する。また、多職種との連携を円滑に進め、質の高い薬学的管理を通じてファーマシューティカルケアを実践する能力も修得する。さらに、医療・保健・介護・福祉の向上に貢献する能力を身につける。

- 薬物治療の実践
- 多職種連携における薬剤師の貢献
- 医療マネジメント・医療安全の実践
- 地域医療・公衆衛生への貢献

・臨床で求められる基本的な能力

（6）薬学研究

　自らが探究すべき薬学的課題を見つけ、関連する情報の収集、解析、評価に基づいて研究課題の設定と研究計画を立案する。研究計画に従い、主体的に研究を進め、その結果を学術的に分析し、考察して結論を導く。このような科学的探究を通じて、薬学や医療の発展に寄与するための課題発見能力と問題解決能力を修得する。また、研究に必要な基本的な姿勢を理解し、自らの研究を科学的・倫理的・人道的に遂行する資質を養う。
・薬学的課題の探究と薬学研究に取り組む姿勢
・研究の実践

2-2-2　薬学教育の背景

　従来の薬学教育カリキュラムは、学生に教える科目や項目を列挙する教育者主体のものであった。しかし現在では、教育を「学習者の行動に価値ある変化をもたらすこと」と定義し、単に教える内容を列挙するのではなく、学生が到達すべき目標を示した学生主体のカリキュラムである薬学教育モデル・コア・カリキュラムに移行している。

　薬学教育の修学年限が4年から6年に延長される中で、2002年には専門教育部分、2003年には実務実習部分についての薬学教育モデル・コア・カリキュラムが、それぞれ日本薬学会と文部科学省によって策定された。このモデル・コア・カリキュラムは、2006年度から6年制の第一期生に適用された。2009年には薬学共用試験が開始され、2010年からは長期実務実習（薬局・病院計22週間）が実施され、共用試験合格者が長期実務実習に参加する流れとなった。

　その後、社会情勢の変化に対応するため、2013年には専門教育部分と実務実習部分が統合され、学習成果基盤型教育（Outcome-Based Education：OBE）を取り入れた改訂版モデル・コア・カリキュラム（平成25年度改訂版）が文部科学省によって策定され、2015年度の入学生から適用された。
→p.227

　さらに、医療を取り巻く社会構造の変化が著しい中で、多様な時代の変化や予測困難な出来事に柔軟に対応し、生涯にわたって活躍し、社会のニーズに応える医療人の養成が求められるとの認識が高まった。これに応じて、2022年度には医学・歯学・薬学が連携してモデル・コア・カリキュラムの同時策定が文部科学省によって行われ、令和4年度改訂版の薬学教育モデル・コア・カリキュラムが2024年度入学生から適用されている。

2-2-3　薬学教育での医療コミュニケーション

（1）薬学部におけるコミュニケーション教育の取り組み

　薬学教育は薬学教育モデル・コア・カリキュラムに準拠して行われている。このモデル・コア・カリキュラムでは、薬剤師に求められる基本的な資質・能力の一つとしてコミュニケーション能力が挙げられている。具体的には、「患者・生活者、医療者と共感的で良好なコミュニケーションをとり、的確で円滑な情報の共有、交換を通してその意思決定を支援する」ことが求めら

れている。良好なコミュニケーションとは、一方的に情報を提供するのではなく、共感的な状況で円滑に情報を共有し、相手の意思決定を支援することである。これを踏まえ、現在すべての薬科大学・薬学部でコミュニケーション教育が必須となっている。

（2）コミュニケーション教育の紹介

各薬科大学・薬学部は独自のコミュニケーション教育を展開している。一例として、帝京大学薬学部におけるコミュニケーション教育の概略を以下に述べる。

帝京大学薬学部ではコミュニケーション教育の目標として「ヒューマニティ・コミュニケーション能力における最終到達点」を次のように定めている。

- 豊かな人間性を有し、医療人として生命の尊厳を深く認識し、人の生命と健康な生活を守る使命感、責任感を持つ。
- 患者の人権を尊重する態度を身につけ、患者・生活者から情報を適切に収集し、また有益な情報を提供することができる。
- 医療現場においては他職種と的確な情報交換ができる正確で豊かなコミュニケーション能力を身につけている。
- 医療機関や地域におけるチーム医療に積極的に参画し、医療人として求められる適切な行動をとることができる。

この4つの最終到達点に達するためにコミュニケーション科目は1年から5年まで必修となっており、学年進行形で順次性のあるらせん型カリキュラムを設定し、教育を実践している（図2-1）。

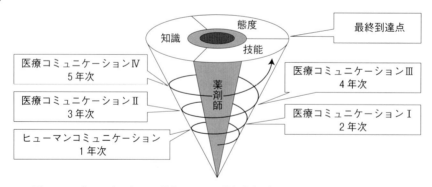

図2-1 コミュニケーション教育における学年進行形のらせん型カリキュラムの図

1）1年：ヒューマンコミュニケーション

社会生活を送るにあたり、新たな人間関係の構築や交流が重要である。また、医療人を目指す者として、さまざまな背景（立場・家族・文化・習慣など）をもつ他者と適切に関わり、信頼関係を築くことが求められる。そのためには、他者の考え方や価値観の多様性を理解し、思いやりと尊重の心をもってコミュニケーションを取ることが必要となる。本科目では、体験学習を通じてコミュニケーションに関する基本的な知識と態度を習得し、スモールグループディスカッション（SGD：Small Group Discussion）や3学部合同のチーム活動、成果発表の体験を通じて、

コミュニケーションの意義と重要性を実感することを目指す。
2）2年：医療コミュニケーションⅠ
　医療コミュニケーションⅠでは、患者やその家族との良好な対人関係の築き方について学ぶ。医療人養成プログラムで作成されたビデオを教材に、SGD を行う。また、加齢や障害によって体に不自由をもつ人々の心理状態を理解するために、高齢者シミュレーターや車椅子を使用した体験学習を行い、さらに、学外体験として高齢者福祉施設を訪問し、実際に入居者とのコミュニケーションを図る。

3）3年：医療コミュニケーションⅡ
　医療コミュニケーションⅡでは、これまでに学んだコミュニケーションスキルを基に、薬局に来局する患者からの情報収集技術の修得を目指す。さらに、来局者が訴える代表的な疾患の症状に基づき、適切な一般用医薬品を選択し、その薬について説明する技能や、来局者との接し方を学ぶ。また、一般用医薬品による代表的な副作用やその対処法について、臨床現場での課題を題材にした SGD や客観的臨床能力試験（OSCE：Objective Structured Clinical Examination）を通じて学ぶ。

4）4年：医療コミュニケーションⅢ
　医療コミュニケーションⅢでは、チーム医療や多職種コミュニケーションについて学ぶ。具体的には、他者との協働、チームワークの形成、チームリーダーの役割などを取り扱う。その後、臨床事例シナリオに基づいて医療系3学部の学生が混成チームを組み、SGD を通じて治療・療養計画を作成する。さらに、医学部附属病院の現職医療チームによる模擬カンファレンスを参観し、協働についての理解を深める。また、5年生での実務実習に備えて、医療の延長線上にある死生観についての考えを深める。

5）5年：医療コミュニケーションⅣ
　医療コミュニケーションⅣでは、患者との信頼関係を築き、薬物療法を効果的かつ円滑に実施するためのコミュニケーションスキルやインタビュースキルを身につけることを目的とする。具体的には、情報の提供や副作用に関する情報収集を行う。ある症例について、事前に病態や処方薬に関する情報を整理し、模擬患者（simulated patient）との模擬面接を実施する。OSCE 形式の模擬面接を通じて患者から十分な情報を引き出し、患者の不安に適切に対応することを目指す。また、このプロセスを通じて自己の能力を省察する。

　以上のように、薬剤師としての倫理観、使命感、職業観を醸成するとともに、医療人として患者や医療従事者の心理・立場・環境に対する理解に基づいたコミュニケーション力を育成するため、薬学部では医療コミュニケーション教育を実践している。

2-2-4　薬学教育のこれからの方向性

（1）薬剤師として求められる基本的な資質・能力
　薬学や医学、生命科学などに関わる科学技術の進歩は著しく、薬剤師の職責に求められる知識や技能は増加し、専門化および高度化している。そのため、限られた大学教育の時間内でこれら

の膨大な知識や技能を網羅して修得することは難しくなっている。このような状況を踏まえ、2022年度に改訂された「薬学教育モデル・コア・カリキュラム 令和4年度改訂版」では、薬剤師を目指す学生に対し、卒業後も継続的に「薬剤師として求められる基本的な資質・能力」を身につける努力を続け、常に高い資質・能力を目指して生涯にわたって研鑽を積むことが求められている。

「薬剤師として求められる基本的な資質・能力」には、①プロフェッショナリズム、②総合的に患者・生活者を見る姿勢、③生涯にわたって共に学ぶ姿勢、④科学的探究、⑤専門知識に基づいた問題解決能力、⑥情報・科学技術を活かす能力、⑦薬物治療の実践的能力、⑧コミュニケーション能力、⑨多職種連携能力、⑩社会における医療の役割の理解、の10資質・能力が掲げられている。現在、学習成果を可視化し、評価と改善を重ねながら資質・能力を身につけるために、ルーブリック評価表やポートフォリオを用いた学習成果基盤型教育が行われている。
→p.231

(2) 薬剤師教育の将来像

薬剤師の養成には、6年間の卒前教育に加えて卒後の研鑽が必要である。このため、薬学生は2040年以降の社会での医療人としての役割を想定して教育を受ける必要がある。2040年頃には、日本の高齢者人口がピークを迎えると予測されており、それ以降も高齢化率は引き続き上昇すると見込まれている。それに伴い、多疾患の併存や様々な社会的背景をもつ患者の割合が増加することが予想される。このような患者や生活者を総合的に見る姿勢が、医療人として求められる。さらに、生産年齢人口の減少により、日本では生産年齢人口の負担がますます増加すると予測される。また、地理的には全国の約半数の地域で人口が半減することが予測されている。この急激な人口構造の変化に対応するためには、大幅な医療需要の変化に対応できる医療人の養成が社会的に重要である。加えて、将来の医療現場で活用される新規科学技術について、全てを大学での卒前教育に盛り込むことには限界があるが、倫理を含めた基盤となる情報・科学技術を生かす能力を身につけることが求められている。

> **Column　薬学実務実習の学修における3つのフェーズ**
>
> 令和4年版改訂版の薬学教育モデル・コア・カリキュラムにおける臨床薬学の学修は、①実務実習前の大学での薬物治療を中心とした学修、②医療現場（薬局・病院計22週間）での実務実習、③実務実習終了後の大学での深化・一般化を図る臨床薬学の学修の3つのフェーズから成り立っている。特にフェーズ③の学修については、臨床薬学の学修水準の向上を目指しており、学生の希望や各大学の教育資源に応じた医療施設等での追加実習（8週間程度）の選択も提案されている。

2-3　看護学教育

2-3-1　看護学教育の概要・理念

　少子高齢化の進行により、人口構造は大きく変化している。地域医療構想に基づく医療提供体制と地域包括ケアシステムの構築により、地域におけるヘルスプロモーションや予防も含め、その役割や活動場所の多様化が進む中で、看護職には、さまざまな場面で人々の健康状態を観察・判断し、状況に応じた適切な対応ができる看護実践能力が求められている。

　このような流れの中、看護学教育にはこれまで以上に高い実践能力の育成が求められている。
　わが国の看護学教育カリキュラムは、保健師助産師看護師法に基づく保健師助産師看護師学校養成所指定規則（以下、指定規則とする）により規定されている。指定規則は保健師学校養成所・助産師学校養成所・看護師学校養成所・准看護師学校養成所の指定基準として、それぞれの学校養成所における必要な教育内容を定めている。教育カリキュラム改正の頻度に関する規定はなく、これまでの変遷から、人口や疾病構造、医療ニーズ等の変化に応じて、社会や国民のニーズに対応できる看護職を養成するために、5～10年に1回程度の頻度で見直しが行われてきた。直近では、2019年に看護基礎教育検討会により示された報告書に基づき、2020年に改正され、3年課程は2022年度、2年課程は2023年度入学生より新カリキュラムが適用されている。具体的には、カリキュラム改正の背景として、地域包括ケアシステムの推進に向けて人口および疾病構造の変化をふまえた適切な医療提供体制の整備の必要性や、看護職の就業場所が在宅や施設等へと広がる中で、多様な場で多職種との連携による適切な保健・医療・福祉の提供が期待され、患者の多様性や複雑性に対応した看護を創造する能力の必要性が挙げられている。看護師の教育内容の改正項目は、①情報通信技術（ICT）を活用するための基礎的能力やコミュニケーション能力の強化に関する内容の充実、②臨床判断能力や倫理的判断等に必要な基礎的能力の強化のための解剖生理学等の内容の充実、③対象者や療養の場の多様性に対応できるように、「在宅看護論」から「地域・在宅看護論」への名称変更と内容の充実、等であった。内容の充実に伴い、国家試験受験資格に必要な必修単位数は5単位増の102単位となった。また、教育体制や教育環境等の見直しとして、多様な実習施設における実習の推進を図るために実習施設の要件が緩和され、ICTの進展等に応じた遠隔授業の実施が可能であることが明示された。

　わが国における看護学教育は、大学、短期大学（3年課程・2年課程）、専修学校（3年課程・2年課程）、高等学校5年一貫教育課程など、多様な教育課程で行われているが、このうち大学における看護学教育においては、質の高い人材を養成するため、学士課程教育の内容の充実を図ることが求められている。このような状況から、文部科学省は2017年10月に「看護学教育モデル・コア・カリキュラム」（コアカリ）を策定した。これは、学生が看護学学士課程卒業時までに身につけておくべき必須の看護実践能力について、その修得のために必要な具体的な学修目標を、広く提示したものである。

　本コアカリについては「社会のニーズの変化、看護系人材に求められる専門知識・技術等の変

化などに伴い、必要に応じて見直しを行い、改訂することが必要」とされている。2025年12月公表を目途に改訂が進められており、2027年度入学生から適用される予定である。

2-3-2 看護学教育の背景

(1) わが国の看護学教育制度の特徴

わが国の看護学教育制度の特徴として、図2-2に示すように、多様な教育課程で教育が行われていることが挙げられる。看護師・助産師・保健師になるための専門職育成教育が行われる機関として、大学、短期大学（3年課程・2年課程）、専修学校（3年課程・2年課程）、高等学校5年一貫教育課程などがある。これに加えて、准看護師教育課程が制度として存続していることから、准看護師が看護師資格を取得するための教育課程として看護師養成所2年課程が設置されており、複線系の体制で教育が行われている。

助産師や保健師を養成する機関としては1年間の専攻科や養成所があるほか、近年では大学院修士課程においても養成が行われている。

第2次世界大戦後の高度経済成長期における人口の高齢化と疾病構造の変化、医療の高度化と専門分化の進行により、看護師の役割拡大と看護の質向上が求められるようになった。こうした社会の看護に対する期待を背景に、看護学教育の大学化が進み、教育の質向上が推進されてきた。1991年に看護系大学は11校であったが、1992年の「看護師等の人材確保の促進に関する法律」（人材確保法）の制定により急増し、2003年度に100校を超えた。その後、看護系大学の使命として医療の高度化や少子高齢化に対応する資質の高い看護実践能力を有した人材の確保が求められ、2023年度には283校に達している。

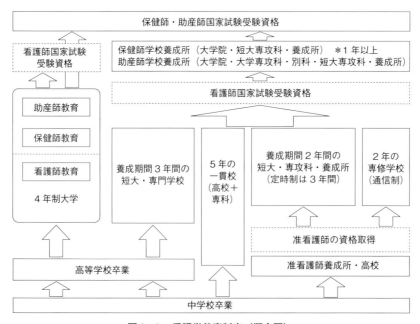

図2-2 看護学教育制度（概念図）
（厚生労働省、看護師学校養成所入学状況および卒業生就業状況調査を一部改変）

（2）大学における看護学教育の質の向上に向けた取り組み

　前述の看護系大学の急増という状況から、大学における看護学教育の質保証に関心が向けられるようになり、教育のさらなる質の向上が求められるようになった。そのような背景から、2011年に大学の看護学教育における一定の質を担保する一つの評価基準として、日本看護系大学協議会により「学士課程においてコアとなる看護実践能力と卒業時到達目標」が策定され、5群20項目からなる看護実践能力、55項目の卒業時到達目標と教育内容が示された。その後、社会情勢の変化に伴う看護職への期待の変化に対応すべく検討が行われ、2018年に同協議会により「看護学士課程教育におけるコアコンピテンシーと卒業時到達目標」が公表された。6群25項目のコアコンピテンシーが作成され、それぞれについて卒業時到達目標および教育内容が作成されている。

　一方、前述したように、2017年には文部科学省によりコアカリが策定されている。

　このように、看護学教育の質を社会に対して保証するための取り組みが進んだ結果、看護系大学がカリキュラムを策定する際の指針として、「看護学士課程教育におけるコアコンピテンシー」と「看護学教育モデル・コア・カリキュラム」の2つが存在する状況となっている。医歯薬学教育におけるカリキュラム策定の指針が「医歯薬学モデル・コア・カリキュラム」に統一されているのに対し、看護学においては複数存在している現状から、今後は上記2つを統合した新たな指針を作成することも検討されている。

2-3-3　看護学教育での医療コミュニケーション

（1）看護学教育におけるコミュニケーション教育

　看護を提供するための基盤となる、対象者（患者・利用者・家族・住民など）との信頼関係を築くためには、その基礎としてコミュニケーション能力が求められる。

　看護学教育カリキュラムを規定する指定規則においては、「対象を中心とした看護を提供するために、看護師としての人間関係を形成するコミュニケーション能力を養う」ことに重点が置かれ、「看護師教育の基本的考え方」の7つの柱の一つとなっている。

　また、看護学教育モデル・コア・カリキュラムにおいては「看護系人材として求められる基本的な資質・能力」の一つに「コミュニケーション能力」が位置づけられている。看護職には、看護に関わる人々との相互の関係を成立・発展させるうえで、豊かで温かい人間性、人間に対する深い畏敬の念、お互いの言動の意味と考えに対する認知・共感、多様な人々の生活・文化を尊重するための知識・技術・態度をもって支援にあたる能力が求められる。

　看護学教育において、コミュニケーション能力を育み、高めるトレーニングは、初年次教育の段階から4年次までの4年間を通して、カリキュラムに配置されたあらゆる講義・演習・実習科目の中で行われている。学生はさまざまな実践（体験・経験）を通して、コミュニケーション能力を修得する。

（2）看護学教育カリキュラムにおける多職種連携教育

　医療現場における多職種間のコミュニケーションは、今や医療機関内にとどまらず、退院支援や地域連携といった医療機関の間の連携、地域における療養の場との連携、さらには地域共生社

会における「住み慣れた地域で最後までその人らしく生きる」ための幅広い職種との連携まで含んだ、多分野多職種からなる専門職連携（IPW：InterProfessional Work）の概念に発展している。そして、このIPWを行うことのできる人材を養成するためには、専門職ごとにばらばらに人材を育成するのではなく、学生の段階から、共に学び、お互いから学び合う専門職連携教育（IPE：InterProfessional Education）が必要とされている。
→p.229

①指定規則

　看護職は対象者中心のケアの実現に向け、多様な場において、多職種と連携して適切な保健・医療・福祉を提供することが期待されていることから、看護学教育カリキュラムを規定する指定規則においてもあらゆる分野に専門職連携の内容が含まれている。具体的には、「看護師教育の基本的考え方」の7つの柱の一つに「保健・医療・福祉システムにおける自らの役割および他職種の役割を理解し、多職種と連携・協働しながら多様な場で生活する人々へ看護を提供する基礎的能力を養う」がある。そして、専門基礎分野の「健康支援と社会保障制度」の教育内容は「人々が生涯を通じて、健康や障害の状態に応じて社会資源を活用できるように必要な知識と基礎的な能力を養う内容とし、保健・医療・福祉に関する基本概念、関係制度、関係する職種の役割の理解等を含むものとする」となっている。専門分野の「看護の統合と実践」の教育内容の留意点は「チーム医療における看護師としてのメンバーシップ及びリーダーシップの発揮や多職種との連携・協働を学ぶ内容とする」とされている。臨地実習全般の教育内容の留意点は「チームの一員としての役割を学ぶ実習とする」および「保健・医療・福祉との連携・協働を通して、切れ目のない看護を学ぶ実習とする」となっている。さらに臨地実習の一分野である、看護の統合と実践の実習においては、実務に即した実習の一例として「多職種と連携・協働しながら看護を実践する実習」を行うことが望ましいとされている。

②看護学教育モデル・コア・カリキュラム

　看護学教育モデル・コア・カリキュラムにおいては、冒頭の「看護学教育モデル・コア・カリキュラムの考え方」において「チーム医療等の推進の観点から、医療人として多職種と共有すべき価値観を共通で盛り込み、かつチーム医療等の場で看護系人材が独自に担わなければならないものも盛り込んでいる」ことが説明されている。本コアカリの「看護系人材として求められる基本的な資質と能力」には「保健・医療・福祉における協働」が挙げられており、具体的には「対象者や、保健・医療・福祉や生活に関わる全ての人々と協働し、必要に応じてチームのリーダー、メンバー、コーディネーターとして役割を担う」とされている。

　以上のように、多職種連携において看護職に期待されている役割は大きいことから、看護学教育において医療コミュニケーションの能力を修得することは重要であり、教育カリキュラムでその内容は強化されている。講義・演習・臨地実習において、多職種の役割を理解し、連携・協働しながらチームの一員として役割を発揮し、看護の対象となる人を支援することを学ぶことは必須となっている。

2-3-4 看護学教育のこれからの方向性

(1) 求められる看護職像

　社会の変化とともに、人々の看護職に対する期待は一層大きくなっている。知識や技術のみならず、深い洞察力をもった人間性豊かな看護職が求められており、今後も変わらないであろう。

　看護学教育モデル・コア・カリキュラムにおいては、「看護系人材として求められる基本的な資質・能力」として、以下の9つの資質・能力が提示されている。

- プロフェッショナリズム
- 看護学の知識と看護実践
- 根拠に基づいた課題対応能力
- コミュニケーション能力
- 保健・医療・福祉における協働
- ケアの質と安全の管理
- 社会から求められる看護の役割の拡大
- 科学的探究
- 生涯にわたって研鑽し続ける姿勢

　本コアカリは現在改訂中であり、その中で挙げられている基本方針の一部は以下のようになっている。

- 2040年の社会を見据え、全世代を対象とした地域包括ケアシステム、地域医療構想、地域共生社会において、看護系人材として求められる資質・能力の改訂
- 多様な場面(医療施設、在宅、介護保険施設、事業所、医療的ケア児、新興感染症や大規模災害発生時等)で専門性の高い看護実践ができる人材養成
- 今後さらに重要となる在宅医療や急性期医療を支え、多職種連携の中で看護の専門性を発揮するために、特定行為研修に定められているような高度な看護実践の基盤となる知識の獲得　→p.228
- 看護援助技術の確実な習得のための、演習・実習の効果的な方法(臨地で学修すべき部分とシミュレーション教育でも学修可能な部分等)、実習施設との連携の方略の提示
- Society 5.0社会における情報・科学技術を看護に活用する能力の獲得
- 看護学教育におけるデジタルトランスフォーメーション(DX)の活用

　上記に共通するのは、あらゆる世代、あらゆる健康レベル、そして多様な場で生活する人々に対して高度な看護実践が提供できる看護職像であり、そのような人材を養成するために、看護学教育には教育内容を精選し、先端技術を活用していくことが求められる。

(2) 大学における看護学教育の質保証

　教育の質保証に関しては、指定規則に替わる教育の質保証の仕組みの必要性が指摘されている。第三者評価によって水準を担保するなど、指定規則の趣旨を上回る教育の質を保証する体制が必

要であるといえる。

看護学における分野別評価として、日本看護系大学協議会が2018年に「日本看護学教育評価機構」を設立した。本機構の目的は「日本の大学における看護学教育の質を保証するために、看護学教育プログラムの公正かつ適正な評価等を行い、教育研究活動の充実と向上を図ることを通して、国民の保健医療福祉に貢献すること」となっている。2020年度より看護学教育評価を開始し、2024年3月時点で26校が受審している。今後は、第三者評価を通して看護学教育の質の向上を図ることが各大学に求められるであろう。

> **Column　看護学教育におけるデジタルトランスフォーメーション（DX）**
>
> 　デジタル技術の発展により、さまざまな分野でデジタルトランスフォーメーション（DX）が推進されている。デジタル技術は、健康・医療情報へのアクセスや健康管理に必要な知識や方法の選択や利用の幅を広げるとともに、医療の非効率性を減らし、質の向上、個別最適な治療・ケアが提供可能となることが期待できる。
>
> 　看護分野においては、次に起こりうる健康危機に備え、保健・医療・介護分野におけるDXを進め、市民や関係するステークホルダーと対話を進めながら、人々の最適な健康を達成するためにDXを推進する役割を担っている。
>
> 　看護学教育におけるDXとは「ICTコンテンツの利活用により学生の学習効果・効率性の向上を目指した取り組みであり、学生の個別ニーズに応じた学習効果の最大化、学習プロセスの可視化、新しい学習方略で学ぶことによる意欲や関心の向上等を通して、学習効果の向上が期待されるものである。紙媒体の教材をデジタル化してタブレットやパソコンで参照したり、オンライン会議システムで講義を提供するといった、デジタル技術への移行のみを指すのではない」とされている。「社会の課題を解決するための看護実践のDXとその研究を実現・推進できる人材」の育成に加え、「教育のデジタル化と教育DXを推進できる人材」が不可欠となる。今後の発展が期待されている。

2-4　臨床検査技師の教育

2-4-1　臨床検査技師の教育の概要・理念

　臨床検査技師は「検査室内で検査を行えばよい」という時代は過ぎ去り、これからは積極的に外に目を向け活動の場を広げる姿勢が必要となってくる。

　これまで臨床検査技師は、検査室内で大量の検査を精確に迅速に実施し、検査結果を安定して提供し続けることに注力してきたが、今や"縁の下の力持ち"という立場に甘んじることは認められなくなりつつある。今後は加えて、検査の前工程である検体採取から、検査の実施、検査所見に責任をもち、患者の病態把握に努め、それを的確に臨床側（他職種、患者）へ伝える能力が求められる。

また、医師の働き方改革を進めるためのタスク・シフト／シェアの推進により、「臨床検査技師等に関する法律」が一部改正され、静脈採血に伴う静脈路の確保や超音波造影剤の注入、直腸肛門機能検査での圧センサーやバルーン挿入、持続自己血糖測定器の取り付けのための穿刺、経口・経鼻または気管カニューレからの喀痰の吸引等、従来の体内から排出、採取の検体検査に加え、穿刺・抜針・吸引・注入・接続等、検体採取や生理学的検査に関連する業務が追加された。

2-4-2 臨床検査技師の教育の背景

（1）臨床検査技師の歴史

　臨床検査技師は1958年に衛生検査技師法が制定されたことに始まり、1970年に「臨床検査技師、衛生検査技師等に関する法律」が制定され、従来の検体検査に、人体を直接扱う生理学的検査と採血行為が新たに業務として加えられた。2005年の法改正では、臨床検査技師の定義が見直され、「医師の指導監督の下」から「医師の指示の下」に変更された。2014年には診療の補助行為として新たに検体採取業務が加えられ、2018年には精度管理、検体検査の分類、衛生検査所の登録基準に関する省令（「医療法等の一部を改正する法律の一部の施行に伴う厚生労働省関係省令の整備に関する省令」）が施行された。さらに、2021年には「臨床検査技師学校養成所指定規則の一部を改正する省令」の公布により、専門分野の教育がより具体的に示されたことに加え、臨地実習の内容ごとに実施または見学させる行為が定められた。それまでの臨床検査技師教育ではそれぞれの検査項目が科目名となっており、各検査方法の修得が教育の目的となっていたが、新カリキュラムにおいて追加された項目は、これまで臨床検査技師に許されていた検査より侵襲性が上がったため、安全に行うための取り組みが強化された内容となっている。

（2）地域包括ケアシステムへの対応

　これまでのわが国の医療は、主に青壮年期の患者を対象とし、救命・延命・治癒・社会復帰を前提とした「病院完結型」であった。今後は、慢性疾患による受療が多く、複数の疾病を抱えるなどの特徴をもつ老齢の患者が中心となり、病気と共存しながら Quality of Life（QOL）の維持・向上を目指す医療となる。すなわち患者の住み慣れた地域や自宅での生活のための医療、地域全体で治し支える「地域完結型」の医療に移行していく。このような医療情勢の中、現在までの病院等医療施設での勤務が主であった臨床検査技師は、人口の急速な高齢化等に伴う医療提供体制の見直しのため、勤務場所を病院から在宅へと拡大することが求められる。このことから、在宅医療で臨床検査技師が果たすべき業務や在宅医療で必要とされるスキルを修得する必要がある。在宅医療に関わるにあたり必要なスキルを以下に示す。

1．バイタルサインや精神状態の理解
2．急変時に対応する能力
3．訪問時におけるカルテ作成、記載（医療用語の理解必要）等の基礎知識
4．診療（身体観察）における介助
5．検体採取（採決、培養検体採取、咽頭拭い液等）
6．POCT の理解（機器管理、精度管理、教育等）

7．心電図、超音波検査（心臓、腹部、下肢領域、褥瘡等）、呼吸機能検査、聴力検査
8．認知症の知識及び理解と対応
9．コミュニケーション能力
10．多職種との連携
11．地域包括ケアシステムに係る、介護保険や社会福祉制度

2-4-3　臨床検査技師の教育での医療コミュニケーション

　将来、チーム医療を担う一人として、さまざまな背景をもつ他者と関わり、人間関係を適切に構築する必要がある。そのためには、人の多様性を理解し、思いやりの心や他者を尊重する気持ちをもってコミュニケーションを行うことが重要である。そのためコミュニケーションに関する科目では、コミュニケーションにおける基本的知識と態度を身につけ、協力的に人と関わる体験を通して、コミュニケーションの意義と重要性を学ぶことを目的とし、参加型のペアもしくはグループでの演習形式の授業を行うことが有効である。また臨床検査学科内だけではなく、学部学科横断授業を取り入れ、多様な他者とのコミュニケーションの体験とその振り返りから学びを得ることとしている。

2-4-4　臨床検査技師の教育のこれからの方向性

　臨床検査技師に対する時代の要請は、2020年に厚生労働省から公表された臨床検査技師養成所カリキュラム等改善検討会報告書に反映されている（2021年3月31日に臨床検査技師養成所指導ガイドラインが発令され、2022年4月1日より適用）。その内容は2022年入学者からの教育が大

表2-1　臨地実習において学生に必ず実施させる行為および必ず見学させる行為

分類	臨地実習において必ず実施させる行為	臨地実習において必ず見学させる行為
生理学的検査	標準12誘導心電図検査 肺機能検査（スパイロメトリー）	ホルター心電図検査のための検査器具装着 肺機能検査（スパイロメトリーを除く） 脳波検査 負荷心電図検査 超音波検査（心臓、腹部） 足関節上腕血圧比（ABI）検査
検体検査	血球計数検査 血液塗抹標本作成と鏡検 尿定性検査 培養・Gram染色検査	精度管理（免疫学的検査、血液学的検査、病理学的検査、生化学的検査、尿・糞便等一般検査、輸血・移植検査） 臓器切り出しと臓器写真撮影 迅速標本作成から報告
その他		検査前の患者への説明（検査手順を含む） チーム医療（NST、ICT、糖尿病療養指導） 検体採取

きく変わることを示しており、専門分野の教育がより具体的に示されたことに加え、臨地実習の内容ごとに実施または見学させる行為が定められた。そのため、教育施設のみならず、実習病院での対応も急がれる（表2-1）。

科目「臨地実習」では、現行の7単位を12単位とし、さらに、臨地実習施設においては「高度・専門化、多様化する保健・医療・福祉・介護等のニーズに対応するため、臨床現場における実践を通じて、救急、病棟、在宅等や健診、衛生検査所等での役割と業務、施設内のチーム（栄養サポートチーム、糖尿病療養指導チーム、感染制御チーム、抗菌薬適正使用支援チーム等）の役割と実施内容を理解することを必修化する」と明記されている。

> **Column** 多職種連携におけるコミュニケーションツールとしての携帯型超音波診断装置（ポケットエコー）
>
> 公的医療保険内でエコーを使用できるのは、臨床検査技師のほか、医師・診療放射線技師・看護師・准看護師であるが、エコー装置自体が電子体温計や電子血圧計と同じ医薬品医療機器等法上のClass Ⅱであるため、公的医療保険外では、理学療法士・臨床工学技士・救命救急士にも使用されている。リアルタイムに可視化できるため、患者に画面を見せながらの説明や、コミュニケーションツールとして多職種連携での情報共有が可能である。

2-5 診療放射線技術学教育

2-5-1 診療放射線技術学教育の概要・理念

高齢化社会の進行に伴い、がんの早期発見や治療、心血管疾患の診断など、放射線を用いた医療技術の需要が高まっている。特に、放射線を用いた画像診断領域においては、被ばくを除けば、その検査のほとんどが非侵襲的であり、患者の負担が少ないため、広範な疾患の診断に利用されている。また、放射線を使用しないMRI（Magnetic Resonance Imaging：磁気共鳴画像）検査や超音波検査、眼底検査など様々な画像診断検査が日々行われている。さらに放射線治療領域は放射線手術（radio surgery）とも呼ばれ、外科的手術、化学療法とともにがん治療の3本柱として扱われている。

現在、わが国において人体に放射線を照射することが許されているのは医師、歯科医師、診療放射線技師（医師または歯科医師の指示の下）のみであり、多忙な医師、歯科医師に代わり検査のほとんどを実施する診療放射線技師の重要性は増している。また、日本は原子力爆弾による世界唯一の放射線被ばく国であることや福島第一原発事故などを経験したこともあり、放射線被ばくに対する国民の関心は高い。

このため、診療放射線技術学教育は放射線を扱う専門家としての専門知識と実務能力を育成するだけではなく、放射線に対する不安をもつ患者へ正しい情報を届けられるような人間力を身に

つける必要がある。

このような診療放射線技師を育成するために診療放射線学科で行われている教育の概要を紹介する。

(1) 基礎分野

診療放射線技術学の基礎となる基礎分野の「基礎化学」「基礎物理学」「数学」「ヒューマンコミュニケーション」などの科目を通して、理論的思考力や自由で主体的な判断力、また医療従事者に不可欠な医療倫理観と生命の尊厳についての理解を育み、さらに「医療社会学」や「情報科学」などを通して国際化、および情報化社会に対応できる能力を修得する。

(2) 専門基礎分野

医療技術の背景となる知識、さらなる技術、また、医学一般の知識を修得すべく「医学概論」を履修するとともに、その基礎となる「病理学」、ならびに救命救急医療、看護学、その他、関連医療領域について履修し、専門知識および技術の基礎能力を修得する。

(3) 専門分野

臨床医学の導入となる科目を履修し、正常な状態の身体に関する知識を修得し、診療放射線技師として扱う各種検査手技（モダリティ）から得られる臨床画像の読影方法や放射線治療技術を学ぶ。また、診療放射線技師として遵守しなければならない法律と放射線管理についても学ぶ。

2-5-2 診療放射線技術学教育の背景

1896年にX線がレントゲン博士により発見され医療に活用されたことが、診療放射線技師の起源となった。日本では1951年に診療エックス線技師法が制定され、1968年にはX線以外の放射線を扱う業務が誕生したことから診療放射線技師法が制定された。その後も放射線を利用した医療技術は急速に進化し、CT（Computed Tomography：コンピュータ断層撮影）検査、MRI検査、核医学検査、放射線治療など、診断および治療のための高度な画像技術が次々と開発された。このような背景から診療放射線技師に求められる知識と技術の範囲が拡大し、それに対応する教育の充実が求められるようになった。

現代社会では高齢化の進行や生活習慣病の増加により、医療のニーズが高度化し、かつ多様化している。これにより、診療放射線技師はより複雑で専門的な検査や治療に対応する必要が生じている。たとえば、がん治療における放射線療法の役割が増大し、その分野での専門的な技術や知識が強く求められるようになっている。また、診断技術の進化に伴い、より精密な画像や診断価値を高めるための画像処理技術の修得が不可欠となっている。このような状況に対応するため、教育プログラムも進化し、学生に対してより高度な専門知識と技術を修得させることが求められている。

さらに、放射線はその特性上、適切に使用されなければ患者や医療従事者に健康被害をもたらすリスクがある。そのため、診療放射線技師には放射線防護の重要性が強調されており、安全で

効果的な医療提供を確保するための知識とスキルが必要とされている。2010年に厚生労働省医政局長より「医療スタッフの協働・連携によるチーム医療の推進について」の通知が出され、診療放射線技師については読影補助業務や患者に対する検査説明業務などが追加された。さらに2021年5月から医師の働き方改革に伴うタスク・シフト／シェアにより、診療放射線技師による造影剤投与目的の静脈路確保、放射性医薬品の投与、造影剤注入装置と医師が確保した動脈路の接続、画像誘導放射線治療、そしてSTAT画像報告などが診療放射線技師の業務として追加されている。これらに対応するため、2022年度より新たなカリキュラムでの教育が行われている。

2-5-3　診療放射線技術学教育での医療コミュニケーション

医療コミュニケーションは患者との信頼関係を構築するために不可欠である。診療放射線技師は検査や治療の過程で患者と直接接する機会が多く、また、放射線検査や放射線治療は患者にとって不安や恐怖を伴うことが少なくない。このような状況下で、診療放射線技師は患者に対して検査や治療の内容を分かりやすく説明し、安心感を与えることが求められる。適切なコミュニケーションを通じて、患者が安心して検査や治療を受けることができる環境を提供することは、診療放射線技師の重要な役割の一つである。

また、診療放射線技師は医療チームの一員として、他の医療従事者と円滑なコミュニケーションを取ることが求められる。放射線検査や治療は、医師や看護師、他の技師と連携して行われることが多く、正確な情報の共有が不可欠である。たとえば、医師からの指示を正確に理解し、患者の状態を他の医療スタッフと共有することが、診断や治療の成功に直結する。したがって、教育の中では、専門的な知識や技術に加えて、医療チーム内での効果的なコミュニケーションスキルを学修する必要がある。

さらに、医療コミュニケーションは、患者の権利を尊重するためにも重要である。診療放射線技師は検査や治療を通して、患者のプライバシーに触れる機会も多い。検査時は誰よりも早く患者の画像（検査結果）を目にすることになる。そのような中で個人情報を厳守しつつ、必要な情報を適切に提供することが求められる。特に放射線検査は被ばくという目には見えない侵襲を伴う。放射線検査を安心して受けてもらうためには、放射線に関する専門用語や複雑なプロセスを一般の患者に分かりやすく伝える能力が重要となる。また、患者の疑問や不安に丁寧に対応し、患者が自身の医療に積極的に関与できるようサポートすることも、技師の重要な責務である。

このことから帝京大学医療技術学部診療放射線学科では、1年時に他学部他学科とともにヒューマンコミュニケーションの履修が必須となっている。この科目を通して医療職種の垣根を越えたチーム活動やディスカッションを行い、コミュニケーション能力を養う。2年時以降は特別な科目カリキュラムは設定されていないが、学内でのOSCE（客観的臨床能力試験）実習など（→p.227）を通して医療コミュニケーションに関する知識や態度を修得することになっている。

2-5-4　診療放射線技術学教育のこれからの方向性

（1）診療放射線技師として求められる基本的な資質・能力

医療技術の進化に伴い、診療放射線技師の教育はより高度な専門知識とスキルの修得を重視す

る方向に進むことが予想される。また医療界では早くからデジタル化が進みかつ昨今ではAI（人工知能）やビッグデータの活用が放射線画像の解析や診断支援において導入されている。この分野は凄まじい速度で技術的・学術的に進歩し続けている。したがって、生涯にわたり自己研鑽できることが診療放射線技師に求められる基本的な資質・能力の一つといえるだろう。

そして、技術や科学がいくら進歩しようと、医療の対象は人間である。常に患者に寄り添う気持ちをもつこと、他者への気配りができることは診療放射線技師に関わらず医療人として必要な資質であろう。

（2）診療放射線技師教育の将来像

現在、診療放射線技師の養成施設は3年制専門学校、4年制専門学校、大学とさまざまな種類が存在する。これは看護師や他の医療専門職と同様である。しかしながら医療安全、タスク・シフト／シェアによる業務拡大など、指定単位数は年々増加している。現在の放射線を用いた画像検査は病院などの医療機関で行われることがほとんどであるが、今後は高齢者人口の増加に伴い、在宅での検査が普及すると考えられる。その際に、今まで以上に医療人としてのコミュニケーション能力が必要になる。一昔前の診療放射線技師は業務の性質上、職人気質の傾向があったものの、技術はアナログからデジタルに移行し、教育内容の変化も著しいことから、診療放射線技師の3年制教育には限界が見え始めており、また、技術教育は医療・科学教育へ移行すべき時がきている。4年間でも医療人・科学者としての全ての卒前教育を行うことには限界があるが、人間性豊かな能力を育む教育が求められるだろう。

以上のように、診療放射線技師の教育は、技術革新、患者中心の医療、多様化する医療ニーズ、そして国際化に対応するために、より高度で柔軟な教育プログラムを提供することが求められる。このような教育を通じて、未来の診療放射線技師は、変化する医療環境に対応し、質の高い医療を提供するための重要な役割を果たすことが期待されている。

Column　診療放射線技師って何してるの？

診療放射線技師は、医療現場でX線、CT、MRIなどの画像診断装置を操作し、病気やケガの診断に欠かせない画像を提供する専門職である。その仕事には装置を動かすだけでなく、高価で精密な医療機器のメンテナンスや定期的な精度確認も含まれ、患者さんの安全を守る重要な役割を担っている。近年では、診療放射線技師が主人公のドラマが放送されるなど、少しずつその役割が注目されるようになった。

放射線を扱う仕事のため、患者さんへの放射線量の管理や適切な撮影条件の設定はもちろん、不安を抱える患者さんへの声かけやリラックスできる環境作りも大切な業務となる。診療放射線技師は、装置のトラブル対応や撮影がスムーズに進むよう日々努力を重ねている。ドラマとは違い仕事は地味だが、診断の質を左右する重要な役割を担い、医療チームの縁の下の力持ちとして活躍している。今後も技師たちの仕事がもっと認知され、多くの人にその魅力が伝わることに期待している。

2-6　救急救命士の教育

2-6-1　救急救命士の教育の概要・理念

　現在、わが国では高齢者の増加、国民の医療意識や受診行動の変化などの影響により、救急需要が劇的に増加している。また、医療の高度化・複雑化により医療従事者の業務が増大していることからも、救急医療を担う医師から他職種へのタスク・シフト／シェア（→p.229）が進んでおり、救急救命士も例外ではない。2021年10月に救急救命士法が改正され、活動範囲が「病院前救護の現場」から「医療機関内」にまで拡大されたことで、救急救命士はチーム医療における消防と病院の架け橋となることを期待されている。

　救急救命士が救急現場で行う初期対応は、傷病者の生命を左右する重要な活動である。このことから、救急救命士教育は緊急時に迅速かつ適切な医療を提供できる高度な知識と技術をもった専門職の養成を目標としている。

　また、救急救命士教育は単に専門知識と実務能力を育成するだけでなく、救急救命士に求められる倫理観、地域社会に貢献する意欲、安全管理、チームとしての協調性とリーダーシップ、専門性を探求し続ける能力を有する救急救命士を育成することを理念としている。

　このような救急救命士を育成するために帝京大学医療技術学部が行っている教育の概要を紹介する。

（1）基礎分野

　医療従事者として必要な科学的思考及び教養を身につけ、生命に関わる科学の基礎を理解し、生命倫理と医の倫理の考え方、疫学的な考察力を培うとともに情報化社会に対応できる知識を修得する。

- 人間と人間生活
- 科学的思考の基盤
- 生命倫理と医の倫理
- 健康と社会保障

（2）専門基礎分野

　救急救命士として必要な人体の構造と機能および心身の発達に関する知識、疾病および障害に関する知識、公衆衛生の考え方を理解し、国民の健康および地域・環境保健、医療および福祉についての知識を修得する。

- 人体の構造と機能
- 疾患の成り立ちと回復の過程
- 薬物と検査の基礎知識

（3）専門分野

　救急救命士の役割を理解し、メディカルコントロール（以下、MC）体制下における救急現場、搬送過程における救急医療および災害医療についての知識を修得する。各種疾患の症候・病態生理について理解し、症候・病態ごとの現場活動（観察・判断・処置・搬送）に関する知識を修得する。各種疾病・外傷・環境因子・中毒物質・放射線等による障害の発症機序、病態、症状、所見および予後、現場活動に関する知識を修得する。

- 救急医学概論／病院前医療概論
- 救急医学概論／救急救命処置概論
- 救急病態生理学
- 救急症候学
- 疾病救急医学
- 外傷救急医学
- 急性中毒学・環境障害

　なお、参考までに救急救命士法第34条第3号の規定に基づき厚生労働大臣が指定する科目を以下に示す。

　公衆衛生学・解剖学・生理学・薬理学・病理学・生化学・微生物学・内科学・外科学・小児科学・産婦人科学・整形外科学・脳外科学・精神医学・放射線医学・臨地実習

2-6-2　救急救命士の教育の背景

　救急救命士は、交通事故の増加、人口の高齢化や疾病構造の変化、国民の病院前救護体制に関する意識の変化等から、1991年に創設された比較的新しい医療資格である。それ以前の病院前救護は主に消防機関が担っていたが、その業務内容は救急隊による「運び屋」の域を出なかったことから、米国のパラメディック制度（一定の医療教育を経た救急隊員が医師に代わって、病院前で気管内挿管や静脈路確保を経由した各種薬剤投与等の医療介入を実施するもの）を参考に、医師に代わって医療介入を実施する体制を取り入れることになった。当初、救急救命士が行う処置内容はパラメディックと比べて限定的であったものの、病院前救護におけるニーズの変化、医療の高度化・複雑化に伴い、救急救命士が行う処置内容も少しずつ拡大し、それに合わせて救急救命士の教育カリキュラムも変更されていった。

　処置範囲の拡大の流れについては以下のとおりである。

《処置範囲拡大の変遷》
- 平成15（2003）年：自動体外式除細動器（AED）による除細動
- 平成16（2004）年：気管内チューブによる気道確保
- 平成18（2006）年：アドレナリンの投与
- 平成21（2009）年：自己注射が可能なアドレナリン製剤によるアドレナリンの投与
- 平成23（2011）年：ビデオ硬性挿管用喉頭鏡を用いた気管挿管

平成26（2014）年：乳酸リンゲルを用いた静脈路確保及び輸液、ブドウ糖溶液投与、血糖測定器を用いた血糖測定

また、救急救命士は地域 MC によって作られた「プロトコール」に従って救急活動を行う。プロトコールは標準的手順書であるため、教育もそれに準拠した内容で進めると効率的である。現在の救急救命士教育では以下のような標準化プログラム教育の導入が盛んである。
- BLS（Basic Life Support：一次救命処置）
- JPTEC（Japan Prehospital Trauma Evaluation and Care：病院前外傷教育プログラム）
- PCEC（Prehospital Coma Evaluation and Care：病院前意識障害の観察・処置の標準化）
- PSLS（Prehospital Stroke Life Support：病院前脳卒中の観察・処置の標準化）
- PEMEC（Prehospital Emergency Medical Evaluation and Care：内因性傷病者に対する病院前救護活動の標準化）
- PACC（Prehospital Acute Cardiac Care：病院前循環器救急疾患の観察と処置の標準化）

2-6-3　救急救命士の教育での医療コミュニケーション

救急救命士の業務は主に、①救急要請を覚知し（119通報）、②迅速に救急現場に駆けつけ、③傷病者の病態を適切に把握し、④必要な救急救命処置を施し、⑤傷病者の病態に応じた医療機関を選定し、⑥適切な時間内に搬送し、⑦必要な医療情報を医師に申し送りをし、病院内の医療従事者らと連携するという過程を辿る。これらの過程で関わる救急隊員間はもちろんのこと、傷病者およびその関係者、医師をはじめとした医療従事者・通信指令員・消防隊・警察等との良好なコミュニケーションが求められる。

救急医療は、一般医療と比較して時間的・精神的に余裕がない状況にあることがほとんどである。そのため、緊急時のインフォームドコンセントにおいては、傷病者ないしは家族等の関係者に十分な説明を行う時間的余裕のないまま、医行為が行われる場合があり（民法第698条「緊急事務管理」の範疇）、パターナリズム的な対応を取らざるを得ない場合がある。傷病者をはじめ家族（関係者）と協働するためには、「信頼関係」が成立していなければならない。そのためには、生命倫理の「4つの原則」（1．自律の尊重の原則、2．善行の原則、3．無危害の原則、4．公正・正義の原則）を踏まえつつ、コミュニケーションの種類を理解し、限られた時間の中で対象に応じたコミュニケーションをとるための教育が不可欠である。

（1）帝京大学におけるコミュニケーション教育の取り組み

ここでは一例として、帝京大学医療技術学部スポーツ医療学科救急救命士コースにおけるコミュニケーション教育を紹介する。

1）「ヒューマンコミュニケーション」（1年）

救急現場における適切なコミュニケーションは、傷病者の不安を軽減し、処置・治療に対する理解を深め、傷病者と救急救命士の信頼関係を築く基盤となる。本科目では、相互理解の体験、スモールグループディスカッションおよび成果発表の体験、シミュレーショントレーニング、コ

ンセンサスゲーム、医学部・薬学部・医療技術学部合同のチーム活動を通じて、コミュニケーションに関する基本的知識と態度を身につけ、協力的に人と関わる体験を通して、"コミュニケーションの意義と重要性"を学ぶことを目的としている。

2)「シミュレーション教育」におけるチームトレーニング（1年〜4年)

　救急救命士教育の特徴の一つとして、「シミュレーション教育」が挙げられる。傷病者の生命に関わる臨床現場では、傷病者の権利と安全の確保の観点から、失敗による学習が構造的に難しい。また、時間・人的資源・資器材が制約される臨床現場で、その場に応じた適切な指導を受けることも難しい。そのため、"傷病者の安全および学習機会の確保"を提供できる「シミュレーション教育」により病院前救護活動のスキルを修得することに多くの時間を費やしている。「シミュレーション教育」は学習者の知識と技術の統合により実践力を強化する教育としてその効果が世界的に実証されている。個人でスキルを獲得するタスクトレーニングよりも、チーム活動としてのアルゴリズムトレーニング、シナリオベースドトレーニングの割合が多い。これらの学習を通して、言語的・準言語的・非言語的コミュニケーション、リーダーシップ、フォロワーシップ、チーム力の向上が期待できる。

　医療技術学部スポーツ医療学科救急救命士コースでは1年生前期より「シミュレーション教育」を展開しており、「ヒューマンコミュニケーション」と並行してコミュニケーションの意義と重要性について理解し、さらに臨床現場で求められるコミュニケーションスキルを修得するカリキュラムとなっている。

3）対象に応じたコミュニケーション

　救急救命士は老若男女問わず、外傷・疾病・環境障害・中毒などさまざまな原因による傷病者に対応しなければならない。救急救命士教育では「対象に応じたコミュニケーション」として、高齢傷病者、小児傷病者、家族や関係者、救急隊員や消防隊員、医師等とのコミュニケーションについて学習する。

　また、意識障害の傷病者、自殺企図者、制限行為能力者、人生の最終段階にある者、精神運動興奮・他害行為の可能性のある傷病者など、さまざまな状況の傷病者とのコミュニケーションについても学習する。

2-6-4 救急救命士の教育のこれからの方向性

(1) 救急救命士による学問の創造

　救急救命士教育において、救急救命士が行う現場活動に関する学問領域（〇〇学）は確立されていない。「病院前救護学」という名称が散見されるが、「病院前救護学」確立のためには、基礎的な概念と理論の構築、体系的な方法論の確立、実証的な検証と批判、継続的な研究と発展、教育システムの構築、社会的価値や応用の認識などを構築していく専門家の育成が急務であるといえる。

(2) 多職種理解・多職種連携の推進

　救急救命士は、医師や看護師をはじめ、消防隊、警察、自衛隊等と連携して現場活動を行う。

また、職域拡大に伴い、救急医療機関等で勤務する救急救命士も増えていることから、病院前から病院内への架け橋の役割がますます重要になる。このことからも、多職種理解・多職種連携教育の推進が求められ、チーム医療の実践を重視した教育を構築していく必要があると考える。

（3）救急車同乗実習の充実

厚生労働大臣が指定する科目として「臨地実習」があり、病院実習に関する要件はあるものの、救急車同乗実習に関する要件はなく、教育機関や地域により実施状況が異なる。救急救命士の資格を生かせる場としては消防機関が第一に挙げられるが、実習で現場経験が得られないことは、職業理解や就職先の選定に資さない。今後、豊富な実践的経験、地域特性を反映した教育、消防機関とのリソースの共有など質の高い実践教育を展開するために、更なる官学連携を構築していく必要がある。

（4）国際的な視点と対応力の強化

近年の訪日外国人観光客の増加に伴い、救急隊が外国人と接する機会も増えており、外国人が安心して滞在できる環境の整備を進めるべく以下の取り組みが行われている。
　①外国人に救急車利用方法等を周知するための「救急車利用ガイド」
　②119通報の段階から通訳が可能な「電話通訳センター」
　③多言語音声翻訳アプリ「救急ボイストラ」の導入（15言語に対応）
英語等の外国語を駆使する努力も必要だが、外国人との効率的・効果的なコミュニケーションの方法として上記システムを利用することを教育の中に導入していく必要がある。

> **Column**　"救急救命士の"今後の処置拡大に向けて
>
> 　救急救命士が行う医療関連行為などは、医学的見地から医師が指示、指導・助言および検証することによって、これらの質を保証する体制となっている（MC体制）。そのため、救急救命士の処置拡大については、"処置拡大の5原則"に基づき、厚生労働科学研究班等による研究、もしくは厚生労働省の検討会等により慎重に議論される。
>
> 　現在も処置拡大が検討されているものの（下記参照）、米国のパラメディック制度と同水準になるにはまだまだ時間がかかるものと思われる。
>
> 《処置拡大の5原則》
> ①良質で適切な医療提供の一環であること
> ②診断の確実性と緊急性の高い処置であること
> ③国際的勧告がある処置であること
> ④迅速な搬送を妨げないこと
> ⑤処置が簡単にプロトコール化できること
>
> 《処置拡大の検討事項》
> ・「乳酸リンゲル液を用いた静脈路確保のための輸液」等の"包括的指示化"
> ・アナフィラキシーに対するアドレナリンの筋肉内投与
> ・事故抜去事例に対する気管切開チューブの再挿入
> ・自動式人工呼吸器による人工呼吸

2-7　視能訓練士の教育

2-7-1　視能訓練士の教育の概要・理念

　医療関係職種の教育には養成所での卒前教育（学校教育）と免許取得後の卒後教育（生涯教育）の2つがある。本書は学校教育で用いられるため、本項では視能訓練士の卒前教育に関する概要と理念を述べる。

　日本における視能訓練士の養成所での教育は、視能訓練士法が公布・施行された1971年の前年（1970年）に短期大学卒業または大学2学年修了以上の者を対象とした、1年制の視能訓練士養成校が東京で開校したことが皮切りとなった。開校当時の日本の人口構成は生産年齢人口が60％を占め、高齢人口は7％に過ぎなかったが、2020年以降は前者が54％に減少、後者は30％に増加し、その傾向は今後も続くことが予想されている。一方、眼科領域では、1970年代は白内障の治療法が混濁した水晶体の全摘出と術後の眼鏡またはコンタクトレンズ常用であったのに対し、現在は人工水晶体による水晶体再建術が主流となった。また、網膜疾患も1970年代はストレスが悪

影響を与えると考えられ、実際に30〜50歳代の男性に好発した中心性漿液性脈絡網膜症に替わり、現在は生活習慣病に起因した眼疾患や加齢黄斑変性、加齢性斜視（sagging eye syndrome）など高齢化に関連した疾患の頻度が増加している。それに伴い、これらの診断に有用な画像検査系の開発がめざましく、今後は人工知能（AI）による検査の自動化が急速に進展すると考えられている。

このような環境や疾病構造の変化と医療の進歩に伴い、視能訓練士に必要とされる事項も増加・高度化しており、この変化に乗り遅れない教育が求められる。たとえば、厚生労働省は超高齢社会における健康寿命延伸に向けた施策として2020年から「フレイル対策」を掲げ、眼科においても日本眼科啓発会議が中心となり「アイフレイル」という概念が提唱され、その対策への取り組みが進んでいる。視能訓練士は従来の診断・治療を中心とする臨床業務のほかに、介護分野において、在宅での視能検査やロービジョンケアなどを通じて、増加する高齢者のQuality of Life（QOL）をより充実させる役割を果たすことが求められる。しかしながら、それと同時に卒前教育においては、国民の健康および安全に直結した業務を行う医療関係職種としての資質の維持・向上を図るため、視能訓練士として特に必要不可欠な基本事項を領域ごとに明確化した上で、修得する必要がある。

視能訓練士の卒前教育は「視能訓練士養成所指導ガイドライン」に則して行われるため、以下に2024（令和6）年4月1日から適用となった新たなガイドライン（以下、新ガイドライン）の別表1に記された教育内容と教育目標を示す。

（1）基礎分野
1）科学的思考の基盤・人間と生活・社会の理解
科学的・理論的思考力を育て、人間性を磨き、自由で主体的な判断と行動を培う。
生命倫理及び人の尊厳を幅広く理解する。
国際化及び情報化社会に対応できる能力を養う。
患者や医療スタッフとの良好な人間関係の構築に必要な能力を養う。

（2）専門基礎分野
1）人体の構造と機能及び心身の発達
人体の構造と機能及び心身の発達を系統的に学び、生命現象を総合的に理解するための能力を養う。
2）疾病と傷害の成り立ち及び回復過程の促進
健康、疾病及び障害について、予防、発症、治療、回復過程の促進に関する知識を習得し、理解力、観察力及び判断力を養うとともに、職業倫理を理解し、感染症対応と救急対応を含む医療安全管理の知識、高次脳機能障害や発達障害等の基礎を学ぶ。
3）視覚機能の基礎と検査機器
視覚の情報処理過程を系統的に学び、視覚機能の疾病や障害を総合的に検出する視覚機能診断機器の原理と操作及び検査・測定方法の基礎理論と技術を習得し、疾病と障害との関連を理解す

る能力を養う。

4）保健医療福祉と視能障害のリハビリテーションの理念

　保健医療福祉の推進のために、社会保障制度を理解し、視能訓練士が果たすべき役割及び多職種連携について学習する。

　併せて、特別支援教育等を含む地域社会における関係諸機関との調整及び教育的役割を担う能力を養う。

（3）専門分野

1）基礎視能矯正学

　視能矯正の枠組みと理論を理解し、系統的な視能矯正を構築できる能力を養うために、視覚心理物理、眼位・眼球運動、両眼視機能の生理と病態、検査の基礎及び理論を理解する。
　また適切な視覚環境を整えるための生理光学及び眼鏡学の専門知識を理解する。

2）視能検査学

　多様化した視能検査の専門的知識と技術を習得し、画像情報の利用を含む評価技能について学習する。

3）視能障害学

　視能障害の予防と治療の観点から、種々の障害を理解する。

4）視能訓練学

　視覚発達の促進や種々の視能障害に対する矯正、訓練、指導及び管理などリハビリテーションの立場から必要な知識と技術を習得する。

　また、視能障害に対する支援の観点から、神経生理や運動機能と感覚機能との関連／協調について視覚リハビリテーションを提供できる知識と技術を習得する。

5）臨地実習

　基本的な視能矯正の実践技術を習得し、患者との人間関係から共感的態度を養う。

　また、外来、病棟、手術室など多様な医療現場におけるニーズに対応できる知識と技術を習得し、職業倫理を高め、医療チームの一員としての責任と自覚を培う。

　併せて、臨地実習前後の到達度評価及び臨地実習後の振り返りにより、臨地実習に臨むために必要な知識、技術、患者対応及び臨地実習の効果を確認し、視能訓練士としての基礎的な実践能力を身につける。

2-7-2　視能訓練士の教育の背景

　視能訓練士の教育は、視能訓練士法施行以前の1960年代に日本弱視斜視研究会（現・日本弱視斜視学会）に所属する眼科医による講習会形式の教育から始まった。講習会は1964年に第1回が開催され、1968年までに4回続けられた。ちょうどその頃、厚生省（当時）では視能訓練士の身分制度が検討されていたが、日本眼科学会でも1969年に第1回、1970年に第2回日本眼科学会認定視能訓練士試験を実施し、138名が受験して114名が合格した。このように、第1回視能訓練士国家試験が実施される以前から視能訓練士業務に関わっていた者には、短大卒で3年、高卒で5

年以上就業していれば、厚生省（当時）の基準に沿う講習会を受講することで特例措置として学校教育を受けていなくても国家試験受験資格が与えられることとなり、この措置は1976年まで続けられた。

正式な学校教育は、視能訓練士法施行から3か月後に発令された「視能訓練士学校養成所指定規則」に従って実施されるようになり、2015年の視能訓練士法一部改正に伴い、視能訓練士養成所の指定・監督権限が厚生労働大臣から都道府県知事に委譲されたのを契機に、指導要綱も新たに「視能訓練士養成所指導ガイドライン」として発令され、現在に至っている。ただし、その間の教育内容の見直しは長い間行われず、2001年にようやく教育カリキュラムの見直しが実施され、教育カリキュラムの大綱化が行われた。これにより、大綱化前に基礎科目と専門科目に大きく分けられていた教育内容は、前述のように基礎分野・専門基礎分野・専門分野に分けられ、それぞれの到達目標が定められるようになった。また、教育の総時間数は単位制が導入され、3年制の養成所では93単位、1年制の養成所では67単位が国家試験受験資格取得に必要な取得単位数と定められた。

その後、2021年に、再度、視能訓練士教育の見直しが行われ、医療技術の高度化と複雑化、国民の医療へのニーズの変化と多様化を踏まえた教育となるよう、3年制の単位数は101単位以上に、1年制の単位数は75単位以上に引き上げられ、専門基礎分野と専門分野の一部のカリキュラムが単位増となり、基礎分野には「社会の理解」というカリキュラムが新たに加わった（基礎分野の単位数は変化なし）。さらに、臨地実習の在り方については、1単位を40時間以上の実習をもって構成することとし、実習時間外に行う学修等がある場合には、その時間も含めて45時間以内とすること、臨地実習の実施にあたり、病院等での実習の実施に加え、保健、福祉、介護及び特別支援学校等との連携をもつことで、見学等の実習ができる機会を設けることが望ましい、という一文が加わった。この改正内容は3年制は2024年4月1日から適用され、1年制は2026年4月1日から適用される。

2-7-3 視能訓練士の教育での医療コミュニケーション

視能訓練士養成所指導ガイドラインで医療コミュニケーションに関連する教育内容および目標が示されているのは、2023年4月の入学生までは専門基礎分野の「保健医療福祉と視能障害のリハビリテーション」と専門分野の「臨地実習」であったが、新ガイドラインでは基礎分野にも教育目標が示されるようになった（具体的な内容は2-7-1を参照）。ただし、臨床において視能訓練士が活動する業務エリアは多くの施設で眼科内に限られることが多く、実際にはその限られた範囲内でも医師・看護師・事務とチーム医療を行っているにもかかわらず、大多数の視能訓練士はそれを実感していない現状がある。そこで、今後、視能訓練士には眼科に特化した専門職から一歩外に踏み出す姿勢が求められる。特に、他の医療職との連携協働（InterProfessional Work：IPW）はチーム医療・チームケアを推進する上で必要不可欠であり、学校教育では臨床でIPWを実践できるよう専門職連携教育（InterProfessional Education：IPE）、すなわち「複数の領域の専門職者が連携およびケアの質を改善するために、同じ場所で共に学び、お互いから学び合いながら、お互いのことを学ぶ」場が必要である。

現在、国内の視能訓練士養成校は大学9校、短期大学1校、専門学校16校があり、各校が独自のカリキュラムで医療コミュニケーションに関する授業を行っているが、主に臨地実習に関連付けた、たとえば「医療面接」や客観的臨床能力試験（OSCE）を導入した内容が多いと推測される。一方、大学では1学年の基礎分野で独自のカリキュラムが行われることがあり、たとえば帝京大学医療技術学部視能矯正学科では1学年の必修科目に「ヒューマンコミュニケーション」という授業がある。本授業は、さまざまな背景をもつ他者と関わり、人間関係を構築するためには、人の多様性を理解し、思いやりの心や他者を尊敬する気持ちをもってコミュニケーションを行うことが重要であるとの観点から、コミュニケーションに関する基礎知識と態度を身につけ、協力的に人と関わる体験を通じてコミュニケーションの意義と重要性を学ぶことを目的としており、学科単体で行われる講義と医学・薬学・医療技術学部の3学部合同で行われる講義で構成されている。授業で行われるスモールグループディスカッション、ロールプレイを通して、コミュニケーションに関する基本的知識と態度を身につけ、その意義と重要性を学ぶことができる。さらに、チーム医療およびそれに関わる多職種コミュニケーションをグループワークを通じて学ぶことができる「医療コミュニケーション」授業に4学年が参加する機会がある。同授業では、臨床事例シナリオに基づき医学・薬学・医療技術3学部の学生が混合チームを作り、グループディスカッションを重ね、治療・療養計画を立案・発表し、その後、医学部附属病院の現職の医療チームによる模擬カンファレンスを参観することで多職種連携の学びを深めることができる。2023年度に参加した視能矯正学科生のレポートには他科とのコミュニケーションの重要性が実体験を通して書かれており、実際に授業を体験することで得られる貴重な学びがあったことが分かる。

　このような医学・薬学・医療技術3学部合同授業は、環境的に恵まれた教育現場でないと実現は難しいと思われるが、新ガイドラインで推奨される「保健、福祉、介護及び特別支援学校等との連携」が、今後、全国の養成学校において多彩な臨地実習の機会を増やし、学生の医療コミュニケーションの学びを深めることを期待したい。

2-7-4　視能訓練士の教育のこれからの方向性

　2021年の医師のタスク・シフト／シェアに伴う業務移管により、現行制度の下で医師から視能訓練士へのタスク・シフト／シェアが可能な業務として、手術室における白内障及び屈折矯正手術に使用する手術装置の設定・準備や、患者情報および術前の視機能検査で得たデータの手術装置への入力が加わり、今後、眼科医からのニーズが高まると予想される。さらに、チーム医療の推進による業務の拡大、医療技術の発達による新たな検査機器・検査法の導入など、視能訓練士を取り巻く環境はこれからも変容し続けることが推測される。加えて、2022年から厚生労働省が行う技能検定の職種に「眼鏡作製職種」が新設され、技能検定試験に合格した眼鏡店に勤務する眼鏡士は眼鏡作製技能士と呼ばれるようになった。眼鏡作製技能士は眼鏡店で遠視・近視・乱視の屈折異常を矯正し眼鏡を作成するが、そもそも屈折矯正検査は眼科分野では視能訓練士が行っているため、両者の業務は2022年以降競合することになった。眼科に特化した医療技術職として、このような医療の多様化に対応するためには、臨地実習を含む教育内容の拡充と単位数の増加は必至である。また、視能訓練士は他の医療関係職種と同様に、免許取得後も医療の進歩等に伴い

新たな知識・技術の習得が求められる。今後、卒前・卒後教育を通じて、視能訓練士には以下の能力および知識・技術の強化が必要となる。

1．眼鏡処方検査および眼鏡構造に関する知識・技術
2．脳機能障害および後天眼球運動障害に対する視能評価と視能訓練
3．ロービジョンケア
4．発達障害領域への対応
5．医療・介護・福祉との連携、地域包括ケアの在宅診療における役割と対応
6．医療安全管理

日本視能訓練士協会は下図のような視能訓練士生涯学習構想を掲げ、2006年から実施している。上記強化部分は新ガイドラインの教育目標にも加えられているが、卒前教育で対応できない部分を卒後教育が上手く補完し、その時々の時代のニーズに柔軟に対応できる生涯教育システムとして効率よく機能するよう願っている。

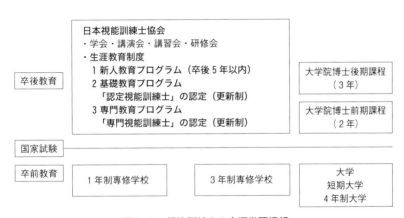

図2-3　視能訓練士の生涯学習構想

Column　視能訓練士養成校の種類と今後の1年制専修学校の動向

現在、日本の視能訓練士の養成課程には以下の3種類がある。
・高校卒業後、厚生労働大臣が指定した養成校で3年以上修業する（3年制専修学校、16校）
・高校卒業後、文部科学大臣が指定した学校で3年以上修業する（大学9校・短期大学1校）
・大学、看護師養成所などで2年以上修業し厚生労働大臣が指定する科目を修めた者であって、厚生労働大臣指定の養成所で1年以上修業する（1年制専修学校、3校）

新ガイドラインでそれぞれ単位の増加が決まったが、1年制専修学校では修業期間が短いため、2026年の適用移行後は単位数確保が困難となる懸念があり、今後、その動向が気になるところである。

3. 専門職のチーム医療における関わり

　本章では、医療現場で活躍するさまざまな医療職（医師・薬剤師・看護師・臨床検査技師・診療放射線技師・救急救命士・視能訓練士）について紹介する。それぞれの医療職の使命、役割、視点、多職種連携における関わりなどを概説する。各医療職の役割や視点・思考プロセスを理解することは、医療現場で円滑に多職種間コミュニケーションをとるために必要不可欠であり、大前提となる。

3-1　医師の関わり

3-1-1　医師の使命

　医師は有史以来、病による肉体や精神の苦痛からの解放や健康の保持、回復という人としての希求に応える役割を担ってきた。医師は患者の最善の利益のために行動するとの信頼の下、医学に基づく疾病の予防、診療および公衆衛生を責務としている。

　医師の役割は時代や国により異なるが、新たな治療法の開発、検証と実践、たゆみなき診療能力の研鑽により、患者・市民に評価されうる専門職（profession）としてその職責を果たすことを期待されている。わが国の医師法第１条において、「医師は、医療及び保健指導を掌ることによつて公衆衛生の向上及び増進に寄与し、もつて国民の健康な生活を確保するものとする」と規定され、医学に基づく疾病の予防、診療および公衆衛生の向上において重要な責務を担っている。

（1）医療の中核となる価値

　医師は医療の中核となる価値、すなわち共感（compassion）と能力（competence）、そして自律（autonomy）あるいは自己決定（self-determination）について自ら範を示していくことが重要となる。これらは基本的人権の尊重とともに、医の倫理の根幹をなすものである。

1）共感

　共感は、他者の苦痛に対する理解と気遣いであり、医療の実践に不可欠なものである。患者が抱える健康上の問題を取り扱うにあたって、医師は患者の不安の背景を理解し、病気ではなく人を診ることで、よりよい治療効果を得ることができる。

2）能力

　医師には高度の能力が期待され、要求されている。医師は能力を確実に習得するために長期の訓練を受けるが、医学的知識の急速な発展に対応すべく、医師となった後もその能力の維持向上が継続的な課題となる。必要とする能力は科学的知識と技術だけでなく、倫理的な素養、技能、

態度も含まれる。社会環境の変化や科学技術革新により、新たな倫理的な問題が生じることがある。

3）自律あるいは自己決定

　自律あるいは自己決定は、時代の変遷とともにさまざまなかたちで変化してきた医師の普遍的な価値である。治療方針の決定にあたっては、医師には高度の自律性が認められてきたが、近年の医療の進歩、科学技術の発展、情報化社会、グローバリゼーションと標準化の潮流の中で、権威としてではなく、患者および他の医療職との協調の下、医師の専門職としての自律性が一層重視されている。同時に、患者自身が最終的な意思決定を行うという患者の自律性を尊重する動きが広がってきている。

　これらの3つの中核的な価値を遵守するほかにも、医師の役割には、世界医師会によるジュネーブ宣言や綱領などの宣誓のかたちで公知されているものがある。たとえば、医師は自らの利益よりも患者の利益を優先することや、人種、宗教やその他の人権的見地から患者を差別しないこと、患者の秘密を守ること、必要があればだれにでも緊急治療を提供することなどの約束が含まれている。

→p.229

《世界医師会　ジュネーブ宣言》

　医師の一人として、
- 私は、人類への奉仕に自分の人生を捧げることを厳粛に誓う。
- 私の患者の健康と安寧を私の第一の関心事とする。
- 私は、私の患者のオートノミーと尊厳を尊重する。
- 私は、人命を最大限に尊重し続ける。
- 私は、私の医師としての職責と患者との間に、年齢、疾病もしくは障害、信条、民族的起源、ジェンダー、国籍、所属政治団体、人種、性的指向、社会的地位あるいはその他いかなる要因でも、そのようなことに対する配慮が介在することを容認しない。
- 私は、私への信頼のゆえに知り得た患者の秘密を、たとえその死後においても尊重する。
- 私は、良心と尊厳をもって、そして good medical practice に従って、私の専門職を実践する。
- 私は、医師の名誉と高貴なる伝統を育む。
- 私は、私の教師、同僚、および学生に、当然受けるべきである尊敬と感謝の念を捧げる。
- 私は、患者の利益と医療の進歩のため私の医学的知識を共有する。
- 私は、最高水準の医療を提供するために、私自身の健康、安寧および能力に専心する。
- 私は、たとえ脅迫の下であっても、人権や国民の自由を犯すために、自分の医学的知識を利用することはしない。
- 私は、自由と名誉にかけてこれらのことを厳粛に誓う。

3-1-2　医師の役割

　医師法では医師の役割について、第17条で「医師でなければ、医業をなしてはならない」と定め、第18条で「医師でなければ、医師又はこれに紛らわしい名称を用いてはならない」とし、

医療に関する医師の業務独占、さらに名称についての独占を規定している。

（1）医師の役割

　医師は、病院、診療所などの医療機関で診療を担っている。一方、大学や大学病院、高度医療を提供する研究機関などで新たな医療の開発や検証を行う役割ももつ。また、教育・研修、保健衛生・公衆衛生・産業衛生・国際保健など幅広い領域で医療や保健に関わる職務に従事している。昨今の医療の高度化・専門分化の潮流や、医師患者関係の変化などに伴い、医療専門職のチームの一員としての医師の新たな役割が期待されている。その中には、チームの目的や活動内容に応じて、リーダーシップを発揮したり、マネジメントやコーディネート（調整）を行うなど、医療専門職間のコミュニケーションを確保しつつ、求められる医療を提供するためにチームの一員として参画することも含まれている。

（2）病院における医師の役割

　何らかの健康上の問題や不安を抱える患者の第一の接点となる医師は、外来・病棟において展開されるチーム医療の舵取り役となる。すなわち、問診や診察を行いながら検査や診断の計画を立案・実施し、治療やケアを行うための準備を行い、治療が効果的で安全に実施できるように体制を整えていく。専門職がチームとして医療が行われている中で、求められる専門性を考慮しながら、医療職間の調整、さらには退院後を見据えた地域との連携、福祉との協働を進めていく。病院でともに診療を行う看護師・薬剤師・理学療法士・作業療法士・言語聴覚士・臨床検査技師・診療放射線技師・栄養士・医療ソーシャルワーカー・事務職員などさまざまなスタッフの役割を理解し、連携していくことが望まれる。

（3）地域医療における医師の役割

　医療体系や診療報酬制度の変遷に伴い、従来は病院でのみ行われることが多かった高度医療や、ケアニーズの高い医療が、在宅や地域で実現できるようになってきている。病院医師と診療所の医師が、それぞれ「病院の担当医」と「地域のかかりつけ医」としての役割をもち、互いに情報共有したり、必要な専門外来に紹介したりするなどの相互協力関係が、「病診連携」というかたちで行われている。病院の医師から地域の看護師、薬剤師と連携したり、診療所の医師が病院の看護師や薬剤師と連携するなど、その連携のかたちは患者・家族・地域のニーズに応じてさまざまである。

（4）感染症・災害対策とチーム医療

　近年の新型コロナウイルス感染症（COVID-19）の流行や震災などの大規模災害において、チーム医療と医療者間のコミュニケーションの重要性が一層強調されている。これらの状況では、複数の医療職が連携して患者に対する最善の医療を提供する必要があり、医療者間の効果的なコミュニケーションがその基盤となる。COVID-19のパンデミックでは、急激な患者の増加に対応するために、医師・看護職・薬剤師・リハビリテーションスタッフなど、さまざまな職種が協力

して治療に当たる必要があった。これにより、各職種がもつ専門知識と技術を生かし、適切な医療提供が可能となった。また、感染拡大リスクを最小限に抑えるために、迅速で正確な情報共有と意思決定が求められ、医療者間の密なコミュニケーションが不可欠であった。

　一方、震災などの大規模災害時には、急激な医療需要の増大に対して被災地での医療資源が限られる中で、迅速かつ効率的な対応が必要とされる。救急医療・外科・内科・メンタルヘルス科など多岐にわたる専門医療チームが組織され、患者・被災者の治療やトリアージを行う。こうした状況では、刻々と変化する現場の情報を的確に共有し、優先順位を付けた対応を行うために、医療者間のコミュニケーションが重要となる。また、災害時には通常の医療体制が機能しないことが多く、異なる施設や地域間での連携も求められるため、横断的なコミュニケーション能力が必要である。

　これらの経験から明らかになったのは、チーム医療の効果を最大限に引き出すためには、職種の垣根を超えた協力とコミュニケーションの質が鍵となるということである。迅速な情報共有と相互理解が、複雑な医療状況において患者の命を救うことに直結する。そのため、平時からの訓練や教育においても、医療者間のコミュニケーションスキルの向上が重視されるべきである。

　感染症拡大や震災といった非常時下のチーム医療においては、単に専門性の異なる医療者が集まって働くということだけでなく、情報を共有し、適切な判断を下すためのコミュニケーションが有効に機能することがいかに重要かを示している。今後もこうした非常時に備えた体制強化と、コミュニケーション能力の向上が求められる。

（5）医師・患者間のコミュニケーション

　医療におけるコミュニケーションは、医師・患者関係の基盤となるものである。世界医師会の患者の権利に関する宣言では、自らの医療について自己決定を行う患者の権利は、以下のように示されている。

《患者の権利に関するWMAリスボン宣言「3．自己決定の権利」（抜粋）》
　患者は、自分自身に関わる自由な決定を行うための自己決定の権利を有する。医師は、患者に対してその決定のもたらす結果を知らせるものとする。
　精神的に判断能力のある成人患者は、いかなる診断上の手続きないし治療に対しても、同意を与えるかまたは差し控える権利を有する。患者は自分自身の決定を行ううえで必要とされる情報を得る権利を有する。患者は、検査ないし治療の目的、その結果が意味すること、そして同意を差し控えることの意味について明確に理解するべきである。

　医療においてパターナリズム（父権主義）的な時代のコミュニケーションであれば、医師は患者に指示することで方針決定が成立していた。現在にあっては、医師は患者とのコミュニケーションにおいて、多くの選択肢（治療だけでなく、診断手法、治療後のケアや療養の方針も含まれる）について、患者が自律的な意思決定を行うために必要とされるすべての情報を提供することが求められる。複雑な医学的な診断、予後、治療方法をわかりやすい言葉で、さまざまな選択

肢とそれぞれについての利害得失の理解を得て、質問に対応し、患者の意思決定を支えるための支援も併せて行う必要がある。

　医師・患者間のコミュニケーションにおける障壁は、言葉や文化的な背景が含まれる。識字率が高い日本では言語のやりとりは比較的行いやすいものの、専門用語を用いた説明、治療経過や予後など、センシティブな情報の伝え方と受け止め方には、期待や認知によるバイアスなどさまざまな要素が影響を及ぼす。病気の成因や性質、治療方針の選択においては、患者自身が健康状態と治療方針についてどれだけ理解しているかを探りながら、医師として適切に情報を伝え、患者の想いに寄り添いながら、なすべき努力を払うことになる。

　患者が必要とする情報、診断や治療の選択肢について、医師がすべての情報を伝えることができれば、患者はどのような方針で治療やケアを進めるかを自らの意思で決定することができる。意思決定には、治療を受けないことや他の治療を選択することも含まれる。

3-1-3　医師の視点

　医師の診療は、患者の訴え・症候・所見などをもとにしたさまざまな状況に基づく判断によってなされる。正確な診断と効果的な治療がなされることによって、患者の健康状態を改善向上し、生活の質（QOL）をよりよくすることを目指す。そのためには、診断・検査・治療・ケアなどさまざまな場面において診療上の決定（clinical decision making）を適切に実施していくことが求められる。

　一方で、医療の高度化や生命の質の向上への希求、コストやアクセスの議論、医療の質の改善など、医療を取り巻く環境の変化に伴い、医療上の判断にあたっては、予後の改善に加え、生活の質の向上、社会的・倫理的な分析など、さまざまな視点での考慮が必要になってきている。医療が目指すのは、複数の診療の選択肢の中から、患者の予後を最も大きく改善するものを実践することであるが、それに至るまでには、医療的な側面に加えて、精神心理的、社会的な面などさまざまな角度からの分析や合意形成を必要とする。患者の疾病の状況、医療環境、生活環境などに視野を広げ、関連する専門職種と連携していくためのコミュニケーション能力が求められるといえよう。

3-1-4　医師の思考プロセス

　診療における医師の思考プロセスは、高度急性期・慢性期といった時系列、その医療が行われている地理的状況、社会状況によって変化しうるため、定型的で画一的なものというものではない。とはいえ基本的な診療プロセスは、医療が行われる過程に沿って概ね共通のものであり、患者・家族の抱える個別のニーズに対応するための基盤となるものである。職種や地域、医療が行われる場によって視点やアセスメントの内容は幅があることに留意しつつ、例示を行う。
→p.227

（1）情報収集：患者の抱える健康上の問題を抽出する

　患者の基本情報、疾患に関する情報、検査所見、現病歴・既往歴・家族歴・社会生活歴、バイタルサインなどの情報を収集する。

（2）プロブレムリストの作成とアセスメント：情報を整理し、分析評価を行う

情報を整理・統合し、優先すべき問題を分析評価する。

（3）臨床推論：医学的な知識・経験体系に基づき、解決策を見出す

患者の抱える健康上の問題が、医学的な知識や経験体系に照らし合わせてどのような問題に属しているのか、その場合の解決策は何かを分類する。典型的な症状や所見を組み合わせることで分析的に診断を導き出すこともある一方で、医師が豊富な臨床経験に照らし合わせながら潜在意識下で行われる直感的な思考も臨床推論の重要な要素である。それぞれが補完したり、互いの考えを取り入れることによって診療計画が立案される。

（4）診療計画の提示：診療計画を提示し、提案する

診療している患者の抱える健康上の問題に対して、診療計画を立案し、患者に提示する。その医療がもたらす利益（予後の改善、苦痛の軽減など）と、不利益（副作用や合併症、コストなど）を提示する。医師はわかりやすく説明することに加えて、診療ガイドラインなど科学的根拠に基づく推奨を理解したうえで、医療上の意思決定に資するような提案を行うこともある。

（5）医療の実施：治療方針の決定

医療の目標を設定し、複数の選択肢の中から、患者の予後を改善するものを選択し実践する。

（6）医療の評価、改善

行われた医療の効果を評価し、課題の改善が得られたか、適切に行われたか、目標が達成されたかなどについて検証する。

　思考プロセスは、一人の患者について実行されるだけでなく、多くの同じ疾患を抱える類似の患者集団に対して適用されるものでもある。より多くの一般的な患者集団に対して、臨床疑問（clinical question）や研究疑問（research question）を提起し、仮説を検証するための臨床試験を立案し実施していくことも、新たな医療をつくる重要な取り組みといえる。

3-1-5　医師の多職種連携での役割

（1）チーム医療を推進するための基本的な考え方

　伝統的に、医師は階層的な医療提供者の中で最上位に置かれることが多い。一方で急速な医学・科学技術の進歩が臨床で実践導入されるにあたり、医師が一人で患者の治療やケアを担うのではなく、多分野の専門医、看護師、薬剤師、理学療法士、作業療法士、臨床検査技師、診療放射線技師、ソーシャルワーカーなど、多くの医療に関わる専門職の助けの下、患者にとって最適な医療が提供されるようになってきている。その結果、伝統的な医療パターナリズムの権威主義から、意思決定についての協力型・協調型のモデルが一般的になりつつある。医師と他職種の関係も同様であり、それぞれの専門職としての職能や倫理的責任のもとに、一方的な意思決定では

なく、ときには意見の対立や競合などが起こりながらも、最適解を対話によって見出していくようになってきている。こうしたチーム医療が実践されるにあたり、医師は患者の最善のために、自ら提案を行いながら、患者と他の医療職種双方からの主張に応えていく役割が求められる。そのためにはコミュニケーション能力に加え、それぞれの主張に対する理解や患者の診療に関わるさまざまな人々との間に生じる衝突を解決する能力も必要になる。

チーム医療における医師には、チームが有効に機能するような意見を言いやすい環境づくり、チームをマネジメントする調整能力、そしてゴールに向かってチームを牽引するリーダーシップが求められる。

（2）「チーム医療推進方策検討ワーキンググループ（チーム医療推進会議）」

2011年に厚生労働省において、「チーム医療推進方策検討ワーキンググループ（チーム医療推進会議）」がまとめたチーム医療についての基本的な考え方として、医療の進歩や社会情勢などをふまえ、以下の内容が示されている。

急性期・救急医療、回復期・慢性期医療、在宅医療など、チームが展開される場所や、医療・介護・福祉職種の組み合わせは多様であり、患者・家族など当事者の参画についてもさまざまであるが、課題を共有し互いに専門性を発揮して対応するアプローチにより、①医療・生活の質の向上、②医療従事者の負担軽減、③医療安全の向上のアウトカムが期待される。
→p.228

（3）チーム医療についての基本的な考え方（チーム医療推進方策検討ワーキンググループ）

1）我が国の医療は非常に厳しい状況に直面しており、医学の進歩、高齢化の進行等に加えて患者の社会的・心理的な観点及び生活への十分な配慮も求められており、医師や看護師等の許容量を超えた医療が求められる中、チーム医療の推進は必須である。
2）チーム医療を推進する目的は、専門職種の積極的な活用、多職種間協働を図ること等により医療の質を高めるとともに、効率的な医療サービスを提供することにある。医療の質的な改善を図るためには、①コミュニケーション、②情報の共有化、③チームマネジメントの3つの視点が重要であり、効率的な医療サービスを提供するためには、①情報の共有、②業務の標準化が必要である。
3）チームアプローチの質を向上するためには、互いに他の職種を尊重し、明確な目標に向かってそれぞれの見地から評価を行い、専門的技術を効率良く提供することが重要である。そのためには、カンファレンスを充実させることが必要であり、カンファレンスが単なる情報交換の場ではなく議論・調整の場であることを認識することが重要である。
4）チームアプローチを実践するためには、様々な業務について特定の職種に実施を限定するのではなく、関係する複数の職種が共有する業務も多く存在することを認識し、患者の状態や医療提供体制などに応じて臨機応変に対応することが重要である。
5）医療スタッフ間における情報の共有のための手段としては、定型化した書式による情報の共有化や電子カルテを活用した情報の一元管理などが有効であり、そのための診療情報管

理体制の整備等は重要である。

6) 電子カルテによる情報共有にあたっては、職種毎の記載内容をどのように共有するか、各職種にどこまでの内容についての記載権限を与えるか、他の医療機関等との共有方法など、関係者間でルールを決めておく必要がある。

7) チーム医療を推進するためには、患者に対して最高の医療を提供するために患者の生活面や心理面のサポートを含めて各職種がどのように協力するかという視点を持つことが重要である。また、患者も自らの治療等の選択について医療従事者に全てを任せるのではなく、医療従事者からの十分な説明を踏まえて選択等に参加することが必要である。

8) より良い医療を実践するためには、医師、歯科医師に全面的に依存するのではなく、医療チームがお互いに協働し、信頼しあいながら医療を進める必要があり、医師、歯科医師はチームリーダーとしてチームワークを保つことが必要である。

9) チーム医療を展開する中で、医師、歯科医師が個別具体的な指示のみならず、個々の医療従事者の能力等を勘案して「包括的指示」も積極的かつ柔軟に活用することが重要な手段であるが、指示の要件等をあまり定型化しすぎると医療現場の負担増になる可能性があることに注意が必要である。

10) チームの質を向上させるためには卒前・卒後の教育が重要であり、専門職種としての知識や技術に関する縦の教育と、チームの一員として他の職種を理解することやチームリーダー・マネージャーとしての能力を含めた横の教育が必要である。特に多職種が参加するカンファレンスにおいて、他の職種を尊重するファシリテーション能力を発揮できるように卒後も継続的に教育することも重要である。

11) チーム医療の基本的な考え方は、様々な医療現場で共通するものであるが、具体的な取組内容については急性期、回復期、維持期、在宅期においてそれぞれ異なるものであり、各ステージにおけるチーム医療を推進するための具体的な方策を考えるとともに、各々のチーム医療が連鎖するような仕組みの構築が必要である。

12) 現在医療現場において取り組まれているチーム医療については、職種間の情報共有の方法と各職種の配置方法によって分類することができ、それぞれの医療現場の特性に応じた取組が行われている。

表3-1 情報共有方法と職種の配置方法によるチーム医療の分類

	(1) 必要に応じて専門性の高い各職種がチームを形成	(2) 必要な職種を病棟に配置
(A) 多職種がカンファレンス等においてすりあわせを行って情報を共有する	例）急性期医療の中核部分など	例）回復期リハビリテーション病棟など
(B) 電子カルテやクリニカルパス等を通じて情報を共有する	例）在宅医療など	例）急性期医療の周辺部分など

13) チーム医療の取組みを進めるにあたり、医療機関によって、医療関係職種等のマンパワー

や周辺の人口構成など、置かれている状況が異なるため、それぞれ求められている医療のニーズに添ったチーム医療を展開する必要がある。

> **Column　公的化された共用試験と診療参加型臨床実習**
>
> 　日本の医学生は、臨床実習開始前に共用試験を受験し、その合格が大学病院や地域医療機関における臨床実習開始の条件となる。診療参加型臨床実習への参加にあたり、医学生が実施してよい医行為の範囲を定めるとともに、学生が医行為をさせてもよい能力を有しているかどうかを評価するための試験である。共用試験は CBT（Computer Based Testing）による知識・問題解決能力の選択式試験と、OSCE（Objective Structured Clinical Examination）による客観的臨床能力評価試験からなる。2023 年度からは共用試験は公的化され、改正された医師法のもとで臨床実習生として指導医の監督の下で医行為を実施することができるようになった。診療参加型臨床実習において、臨床実習生として医療面接・身体診察・情報の収集整理など、実地診療におけるチーム内コミュニケーションを意識しながら、主体的に医療チームの一員として参画することが求められている。

3-2　薬剤師の関わり

3-2-1　薬剤師の使命

(1) 薬剤師の使命

　薬剤師は、薬剤師法の定めにより国から付託される資格であり、薬剤師の使命は薬剤師法第1条において、「薬剤師は、調剤、医薬品の供給その他薬事衛生をつかさどることによって、公衆衛生の向上および増進に寄与し、もって国民の健康な生活を確保するものとする」と規定されており、薬剤師は医薬品の管理、供給や適正使用において責務と権限を担っている。具体的に病院薬剤師の基本使命を示すならば、「的確な薬学的管理を実践し、医薬品の適正使用に基づいて個々の患者に対して安全で最適な薬物治療を提供するとともに医療の安全を確保すること」と表される。また、薬剤師の行動哲学としてファーマシューティカルケア（pharmaceutical care）という考えがある。ファーマシューティカルケアとは、世界保健機関（WHO）により、「薬剤師行動の中心に患者の利益を据える行動哲学であり、患者の保健および QOL（生活の質）の向上のため、明確な治療効果を達成するとの目標をもって、薬物療法を施す際の、薬剤師の姿勢・行動、関与、関心、倫理、機能、知識・責務ならびに技能に焦点を当てるもの」と定義されている。

(2) 薬剤師の職能

　薬剤師の職能において、「調剤」は薬剤師法第19条において一部の例外を除き「薬剤師でない

者は、販売又は授与の目的で調剤してはならない」と規程されており、薬剤師の専権事項である。これは、薬剤師法第24条に規定された「疑義照会義務」と併せて、医療における薬剤師の重要な職務の一つとなっている。

現在、調剤における取り揃えの部分に関してはタスク・シフト／シェアにより、調剤に費やす作業時間が短縮されたことで、患者や医師を含む医療スタッフとコミュニケーションをとる時間を増やすことができ、服薬の状況のみならず処方設計や食事の内容、生活スタイルなどに関しても総合的に管理することが可能となっている。

近年、医薬品を適正に使用するためには薬剤師の関与が必要であり、国内外を問わず薬剤師が患者の薬物療法に積極的に介入することで有効性・安全性・経済性が向上したとするエビデンスが多く報告されている。薬剤師が、医師・歯科医師・看護師、その他メディカルスタッフと協働して、薬学的観点から薬物治療の安全性確保や薬物療法の個別化、最適化を推進することは薬剤師に課せられた重要な義務と考えられる。

3-2-2　薬剤師の役割

(1) 薬剤師の活動分野

薬剤師は、病院・診療所、薬局、製薬企業、ドラッグストア、保健所や市役所、行政などのさまざまな現場で活動している。

いずれの分野においても、医薬品の管理と有効性と安全性をはじめとした情報提供は薬剤師の共通した役割として重要な任務となっている。

(2) 病院・診療所における薬剤師の役割

病院・診療所における役割は、従来の調剤・医薬品管理を中心とした医薬品を対象とする業務から、病棟・外来患者を対象とした業務へ移行している。

特に現在では、患者の薬物療法の質的向上と安全性確保に向けた活動として、薬剤師を病棟へ完全配置し、病棟薬剤業務の充実・進展を推進したり、薬剤師外来を設置して医師の診察前に患者に投与されている薬剤の服用状況や副作用、検査値などに関する情報をリアルタイムに担当医に情報提供する業務が展開されている。

病院薬剤師の職務内容は、入院患者に対しての薬剤管理指導業務（病棟業務）、注射薬の無菌的混合調製、医薬品情報の収集・管理・提供、医薬品管理（麻薬、血液製剤を含む）、医薬品リスクマネージャー、治験薬の管理・治験コーディネーター業務、薬物血中濃度測定、処方設計などが挙げられる。これら以外に、感染制御チーム・栄養サポートチーム・褥瘡対策チーム・緩和ケアチームなどのチーム医療や外来がん化学療法での診療支援への参画、薬剤師外来における医師の業務支援などにおいて、医薬品の安全性や有効性に関する情報提供が実践されている。

(3) 地域医療における薬剤師の役割

地域医療においては医薬分業が進んでおり、医師と薬剤師がそれぞれの専門分野で業務を分担し国民医療の質的向上を図っている。

医薬分業の意義としては、薬局の薬剤師が患者の状態や服用薬を一元的・継続的に把握し、処方内容をチェックすることにより、複数診療科受診による重複投薬、相互作用の有無の確認や、副作用、期待される効果の継続的な確認ができ、薬物療法の安全性・有効性が向上することが挙げられる。なお、2023年度の分業率は80.3％に達している。

また、2021年8月に発出された医薬品、医療機器等の品質、有効性及び安全性の確保等に関する法律（薬機法）の一部改正においては、入退院時の医療機関などとの情報連携や在宅医療などにおいて地域の薬局と連携しながら一元的・継続的に対応できる地域連携薬局と、がん領域などの専門的な薬学管理に関係機関と連携して対応できる専門医療機関連携薬局が定義された。これらの薬剤師に関わる法令の改正は、薬剤師の職能が医薬品を対象とする対物業務から、患者を対象とする対人業務へと変化していることを反映したものであり、薬局薬剤師の社会における役割が期待されている。

3-2-3　薬剤師の視点

（1）処方設計と薬物動態

薬剤師は、医師の薬物療法の方針に基づいて、薬学的視点から「患者情報」と「医薬品情報」の2つを評価している。たとえば、処方設計における投与量の設定に関しては、薬物動態学的な考察の必要な部分が多い。「患者情報」から薬物動態の変動要因として、①年齢的要因（小児・高齢者）、②生理的要因（妊婦）、③遺伝的要因（代謝酵素や受容体の遺伝子変異）、④腎機能低下（腎クリアランス低下）、⑤肝機能低下（肝血流量低下・肝固有クリアランス低下）、⑥血漿アルブミン濃度低下、⑦心機能低下（心拍出量低下）、⑧併存疾患（呼吸不全・甲状腺機能亢進・糖尿病・炎症疾患）などを評価したうえで、「医薬品情報」の用法・用量や減量基準を基に個々の患者に適した投与量を考察している。

（2）薬剤師と他の医療職との視点の違い

薬剤師と他の医療職の視点の違いに言及するならば、医師・看護師・救急救命士などの医療職は、患者を全身的、全生活的に捉えて情報を収集後、アセスメントを実施して問題点を抽出する。また、その問題点を解決するための介入手段として薬物療法、非薬物療法（外科的治療、放射線療法など）、検査、看護などが実施され、薬物療法はあらゆる介入手段の中の一つと位置づけられる。

一方、薬剤師は、患者における薬物動態の変動要因などの「薬学的視点に基づく患者情報」と「薬物療法に使用される医薬品情報」から、個々の患者への最適な薬物治療の提供と安全性確保に焦点を絞ってアセスメントを実施しており、他の医療職とは明らかに視点の方向や範囲が異なっている。チーム医療のカンファレンスに参画するときは、チームでの患者の全身的・全生活的な問題点の優先順位を把握したうえで、必要に応じて薬剤師の視点から最適な薬物治療を提案することが望ましい。

3-2-4 薬剤師の思考プロセス

(1) 薬学的管理の過程の構成要素

薬剤師の薬学的管理に関わる思考プロセスについては、看護の思考プロセスを参考としたい（→ p.65）。薬剤師の思考プロセスとしては、看護過程に準じて「情報収集」「アセスメント」「課題の抽出」「計画」「実施」「評価」というステップからの構成が適していると思われる（図3-1）。ただし、当然ではあるが職種間で視点やアセスメントの内容は異なる。

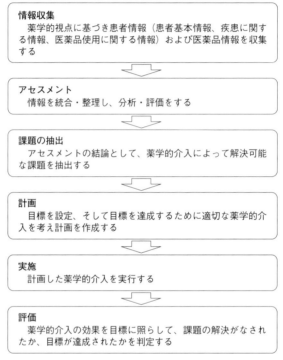

図3-1　薬学的管理の過程の構成要素

1) 情報収集

薬学的視点に基づいて患者情報および医薬品情報を収集する。患者情報に関しては、前述の薬物動態の変動要因のほかに、副作用歴、アレルギー歴、診断名（病型、重症度など）、治療歴、併存症の有無、常用薬、生活環境の要因（自動車運転の必要性など）、嗜好・習慣の要因、治療に関する患者からの要望、社会的な要因（就業など）、経済的な要因、不具・身体障害的な要因など、薬物投与設計において考慮すべき因子を収集する。また、医薬品情報に関しては、診療ガイドライン、医薬品添付文書、インタビューフォーム、医薬品リスク管理計画書（RMP：Risk Management Plan）、審査報告書／再審査報告書などを参照し、治療薬の選択、適応、使用方法、副作用などに関する情報を収集する。

2) アセスメント

情報を統合・整理し、分析・評価を行う。個々の患者に対する最適な薬物治療を提供するため

に、実施されている、もしくは実施を予定している薬物治療に関して、「適用」、「アドヒアランス」「効果」、「副作用」および「病因」の各項目について、場面に応じたアセスメントを実施する（表3-2、図3-2）。

表3-2　薬物治療に関するアセスメントの項目

項目	アセスメントの視点
適用	・治療薬の必要性 ・治療薬の選択：①診療ガイドライン、医学のエビデンス、②患者側の因子（疾患状態、アレルギー歴、肝腎機能、ADL、治療に関する患者からの要望、職業上の制限、経済的背景、利便性など）、③医療機関側の因子（医療機関の体制、医薬品採用状況、医薬品コストなど） ・治療薬の適応（効能・効果、警告、禁忌、慎重投与） ・治療薬の使用方法（投与量、投与経路、剤形の適切さ、用法、相互作用、重複投与、配合変化、腎機能に合わせた投与量の調節）
アドヒアランス	・服薬遵守状況 ・デバイスの使用手技の正確さ ・治療薬に関する患者の要望
効果	・症状の改善（自覚症状、他覚所見） ・検査所見の改善
副作用	・副作用の初期症状（自覚症状、他覚所見） ・検査所見の異常 ・必要となる支持療法や検査の実施
病因	・薬物・化学物質・サプリメントに起因する症候の鑑別支援

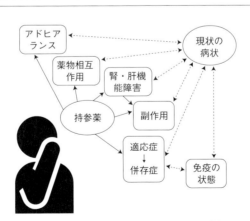

図3-2　持参薬からのアセスメントの例

3）課題の抽出

　チーム医療では、患者のもつ問題点を全身的、全生活的にその一つひとつを具体的に取り上げて、プロブレムリストを作成する。プロブレムリストには、医学的領域の問題、生活環境の問題、

→p.231

嗜好・習慣の問題、社会的問題、心理的問題、経済的問題、不具・身体障害的問題を列挙する。「診療上でうまくいっていないこと」ではないことに留意する。薬剤師は、薬学的介入によって解決可能な課題を抽出する。

4）計画

判別された課題に関して目標を設定し、そして目標を達成するために適切な薬学的介入を考え計画を作成する。計画は、ケアプラン（care plan）、教育プラン（education plan）、観察プラン（observation plan）に分類して考える（表3-3）。

表3-3　薬学的介入およびモニタリングの計画

薬学的介入	**ケアプラン（care plan）** ・処方提案（追加処方、薬剤の種類、投与量、投与方法、投与期間などの変更） ・検査オーダの提案（薬物血中濃度の測定など） ・医療従事者への情報提供 **教育プラン（education plan）** ・患者および家族への薬学的知見に基づく指導
モニタリング	**観察プラン（observation plan）** ・有効性 ・副作用の発現 ・アドヒアランス ・薬物血中濃度 ・適正な使用方法からの逸脱 ・患者個々の生活への影響

5）実施

計画した薬学的介入を実行する。たとえば、服薬アドヒアランス不良の場合、その原因を特定したうえで、①処方を単純化して服薬回数・服薬錠数を減らす（配合剤の使用、一包化調剤など）、②服薬忘れの原因・理由について話し合い、特に副作用や心配・気がかりな問題に注意して必要であれば薬剤の変更を考慮する、などの介入を実施する。

6）評価

薬学的介入の効果を目標に照らして課題の解決がなされたか、目標が達成されたかを判定する。

3-2-5　薬剤師の多職種連携での役割

薬剤師の多職種連携での役割は、副作用発現状況の把握、服薬指導などのように患者および家族に対して直接的に介入する場合と、薬物血中濃度に基づく医師への処方提案のように、チームへの支援というかたちで間接的に介入する場合がある。

平成22年厚生労働省医政局長通知（医政発0430第1号）「医療スタッフの協働・連携によるチーム医療の推進について」には、薬剤師を積極的に活用することが可能な業務の一つとして、薬剤の種類、投与量、投与方法、投与期間などの変更や検査のオーダーに関して、医師・薬剤師

などにより事前に作成・合意されたプロトコールに基づき、専門的知見の活用を通じて、医師などと協働して実施することを奨励する内容が示されている。

また、チーム医療において薬剤師を積極的に活用することが可能な業務として、後述の9項目が掲げられている。

さらに、地域医療連携におけるチーム医療としては、薬局、薬剤師の役割が重要であり、医療機関と薬局との連携手法として、トレーシングレポートによる患者情報の医療機関へのフィードバックや、医療機関と薬局間で事前にプロトコールを策定し協働して薬物治療を遂行するPBPM（Protocol Based Pharmacotherapy Management）を活用した医療連携が実践されている。

このように、地域における薬剤師の専門性を活用するためには、病名、検査値など薬学的管理に必要な患者情報を医療機関と共有できるシステムの構築が不可欠であり、チーム医療において多職種間で双方向のやり取り可能なシステムが望まれている。

《チーム医療において薬剤師を積極的に活用することが可能な業務》
①薬剤の種類、投与量、投与方法、投与期間等の変更や検査のオーダについて、医師・薬剤師等により事前に作成・合意されたプロトコールに基づき、専門的知見の活用を通じて、医師等と協働して実施すること。
②薬剤選択、投与量、投与方法、投与期間等について、医師に対し、積極的に処方を提案すること。
③薬物療法を受けている患者（在宅の患者を含む。）に対し、薬学的管理（患者の副作用の状況の把握、服薬指導等）を行うこと。
④薬物の血中濃度や副作用のモニタリング等に基づき、副作用の発現状況や有効性の確認を行うとともに、医師に対し、必要に応じて薬剤の変更等を提案すること。
⑤薬物療法の経過等を確認した上で、医師に対し、前回の処方内容と同一の内容の処方を提案すること。
⑥外来化学療法を受けている患者に対し、医師等と協働してインフォームドコンセントを実施するとともに、薬学的管理を行うこと。　→p.227
⑦入院患者の持参薬の内容を確認した上で、医師に対し、服薬計画を提案する等、当該患者に対する薬学的管理を行うこと。
⑧定期的に患者の副作用の発現状況の確認等を行うため、処方内容を分割して調剤すること。
⑨抗がん剤等の適切な無菌調製を行うこと。

> **Column** 持続可能な医療を担う薬剤師の役割とは？
>
> 　チーム医療の完遂には「チームを構成するそれぞれの職能を尊重する」ことが基本にあり、尊重の前に薬剤師としての経験と知識が重要な要因であると考えられる。「薬剤師が中止していなかったら危なかった」「薬剤師に言われて処方変更して良かった」という場面こそが、薬剤師の存在価値が認められ、達成感を感じる一時である。このような経験を積み重ねることで、やり甲斐につながり、専門的知識やスキルを向上させるきっかけになる。
>
> 　一方で、最近は多くの業務がマニュアル化しているため、いわゆるマニュアル人間が多く、「いつもと違う」「何か変だな」という気付きや直感力が欠落しているように感じられる。チーム医療において、この気付きや直感力は非常に大切な要素であり、各職種においても、今後の大きな問題になってくると思われる。近い将来、在宅医療のニーズや専門的知識の研鑽が確実に高まる中で、倫理観の涵養とプロフェッショナルとしての自律の確立は薬剤師に求められる極めて重要な要件である。
>
> 　社会や医療技術が大きく変化している中で、プロフェッショナリズムの基本の一つであるコミュニケーション技術は非常に重要性が高く、医療コミュニケーションの実習は、各医療職種間における互いの気付きや直感力を養う貴重な機会であるといえる。

3-3　看護職の関わり

3-3-1　看護の使命

　看護の使命は、尊厳を保持し健康で幸福であることを願う人間の普遍的な欲求に応え、人々の生涯にわたる健康な生活の実現に貢献することである。看護は、あらゆる年代の個人・家族・集団・地域社会を対象とし、健康の保持増進・疾病予防・健康回復・苦痛緩和を行い、生涯を通してその最期まで、その人らしく生を全うできるよう、その人のもつ力に働きかけながら支援することを目的としている。

3-3-2　看護職の役割

　看護職の役割は、看護を必要とする個人・家族・集団・地域等を、身体的・精神的・社会的・スピリチュアルな側面から総合的に捉え、生涯を通じてその人らしい生活を送ることができるよう支援することである。主には、日常生活への支援、診療の補助、相談・指導および調整などの援助を行うことである。今日では、「治す医療」から「治し支える医療」への医療提供体制のパラダイムシフトや地域包括ケアシステムの構築が進展しており、これまで以上に看護に期待される役割は拡大し、看護職は多くの人々との協働・連携が求められている。

（1）日常生活への支援

　日常生活への支援とは、対象者の苦痛を緩和し、ニーズを満たすことを目指して、看護職が直接的に対象者を保護し支援することであり、保健師助産師看護師法第5条の「療養上の世話」に相当する。療養者への食事・排泄・清潔・更衣・移動や環境整備といった日常生活に対する援助のことである。たとえば、ベッド上安静の患者であれば温かいタオルで顔を拭くことやベッド上で排泄ができるように援助する。実施において、行政解釈からすれば医師による指示を必要としないが、治療方針との整合性を保つため、看護職は、安静度、食事形態、清潔保持の方法などの決定や変更について医師に意向を打診している。また、症状や病状、日々の生活動作、会話および表情などの観察したことや患者のニーズや希望、家族関係、サポート状況などを含め、さらに看護行為によって引き起こされる効果を予測し、総合的に判断しながら行っている。

（2）診療の補助

　診療の補助とは、医学的知識をもって対象者が安全かつ効果的に診断治療を受けることができるように、医師の指示に基づき看護職が医療処置を実施することであり、同条の「診療の補助」に相当する。診療に伴う苦痛緩和、症状出現の予測、状態変化への対応なども含み、看護職が行う診療の補助行為は、静脈注射、経口薬や外用薬などの与薬、採血、医療機器の操作や管理、創部の清潔管理など多岐にわたる。

（3）相談・指導・調整

　相談とは、対象者が自らの健康問題に直面し、その性質を吟味検討し、対処方法や改善策を見出し実施できるように、また医学診断や治療について主体的に選択できるように、看護職が主に言語的コミュニケーションを通して支援することである。指導とは、対象者が問題に取り組み、必要な手だてを習得および活用することで、自立していくことができるように、教え導く活動のことである。調整とは、対象者がよりよく健康生活や療養生活を送ることができるように、他の職種と共同して環境を整える働きをいう。相談・指導・調整には、同条の「療養上の世話」「診療の補助」の両方が関わっている。

　看護の強みは、対象者の身近で支援できることである。24時間を通して、患者に最も身近に関わることのできる専門職であり、対象者に関心を寄せ、関わることで、気がかりや苦痛・苦悩に共感し、対象者のニーズに気づき、人間的な配慮と尊厳を守る個別性のある看護を行うことができる。そして、対象者の身近で支援できる強みがあることで、初対面の対象者との間にも信頼関係が築きやすく、対象者の自己決定を支援できることで自律性の尊重を促すことができる。そのため、看護職はこの強みを自覚して対象者と関わる必要がある。

　近年、人々の権利意識の高まりや価値観の多様化などから、看護職は多くの倫理的問題に直面するようになってきている。専門職として質の高い看護を提供するためには、深い知識と確実な技術とともに高い倫理性が不可欠である。日本においては、日本看護協会から下記の倫理綱領が公表されている。

《看護職の倫理綱領の抜粋》（日本看護協会　改訂2021年）
1. 看護職は、人間の生命、人間としての尊厳及び権利を尊重する。
2. 看護職は、対象となる人々に平等に看護を提供する。
3. 看護職は、対象となる人々との間に信頼関係を築き、その信頼関係に基づいて看護を提供する。
4. 看護職は、人々の権利を尊重し、人々が自らの意向や価値観にそった選択ができるよう支援する。
5. 看護職は、対象となる人々の秘密を保持し、取得した個人情報は適正に取り扱う。
6. 看護職は、対象となる人々に不利益や危害が生じているときは、人々を保護し安全を確保する。
7. 看護職は、自己の責任と能力を的確に把握し、実施した看護について個人としての責任をもつ。
8. 看護職は、常に、個人の責任として継続学習による能力の開発・維持・向上に努める。
9. 看護職は、多職種で協働し、よりよい保健・医療・福祉を実現する。
10. 看護職は、より質の高い看護を行うために、自らの職務に関する行動基準を設定し、それに基づき行動する。
11. 看護職は、研究や実践を通して、専門的知識・技術の創造と開発に努め、看護学の発展に寄与する。
12. 看護職は、より質の高い看護を行うため、看護職自身のウェルビーイングの向上に努める。
13. 看護職は、常に品位を保持し、看護職に対する社会の人々の信頼を高めるよう努める。
14. 看護職は、人々の生命と健康をまもるため、さまざまな問題について、社会正義の考え方をもって社会と責任を共有する。
15. 看護職は、専門職組織に所属し、看護の質を高めるための活動に参画し、よりよい社会づくりに貢献する。
16. 看護職は、様々な災害支援の担い手と協働し、災害によって影響を受けたすべての人々の生命、健康、生活をまもることに最善を尽くす。

Column　看護者・看護職・看護師はどう違うの？

看護者とは、看護職の免許の有無を問わず、看護をする人を広く指し、看護職は、保健師・助産師・看護師・准看護師のいずれかもしくは複数の資格を持ち、看護の職務を担当する個人（者）の総称である。保健師助産師看護師法において、保健師、助産師ともに厚生労働大臣の免許を受けて、保健師は、「保健師の名称を用いて保健指導に従事することを業とする者をいう」（第2条）。助産師は、「助産又は妊婦、じょく婦若しくは新生児の保健指導を行うことを業とする女子をいう」（第3条）。

3-3-3 看護の視点

　対象者のニーズに応じて適切に援助をするには、対象者を全人的に理解することが不可欠となる。看護の視点は、看護の対象である人間を生活者として捉え、対象者の病気という状態をその人の生活と重ねてみていく。このことから、看護学生は看護の4つの主要概念を学修する。

(1) 人間

　看護においては、人間を生活体であり生物体であると捉えている。人間とは、身体的・精神的・社会的・スピリチュアルな側面をもつ存在であり、それらが統合された生活体である。そして、人間は、受胎・誕生・成長・成熟、そして死を迎える生物体である。発達段階をたどる過程において、人間と環境は絶えず物質やエネルギーを交換し、作用し合いながら変化し続ける存在である。生物体としての共通性をもつ一方、生活している地域・家族・学校・職場などでの立場や人との関係性から、個別性と独自性をもつ存在である。

(2) 健康

　看護においての健康は個別的・流動的であり、最良の健康状態とは、その人のもてる力を十分に発揮し自己表現を目指し、環境に適応している状態のことである。健康は生来の能力・成長・文化的背景等によって影響され、また、その人の価値観によって異なり、身体的・精神的・社会的に調和のとれている状態である。

(3) 環境

　看護における環境には、自然・文化・生活・社会などの外的環境と身体内部の生理的・心理的機能の内的環境がある。環境は、人間に絶えず働きかけ、相互に影響し合い環境を変化させ、直接的・間接的に作用し健康状態を変化させる。

(4) 看護

　看護とは、人間と環境の双方に働きかけて、対象となる個人や集団の健康状態をより良好にする行いである。

3-3-4 看護の思考プロセス

(1) 看護過程の構成要素

　看護過程とは、いかなる健康レベルであっても対象者が健康な生活を送るにあたり、障害となっているさまざまな問題を解決するために、看護の視点からその問題を分析・判断して、組織的に系統立てて看護実践する技法である。

　また、看護過程は「アセスメント」「看護診断」「計画立案」「実施」「評価」の5段階に分けられ、評価に基づいて再び次のアセスメントへとつながっている（次ページ・図3-3）。
→p.227

　誰もが日々の生活の中で、この5段階の過程に近いことを行っている。朝起きて、着替える際

に、肌で気温を感じ、外気や空の様子を確かめ、インターネットなどからの情報も得て、出かける支度をするだろう。そういったいくつかの情報から判断（アセスメント）して、服装を決め（計画）、着替え（実行）て外出し、そして服装が適切な場合もあれば、予想よりも寒くて、上着を持ってこなかったことを悔やむ（評価）こともあるだろう。このような過程を、自分ではない対象者に対して看護の視点で行うことが看護過程である。

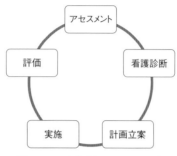

図3-3　看護過程の5つの要素

1）アセスメント（情報収集と分析）

対象者の健康に関するデータを収集し、情報を整理し、読みとり、意味づけ、情報どうしの関連づけ（関連図）などをして看護上の問題を査定する段階である。健康状態、成長段階、日常生活行動上の特徴などを合わせて、対象者が今どのような状態であるのか、なぜそのような状態になっているのかを客観的に分析解釈する。教育の場では、関連図を活用しながら学修している。関連図の例を以下に示す。

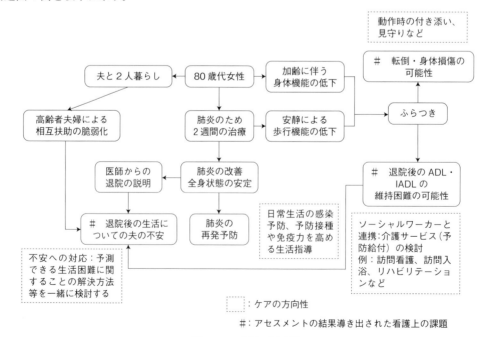

図3-4　事例の関連図

●**事例　肺炎の回復期にある高齢者**
　80歳代の女性、夫と2人暮らし。肺炎の診断で入院し、2週間が経過した。治療により症状が改善し、全身状態も安定したため、医師から本人と夫に退院の説明があった。夫は、退院後の生活が心配と看護師に話す。現在の患者の状況は、食事はむせ込みなく摂取、排泄はリハビリパンツを使用し、トイレまでは看護師付き添いのもとで歩行している。入院前は、独歩可能だったが、ベッド上安静の期間があったことで筋力低下を認め、ふらつきあり。

2）看護診断（看護上の問題の明確化）

　アセスメントから看護介入によって解決可能な複数の看護上の問題に対して優先順位を決定する。基本的には、①生命の危険性が高い、②本人の苦痛の程度が高い、③健康に及ぼす影響が強い、④生活行動に及ぼす影響が強いなどの順である。看護職が対象者の健康レベルや予後、対象者の望みといった全体像をいかに見極めているかが判断時に大きく関わり、最終的には対象者にとって何が大切であるかを考えて決定する。

3）計画立案

　看護上の問題を解決するための計画である。よって、目標は評価可能かつ達成可能なものであり、対象者と看護職間で共有し、具体的かつ評価可能な表現で記述する。一般的に看護計画は、観察項目（observation plan：OP）、ケア項目（treatment plan：TP）、教育および指導項目（education plan：EP）に分けて表す。計画を看護職間で共有することによって看護実践の指針となり、継続的で一貫した看護の提供を可能にする。対象者の状態は絶えず変化するため、実施して、結果を評価し、その評価を基に計画を修正・変更する必要がある。

4）実施

　計画に沿って行われる看護実践のことである。対象者の状態は常に変化していることをふまえて、計画を立てた段階と対象者の状態が異なっている可能性を加味しながら計画を実施してよいかを判断し、実施段階においても絶えずアセスメントをしながら計画を実施する（図3-5）。さらに、実施においては、安全・安楽の原則を最優先に行う。

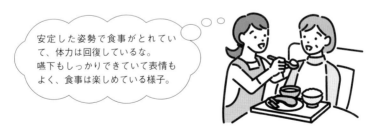

図3-5　食事介助をしながら観察アセスメントをしている例

5）評価

　看護上の問題に対して援助した結果、得られた成果の到達度を判定する。対象者の状態がどのように変化したか、期待した成果が表れているかを観察によって評価する。期待した成果が得られなかった場合には、その原因を看護過程のすべての段階で振り返る。どの段階が不十分であったか、足りなかった情報は何か、アセスメントにおいて不十分であったことはないか、問題の抽

出や目標設定に無理はなかったか、実施方法が対象者に適していたかなど、各段階について評価することで、新たな問題点や解決策などを明らかにしていく。

3-3-5 看護職の多職種連携での役割

多職種チームにおいては、各職種の役割とともに看護職の役割を十分に理解したうえで、チーム内の関係性をよりよくしようという姿勢が大事である。相互理解のためにはコミュニケーションは欠かせない。多職種チームによるカンファレンスにおける看護職の役割は、対象者の病気や治療によって生活がどのように変化し、本人が望んだ生活が送られているのか、それとも支障が生じているのかなど、療養上の世話をしている看護職だからこそキャッチした些細な変化やニーズなどの情報を提供する。多職種チームの必要性は浸透しつつあるものの、多職種カンファレンスの実施ができないような施設においては、各職種との連絡・調整などを医師や看護職が担っている。

(1) 病院内における多職種連携での看護職の役割

病院内には、栄養サポートチーム、緩和ケアチーム、褥瘡対策チーム、検査部門などの多職種連携チームがあり、そのほとんどのチームにおいて看護職はメンバーの一員となって活動している。例として、緩和ケアチームで活動する看護職の中には、がん看護専門看護師や緩和ケア認定看護師といった専門看護師、認定看護師がいる。専門看護師は、実践・相談・調整・倫理調整・教育・研究、認定看護師は、実践・指導・相談の役割を担い、質の高い看護ケアを提供するための活動をしている。

地域包括ケアシステム推進の中で、病院は通過点という位置づけで、早期退院による生活の場への移行支援、社会復帰への支援、患者・家族とともに退院後の生活を描いたケア、在宅で必要な医療処置が継続できるケアといった退院支援・退院調整の役割が重要になっている。今後は、医療ニーズがピークとなる2040年に向け、一定レベルの診断や治療などを行うことができる新たな看護の国家資格も検討されており、看護職にはさらに役割を発揮し、患者が病気を抱えながらも住み慣れた地域で安心して暮らせるよう支えていくことが期待されている。

(2) 地域における多職種連携での看護職の役割

在宅医療における訪問看護ステーション看護師は、病気や障害を抱えながら自宅で療養中の方がその人らしい生活ができるよう訪問して支援している。介護保険サービスや福祉用品などの手配状況の確認や助言といった療養環境を整えることや、食事介助、清潔ケア、心のケアなどの療養生活の世話、そして治療を支える援助として、健康状態の観察と生活への助言、内服指導、褥瘡などの処置、点滴や胃ろうへの対応、排泄ケア、看取りなどを行っている。また、介護に携わっている家族の気持ちに寄り添い対応している。

多職種連携においては、症状悪化の際には主治医に、福祉用具のレンタルを調整する際にはケアマネージャーに連絡をとっている。薬剤の配送や服薬指導、中心静脈栄養の調剤等の役割を担っている薬剤師とも連携を図っている。多職種カンファレンスは、適切な治療方針を立てるこ

とおよび診療方針変更等の情報共有が可能となり、患者およびその家族が安心して療養生活を行ううえで重要である。状態の急変や診療方針の変更等の際は定期的に訪問している医師・歯科医師・薬剤師・看護師・ケアマネージャーらで実施している。

3-4　臨床検査技師の関わり

3-4-1　臨床検査技師の使命

　医療の現場において、検査データはあらゆる疾患に対して適切な診断・治療を検討し決定するための客観的な根拠として必要不可欠である。臨床検査技師の使命は、臨床で求められる信頼性の高いデータ（検査値）を、「臨床検査」の専門家として医師・歯科医師の指示の下に的確かつ迅速に提供することにある。精密かつ精確な検査を行うことが病気の早期発見、治療、患者の経過モニタリング、治療の効果判定などの質を保証し、より安全な医療の提供を支え、人々の健康維持そして増進に貢献する。また患者の状況を検査値によって的確に把握することは、無駄な医療行為を減らすことになり、医療の効率性を向上させ、医療従事者の負担の軽減にも寄与する。

3-4-2　臨床検査技師の役割

（1）重要な役割

　臨床検査は、患者から採取した検体（血液・尿・組織・細胞など）を測定する検体検査と、脳波や心電図といった、患者を直接検査する生理学検査の2つに大きく区分され、それぞれ目的に応じた専門性の高い検査が行われている（図3-6）。さらに、このような検査や、これまで行っていた診療補助としての採血のほかに、平成27年4月より改正施行された「臨床検査技師等に関する法律」において①鼻腔・咽頭拭い液、鼻腔吸引液などの採取、②膿、表皮、粘膜などの表在組織の採取、③スワブ（綿棒）による便の採取が臨床検査技師が行う業務範囲に加えられ、検査室を離れて臨床現場で直に患者から検体採取を行うといった診療補助を新たに担うようになった。

　さらに、精確さを求められる業務の特性として検査の高い信頼性を維持するためのISO15189「臨床検査室──品質と能力に関する特定要求事項（Medical laboratories──Particular

検体検査
　生化学検査
　RI検査
　免疫血清検査
　輸血検査
　血液検査
　一般検査
　遺伝子検査
　細菌検査
　病理検査

生理学検査
　心電図検査・心音図検査
　脳波検査・筋電図検査
　基礎代謝検査・呼吸機能検査
　脈波検査・眼底写真検査
　超音波検査・重心動揺検査
　聴力検査・眼振電図検査
　毛細管抵抗試験・熱画像検査
　経皮的血圧ガス分圧検査
　磁気共鳴画像検査・嗅覚検査・味覚検査

図3-6　検体検査と生理学検査

requirements for quality and competence)」が策定され、これは医療界初の国際規格となった。
　ISO15189 は、「品質マネジメントシステムの要求事項」と「臨床検査室が請け負う臨床検査の種類に応じた技術能力に関する要求事項」の 2 つから構成されており、技術の向上だけではなく組織運営についても指針が出されている。この国際規格に適合することで検査室の品質と能力が示されるだけではなく、検査の標準化が進み、その他医療部門との連携が容易となり、さらには医療の国際化が進む中で他国との臨床サービスの相互受け入れも可能となる。このような検査室の ISO 認証・取得や、たとえば院内感染対策の取り組みなどのように検査データを生かした病院組織における安全管理・品質保証・品質管理マネジメントを推進することも重要な役割である。

（2）今後の果たすべき役割
・病棟における活動
　医師や看護師などの病棟スタッフは、安心安全を求める現在の医療体制から多忙な状況にあり、日々進歩する臨床検査に対応するのは困難と考えられる。そのため、臨床検査技師は病院の臨床検査室で検体を待ち、結果だけを返すという受動的な臨床検査技師から、患者のいる場所に出向き、患者に寄り添い、医療の一端を担うことのできる能動的な臨床検査技師への新生を目指す必要がある。これまでも感染管理、栄養管理、糖尿病指導などのチーム医療には携わっていたが、臨床検査技師が病棟で活動するためには、①採血などの検体採取、②検査説明・相談、③認知症患者への対応、④医療安全、⑤救急医療技術が求められる。たとえば法改正により採血に加え、鼻腔や表在などの検体採取が新たな業務として追加されたため、臨床検査技師が出向くことで医師・看護師の負担を軽減することができる。検査説明・相談では正確なデータを報告するだけの分析思考の見方だけでなく、検査情報を活用し臨床検査技師自らが診療に参画していくべきである。また、急増する認知症患者への対応は病棟においても求められるスキルである。医療安全への考え方についても、病棟で発生するインシデントは検査に関連することも多く散見されるため、それらに対応するとともに医療安全全般のマネジメントができる人材が必要である。また患者への直接的な関わり方が増えていく中で必要とされるのが、患者急変時の対応能力向上と救急現場に求められる臨床検査技術に精通することである。

・予防医学と臨床検査
　臨床検査技師の、臨床検査値と疾病・病態との関連性についての理解は、ほかの医療技術者に比べて深い。このことから、臨床医学の領域に限らず、生活指導、予防医学に関連するあらゆる領域において活躍できると考えられる。一次予防では、生活習慣の影響を受ける検査値が基準値範囲内になるようコントロールすることにより、病気になる前に予防することが可能となり、予防に関しての国民に対する教育に関与することができる。二次予防は、発生した疾病に対して自覚症状が出る前に疾病を発見し、早期に治療しようとするものであるが、その早期発見のために各種の健康診断が実施されている。ここでも臨床検査が利用され、多くの臨床検査技師が活躍している。三次予防は主に医療における診療により、病気の進展や合併症の発生を防いだりするものであるが、ここでも臨床検査は治療の経過観察や投薬などのモニタリングなどが想定される。

また、人口の高齢化や社会環境の変化に伴い、脳血管疾患・心臓疾患・呼吸器疾患などの基礎疾患を有する人々が病院から在宅等で疾病管理を行うことが想定される。居宅での疾病管理は、ある程度の臨床検査を用いたうえで適切に行わなければならない。臨床検査技師による、地域包括ケアシステムを利用した居宅での疾病管理（三次予防）は政府の方針に沿った内容であると考えられる。

　国民が健康に関心を持ち、病気にならないように臨床検査技師ができることを想像し、医療費の削減につなげる仕事ができる臨床検査技師、国民（患者）中心に仕事ができる臨床検査技師になることが重要である。

・人工知能（AI：Artificial Intelligence）と臨床検査

　これまで臨床検査分野にはさまざまな新技術が導入されてきた。用手的測定により行っていた検査項目が生化学自動分析装置で測定できるようになり、顕微鏡を用いて血球をカウントする方法から血球数計測以外の他項目をも同時に測定し、白血球分類まで行えるようになった。今後さらなる技術革新により、さまざまな検査領域において簡便で高精度の測定系が開発され臨床現場に導入されるはずである。臨床検査分野におけるAI導入については、AIを有効に機能させるためのベースとなるさまざまな医療情報の精度・品質の確保が重要であり、AIへインプットする臨床検査情報の品質保証は臨床検査技師が担う。またAIの示した結果を理解し、それを分かりやすく患者に伝えることや、臨床検査の専門性を活かしつつ、AI技術やICT（情報通信技術）と医師そして患者間を橋渡しすることを臨床検査技師が担うことが期待される。

3-4-3　臨床検査技師の視点

　臨床検査技師は、必要な検査を的確なタイミングで行い、信頼性の高い生体情報を検査データとして提供するために、依頼された検査の適正化、検査の信頼性の確保、検査データの解釈、情報伝達の的確性に留意している。近年、院内では電子カルテでどの職種でも検査結果を確認することができるようになった。しかし、誤った検査数値の解釈・評価は患者に不利益を与える可能性がある。そのため臨床検査技師は多職種と協働し、疾患や病態、検査値に与える要因を考慮した評価や必要な検査項目追加の提言を積極的に行うことなどでチーム医療に貢献すべきである。

3-4-4　臨床検査技師の思考プロセス

　臨床検査技師の臨床検査業務に関わる思考プロセスについては、特に定められたものはないが、多くの工程が存在する中で常に精確性・安全性を保証するために、検査前には、検体採取・搬送・保存方法に問題がないか、患者・検体の取り違いがないかを確認する。検査においては、臨床のニーズに適合した検査であるか、過不足のないオーダーであるか、検査のタイミングは適切か、測定機器・試薬の状態に問題がないか、検査結果を出すまでにどれくらいの時間をかけられるのか、また、緊急性などを考慮し、迅速で効率の良い検査を組み立てる。得られた検査結果においては、検体採取前の生理的変動要因、分析前の誤差要因（前処理、変性・変質）および検査操作による分析上の変動について確認し信頼できる値であるかを判断する。結果報告段階では、求められた情報を正確に伝え、緊急対応が必要となる異常値（パニック値）が検出された際には

迅速に報告できるよう体制を整える。

3-4-5　臨床検査技師の多職種連携での役割

すべての疾患の確定診断に臨床検査データは必須であることから、臨床検査技師はさまざまな場面でチーム医療の一員として活躍することが可能である。以下にその例を示す。

（1）栄養サポートチーム（nutrition support team：NST）

血清アルブミンなど、患者の栄養状態の指標となる検査値から栄養不良状態を抽出し、栄養状態の改善、治療効果の向上のために最適な栄養療法の立案、計画に携わる。また、治療中の検査値のモニタリングと解析により、効果の再評価、追加すべき検査の提案などを行う。

（2）糖尿病療養指導チーム

糖尿病に関する知識、特に関連する検査を熟知し、その意義や必要性を患者やその家族に説明することにより治療に対する意欲を高め、合併症の発症・進行の抑制に貢献する。血糖モニタリングや機器メンテナンスの方法を伝える。また、糖尿病教室などを開催し、糖尿病予備軍や一般生活者への啓発・予防に寄与する。

（3）感染制御チーム（infection control team：ICT）、抗菌薬適正使用支援チーム

部署ごとの分離菌や薬剤耐性菌の把握を行い、アウトブレイク（感染症の集団発症）の監視に必要な報告書を作成し、アウトブレイクが起こった際には感染源、感染経路の推定のための各種検査を行う。また、多剤耐性菌の検出など、院内感染拡大や医療従事者の感染防止に貢献する。

他にも、臨床研究を行うにあたりインフォームドコンセントの取得、治験のモニタリングと監査などの臨床研究支援といった検査を通じた連携を行っている。

Column　がんゲノム医療と臨床検査技師の役割

がんゲノム医療は、がんの組織を用いて多数の遺伝子を同時に調べ、一人ひとりの体質や症状に合わせて治療を行う医療であり、卵巣がん・子宮体がん・乳がん・大腸がん・肺がん・膵臓がんなどをはじめとするさまざまな悪性腫瘍が対象となっている。従来の医療では臓器別に異なる治療薬を使用するが、がんゲノム医療による治療では遺伝子異常に対応する治療薬を使用することができる。遺伝子を調べるためには、内視鏡などでがん組織から直接細胞を採取する方法と、血液を用いる方法があり、このうち血液を用いる方法（リキッドバイオプシー）は患者への負担が小さく、繰り返し行うことができる解析方法として近年注目されている。がんゲノム医療に用いられる検体は、取り扱い方法によって遺伝子の品質が大きく変化する。そのため採取検体を取り扱う臨床検査技師は、ガイドラインに沿って高い遺伝子品質を維持し、精度の高い検査を実施している。さらにがんゲノム医療コーディネータとして、患者説明や検体採取に関わり、他職種と連携し活動することも期待される。

3-5　診療放射線技師の関わり

3-5-1　診療放射線技師の使命

　診療放射線技師法において「診療放射線技師」とは、「厚生労働大臣の免許を受けて、医師又は歯科医師の指示の下に、放射線の人体に対する照射（撮影を含み、照射機器を人体内に挿入して行うものを除く）をすることを業とする者」と定義されている（第1章総則第2条2）。この「放射線の人体に対する」という部分が、診療放射線技師の業務の最も大きな特徴を示している。

　放射線を人体に照射する仕事では、安全面への配慮が特に重要であり、それに伴い患者接遇の重要性も増している。患者接遇とは「患者やその家族に、生理的・心理的・物理的な安らぎと自立をもたらすための医療サービス提供者の行為（言葉と態度）」を指す。診療放射線技師は、適切な診断や放射線治療を通じて患者の病気の治癒に貢献する使命感をもつべきであるが、それと同時に、患者が抱く放射線への恐怖感を和らげるための知識と対応力も求められる。これが、他の医療職種との大きな違いである。

　日本は世界で唯一の被爆国であり、福島第一原子力発電所の事故も経験し、国民は放射線に対して非常に敏感である。この背景を考慮すると、診療放射線技師は単に技術的なスキルをもつだけでなく、患者の不安を軽減し、信頼を築くための高度な接遇スキルも必要とされる。

3-5-2　診療放射線技師の役割

　診療放射線技師の役割に関しては、診断と治療、両方の側面をもつことの認識が重要である。すなわち、病気を見つける役割と、治す役割があるが、実際の業務分類から診療放射線技師の役割について述べる。業務の分類には病院の規模などによる相違があるが、ここではまず、診断部門、放射線治療部門、核医学部門に大別して概説する。

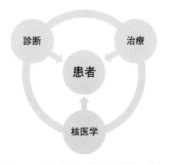

図3-7　診療放射線技師業務の分類

（1）診断部門
1）単純X線撮影

　俗に言うレントゲン撮影とは、単純X線撮影を指し、造影剤を用いる検査は含まれない。人体を透過するX線を用いて、体内の情報を画像化する撮影である。撮影頻度の高いものを①から④に示す。

①胸部撮影　──　健康診断で行われることが多く、検査件数は多い。呼吸器だけでなく、循環器疾患の診断にも有用であり、その他さまざまな診療科からの依頼がある。胸部撮影は診療放射線技師の間で「胸部に始まり胸部に終わる」という格言があるほど、一見簡単そうであるが、実際には奥が深い。息止めの指示の他、心臓の動きを考慮した短時間撮影が行われる。

②腹部撮影　──　胸部ほどの撮影頻度はないが、腹部全体の検査であるため情報量が多い。臥位での撮影が一般的であるが、腹部ガス移動の観察も考慮し、立位撮影も多く行われる。泌尿器科においても重要であり、特に尿管結石などの診断に役立つ検査である。腹部を広く投影するための呼気の息止め指示が、胸部との相違点である。

③骨、関節撮影　──　外傷の診断を目的とすることが多いが、骨の状態から内科的疾患の診断を目的（関節リウマチなど）とすることもある。胸部、腹部撮影とは異なり、息止めの指示は基本的に不要であることが多いが、椎体などの検査では息止めを行う。関節撮影などは複雑な場合もあり、解剖の知識に加え、高度な技術が要求されることがある。また、ストレス撮影など機能を評価するための撮影も行われる。

④乳房撮影　──　ほとんどが乳がんの診断を目的とする。別名マンモグラフィとも呼ばれる。プライバシーの観点から昨今は女性の診療放射線技師が担当することがほとんどであり、また求められる社会背景もある。欧米と比較して乳がん検診の受診率が低いという問題があるが、生活習慣が欧米化していることで罹患率が上昇している。受診率が低調な要因として、撮影に際して乳房を圧迫する痛みもその一つと考えられる。圧迫の目的は、散乱線を抑制して画質を高めることで検査精度が向上し、さらに被ばくの軽減にも寄与するという点を伝えることで、受診率の向上につながると考えられる。

2）造影検査

①消化管造影　──　主に胃や大腸の検査をバリウムやヨードを主成分とした造影剤を用いて行うもので、病院によっては医師が行う。一方、肝胆膵の検査などに関しては医師と連携して行う。特に内視鏡を検査と同時に行われる造影検査では医師・看護師・診療放射線技師の連携が不可欠である。

②血管造影検査　──　動脈に造影剤を注入するためには皮膚の切開が必要で、一連の手技は医師が中心となって行う一方、動画も含めた撮像は必須であり診療放射線技師の役割となる。昨今では検査だけでなく治療を目的としたIVR（Interventional Radiology：画像下治療）が中心となってきており、手技内容の把握はもとより、失敗の許されない業務である。

3）X線CT検査

　患者にX線を360°方向から照射し、得られたデータから人体の輪切り方向の画像を取得する検査である。連続的にX線を照射することで連続データを取得するヘリカルスキャンと体軸方向に多数の検出器を配置したMDCT（multi-detector CT）の登場で高速撮像が可能になった。また造影剤を使用することで詳細な血管情報を得ることも可能である。一般診療から救急診療まで、画像診断部門には欠かせない検査となっている。

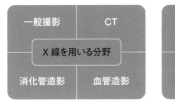
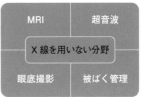

図3-8 診断部門の分類

4）MRI

　MRI（磁気共鳴画像診断）とは、強力な磁石と電波を使って体の断面を画像化する検査である。X線を使用しないため放射線被ばくがなく、縦、横、斜めなどさまざまな断面の画像を取得できるという特徴がある。コントラストに優れた画像が取得でき、X線CT画像では描出できない神経や生体変化を詳細に画像化できる。装置自体が強い磁場を発生させているため、磁性体を検査室内に持ち込むことができない。また体内に金属デバイスを埋め込まれている患者は検査ができないことがあるなど安全確認も重要となる。

> **Column　X線の発見**
>
> 　1895年、ドイツの物理学者ヴィルヘルム・レントゲン博士が未知の放射線を発見し、これを「X線」と名付けた。彼の発見は医学や物理学に革命をもたらし、特に医療分野での画像診断の発展に大きく貢献した。レントゲン博士は発見したX線を用いて、妻ベルタの左手を撮影し、その写真は世界初のX線写真として歴史に刻まれている。この写真には骨と指輪がはっきりと写っており、このエピソードは科学の進歩における重要な瞬間として認識され、後にアメリカの『タイムズ』紙が選ぶ「歴史を変えた100枚の写真」の一つに選ばれている。この一枚の写真は、医療と科学の新しい時代の幕開けを象徴し、今日に至るまでその意義は色褪せることがない。

（2）放射線治療部門

　診断部門との相違点は、病気を診断する目的に対して、「治療する」ことであるが、この目的を達成するために用いる放射線量が圧倒的に多いことは、常に念頭に置くべきである。それゆえ、放射線治療においては「正常組織をできるだけ守りながら、腫瘍に適正な放射線量を吸収させること」は最も重要なことである。また装置の管理も一段と重要となる。一方、放射線治療を分類すると、人体の外部から照射を行う外照射と、密封小線源を用いた照射に大別でき、その中で人体に挿入して行うものを腔内照射、刺入するものを組織内照射として分類する。照射件数としては、外照射が大半を占めるが、子宮がんのように外照射と腔内照射を併用する場合もある。

(3) 核医学部門

核医学部門では、非密封の放射性同位元素を用いて機能検査を行う。SPECT（単一光子放出型コンピュータ断層撮影）やPET（ポジトロン断層撮影）を使用し、がんの診断や認知症の早期発見に貢献している。これらの検査では、骨シンチグラフィや脳血流シンチグラフィなどが行われ、シンチレーションカメラの回転により断層像が得られる。また、甲状腺がんや骨転移に対しては、検査だけでなく治療としても使用される。内部被ばくを伴う点はX線撮影と異なり、放射性同位元素の特性を生かした検査である。

3-5-3 診療放射線技師の視点

診療放射線技師は、患者対応の技術職であると同時に、装置を扱うエンジニアの側面をもつ。装置や技術の進歩が非常に早く、医療におけるデジタル化も早くから導入されているため、業務に直結する新しい知識の習得が求められる。技師は常に向上心をもち、研鑽を積む必要があり、学会発表や研究活動、勉強会への参加も欠かせない。これらを通じて新技術の標準化を図り、次世代へ技術を継承していくことが重要である。

3-5-4 診療放射線技師の思考プロセス

(1) 技術面における思考プロセス

診断部門においては、常に求められる画像を作成することが念頭にあり、失敗を避けるだけでなく、装置や補助具の選択、撮影条件の設定など、多くの要素を考慮する必要がある。X線撮影の一連の作業は思考プロセスの一部であり、近年のデジタル化による画像処理の進展により、撮影条件の設定が容易になった部分もあるが、専門職としての知識が重要である。特に、画像工学の知識を活用し、X線の幾何学的投影や電圧設定の相関関係を理解することが求められる。また、距離や撮影角度による画像の違いを考慮し、臨床面を踏まえた適切な判断が必要である。これらの技術と知識を駆使して、患者へ的確に説明を行い、最良の画像作成を目指すことが要求される。

(2) 患者対応における思考プロセスと事前対応

先に技術面について論じたが、患者対応がその前提にある。患者中心の医療の一端を担う診療放射線技師にとって、検査の説明や被ばくの説明は極めて重要であり、これにより患者の不安を軽減させることが求められる。特に、痛みを伴う検査や被ばくに関する懸念をもつ患者には、的確な説明と対応が必要である。患者とのコミュニケーションは検査成功の鍵を握る要素であり、これを重視した教育が不可欠である。大学教育においては、技術的な指導と共に、臨床実習やOSCE（客観的臨床能力試験）を通じてコミュニケーション能力を育成することが必須である。
→p.227
これにより、学生は現場で効果的に対応し、患者の安心感を高めることができる技師として成長する。

3-5-5 診療放射線技師の多職種連携での役割

診療放射線技師は、単に装置を操作するだけではなく、医療現場において他の多職種と密接に

連携することが求められる。連携する職種は、医師や看護師をはじめ、臨床工学技士・薬剤師・臨床検査技師など多岐にわたる。特に専門的な知識と技術が要求される放射線治療部門では、医学物理士とも協力し、治療計画の策定や照射に携わる。また、救急部門においては救急救命士との協働が必要であり、急性期の患者に迅速かつ的確な放射線検査を提供するためのチーム医療が不可欠である。これらの職種との連携を円滑に進めるためには、各職種の仕事内容を深く理解し、お互いの役割を補完し合う姿勢が重要である。
→p.230

　放射線治療では、診療放射線技師が単独で照射を行うことが多いが、その前段階での治療計画や患者の診察においては、医師や医学物理士との綿密な連携が欠かせない。特に、放射線治療用の寝台は精密な治療を実現するために設計されており、患者の体位を正確に固定する必要がある。その際、患者の苦痛を最小限に抑えるために看護師と協力し、安全に移動や準備を行うことが重要である。治療中も、患者の状態に応じて照射野の変更や治療計画の調整が求められる場合があり、その際には迅速に他職種との連絡を取り、適切な対応を行うことが要求される。このように、放射線治療部門では、多職種が一体となって患者に最適な治療を提供する体制が整えられている。

　造影検査部門においても、診療放射線技師は多職種連携の中心的な役割を果たす。特に、心臓カテーテル検査や血管造影では、医師とのリアルタイムな連携が重要であり、透視時間が長時間に及ぶことも少なくない。その間、看護師や臨床工学技士と協力し、患者の安全を確保しつつ、感染防止策や検査の進行をスムーズに進める必要がある。検査中は、造影剤の投与タイミングや解剖学的な知識を駆使して、必要な画像を的確に取得することが求められる。医療現場では、迅速かつ正確な意思疎通が不可欠であり、必要に応じて言葉を交わさずとも協力できるレベルの理解と技術が求められる。こうした高度なチームワークは、診療放射線技師が多職種との連携において常に心がけるべき課題である。

　さらに、診療放射線技師は、放射線機器の特性や安全性に関する専門的な知識を他職種と共有する役割も担っている。装置の特徴や操作に関する情報を他職種に伝えることで、患者の安全を確保しつつ、効率的な検査や治療を行うことができる。たとえば、新しい技術や機器が導入された場合、その使用法や特性について他の医療スタッフに説明し、適切に使用できるよう指導することも、診療放射線技師の重要な役割である。このように、多職種との連携を通じて、診療放射線技師は医療チーム全体のパフォーマンスを向上させる役割を果たしている。

> **Column** 放射線治療について
>
> 　手術以外のがん治療の手段として、放射線治療は近年の進歩により、ますます注目されている。すべてのがんに有効ではないが、がん細胞の放射線感受性が高ければ、少ない放射線で治療が可能になる。そのため、適応疾患の判断が重要で、放射線腫瘍医が行うが、実際の照射は診療放射線技師が担当する。診断部門と比べて使用する放射線の量が多いため、「正常組織を守りながらがん細胞に放射線を照射する」ことが最も重要である。これを守るために、がん細胞の位置に応じて放射線の種類やエネルギーが選ばれ、照射方向や角度が検討される。その結果、がん細胞や正常組織にどれくらいの放射線が吸収されるかを、3次元治療計画用コンピュータを使って作成した等線量曲線や線量分布に基づいて把握し、放射線治療を行う。
>
> 　最近では、放射線治療においては、イメージガイダンス技術や放射線治療の自動化が進んでおり、より正確で効果的な治療が実現している。これにより、個々の患者に最適な治療が可能となり、副作用を軽減することが期待されている。また、放射線治療は免疫療法や標的療法との併用が進み、治療効果の向上が図られている。放射線治療の発展は、装置の進歩だけでなく、病巣を正確に捉え、治療計画を立てる技術の進歩にも支えられていることを忘れてはならない。大学ではこれらの内容を幅広く学ぶことになる。

3-6　救急救命士の関わり

3-6-1　救急救命士の使命

　救急救命士制度は平成3（1991）年に創設され、わが国における病院前救護（救急現場および搬送途上における救急救命処置）の充実を図り、救命効果の向上と救急業務の高度化に大きな成果をもたらした。本制度制定から現在に至るまで、救急救命士が行える処置範囲および職域は拡大し、"病院前救護の要"として必要不可欠な存在となっている。

(1) 救急救命士の使命

　救急救命士は傷病者のもとへ迅速に駆けつけ、医師の指示の下で「救急救命処置」（次ページ参照）を行い、適切な救急医療機関を選定し、病院到着までの搬送を担う専門職である。救急救命士は、内因性疾患や交通事故などの外傷をはじめとするあらゆる救急現場に対応し、医療機関への搬送を行う"病院前救護のスペシャリスト"として重要な役割を果たしている。

(2) 救急救命士の職能

　救急救命士が行う「救急救命処置」は、救急救命士法によって"医師の診療の補助行為"として位置づけられている。これは救急救命士が医療行為を行う際、必ず医師の指示に基づいて行わ

なければならないことを意味している。医師の指示には、①包括的指示と②具体的指示の2種類がある。①包括的指示は、あらかじめ定められた"プロトコール"に従って行われる「救急救命処置」に対して与えられる。一方、②具体的指示は、より侵襲性の高い処置、たとえば心肺停止状態の傷病者へのアドレナリン投与、気管内チューブを用いた気管挿管、ショック状態の傷病者への輸液などに対して与えられる。これらの具体的指示が必要な処置は"特定行為"と呼ばれ、救急救命士はその実施に際し、現場から医師と直接コンタクトをとり、傷病者の医療情報（問診結果、バイタルサイン、身体所見、実施中の処置など）を簡潔明瞭に報告し、具体的な指示を受けなければならない。

したがって、病院前救護の現場において、救急救命士と医師等との間で円滑なコミュニケーションを図り、互いに救護活動に関する共通理解をもつことが、傷病者の命を救うために極めて重要な要素となる。

しかし、救急医療機関とは異なり、病院前救護の現場には常に医師がいるわけではないため、救急救命士による活動の"医学的な質を担保する"体制が不可欠である。このため、傷病者の救命率向上や合併症の発生率低下などを目的とした「メディカルコントロール（MC）」体制が救急医療体制の一環として構築されている。MC体制のコア業務には、①活動基準となるプロトコールの作成や教育、②救急救命士による現場活動および医師の指示、指導・助言体制、③事後検証、④フィードバックと再教育がある。このMC体制を通じて、救急救命士の活動の医学的質が担保され、ひいては"傷病者の安全性"が担保されている。

《救急救命士による救急救命処置》
 （1）自動体外式除細動器による除細動（※）
 （2）乳酸リンゲル液を用いた静脈路確保のための輸液（※）
 （3）食道閉鎖式エアウエイ，ラリンゲアルマスクまたは気管内チューブによる気道確保（※）
 （4）アドレナリンの投与（※）
 （5）乳酸リンゲル液を用いた静脈路確保および輸液
 （6）ブドウ糖溶液の投与
 （7）精神科領域の処置
 （8）小児科領域の処置
 （9）産婦人科領域の処置
 （10）自己注射が可能なアドレナリン製剤によるアドレナリンの投与
 （11）血糖測定器（自己検査用グルコース測定器）を用いた血糖測定
 （12）聴診器の使用による心音・呼吸音の聴取
 （13）血圧計の使用による血圧の測定
 （14）心電計の使用による心拍動の観察および心電図伝送
 （15）鉗子・吸引器による咽頭・声門上部の異物の除去
 （16）経鼻エアウエイによる気道確保
 （17）パルスオキシメータによる血中酸素飽和度の測定

(18) ショックパンツの使用による血圧の保持および下肢の固定
(19) 自動式心マッサージ器の使用による体外式胸骨圧迫心マッサージ（※）
(20) 特定在宅療法継続中の傷病者の処置の維持
(21) 口腔内の吸引
(22) 経口エアウエイによる気道確保
(23) バッグ・マスクによる人工呼吸
(24) 酸素吸入器による酸素投与
(25) 気管内チューブを通じた気管吸引
(26) 用手法による気道確保
(27) 胸骨圧迫
(28) 呼気吹込み法による人工呼吸
(29) 圧迫止血
(30) 骨折の固定
(31) ハイムリック法および背部叩打法による異物の除去
(32) 体温・脈拍・呼吸数・意識状態・顔色の観察
(33) 必要な体位の維持、安静の維持、保温

＊下線は医師の具体的指示を必要とする救急救命処置（特定行為）
＊※は心肺機能停止傷病者に対してのみ行うもの

（3）「救急救命処置」を行う場所の制限

　救急救命士は、「救急救命士法」に基づき、「救急救命処置」を行う場所に制限がある（第44条第2項）。具体的には"救急現場から傷病者を病院へ搬送し、病院に入院するまでの間（入院しない場合は病院に滞在している間）"とされており、それ以外の場所での処置は認められていない。救急救命士の多くは、傷病者を救急医療機関まで搬送する業務を主に担う消防組織に所属しているが、最近では救急医療機関で勤務する救急救命士も増加している。医療行為を行う場所に制限はあるものの、救急救命士は病院前救護の現場から救急医療機関まで"傷病者の命をつなぐ"という極めて重要な役割を果たしているのである。

3-6-2　救急救命士の役割

（1）救急救命士の主な役割とコミュニケーションの必要性

　救急救命士の主な役割は、迅速に救急現場に駆けつけ、傷病者を迅速かつ的確に観察（現場の状況、バイタルサイン、身体所見）し、情報収集を行って生命の危機に関わる病態かどうかを判断し、適切な医療を提供できる救急医療機関へ搬送することである。しかし、救急救命士が病院前救護の現場に到着するまでの間、傷病者の発生現場に居合わせたバイスタンダー（目撃者や周囲の人々）の行動が、傷病者の救命に大きく影響を与える。救急救命士はバイスタンダーの協力を得るだけでなく、必要な処置や医療を病院前救護の現場から医療機関へ"連鎖"させる役割も担っている（図3-9）。この「救命の連鎖」を確実に機能させるためには、救急隊員同士だけで

なく、傷病者やバイスタンダー・通信指令員・消防隊・警察・医師をはじめとする医療従事者など、関係機関との円滑なコミュニケーションが不可欠である。

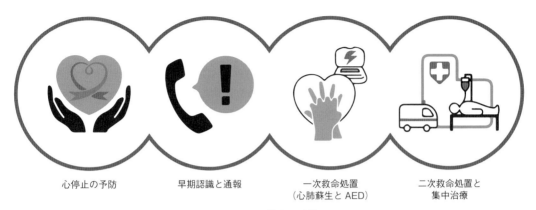

図3-9　救命の連鎖
（一般社団法人日本蘇生協議会監修〔2020〕JRC蘇生ガイドライン2020、p.4、図1、医学書院）

（2）一般市民に対する普及啓発

傷病者の救命にあたり、一般市民に対する応急手当などの普及啓発も救急救命士の重要な役割の一つである。出血時の止血、窒息時の異物除去、心肺蘇生、そして自動体外式除細動器（AED）の操作方法などを学ぶ救命講習は、成人だけでなく義務教育の段階からも実施されている。老若男女問わず、多くのバイスタンダーが"救命の連鎖"に貢献できるように、救急救命士はその普及活動に尽力することが求められている。

3-6-3　救急救命士の視点

病院前救護の現場では、①傷病者の発生場所や天候といった「場」の要因、②傷病者の属性（性別・年齢・既往歴・ADLなど）、③限られた人材と医療資源、④傷病者の病態に合わせた現場活動時間など、さまざまな制約を受けることが常である。そのような状況下でも、救急救命士は冷静に状況を判断し、傷病者に必要な医療を提供できる救急医療機関へ搬送しなければならない。

（1）救急隊の安全確保

病院前救護の現場では、まず救急隊の安全確保が最優先される。限られた情報の中で、感染リスクや中毒物質による二次汚染リスクが疑われる場合や、火災現場や犯罪現場など危険な状況下では、目の前に救うべき傷病者がいたとしても不用意に近づいてはならない。そのため、救急隊の安全を確保するためには、警察・消防隊・レスキュー隊などの専門チームの応援を要請し、協力して救急活動を行うことが必要である。

(2) 傷病者の病態進行の予測と生命危機の回避

　救急救命士が傷病者に接触してから救急医療機関搬送までの活動において、考慮すべき重要な点の一つは、起こりうる容態変化を予測し、生命の危機を回避することである。救急救命士は現場で「救急救命処置」を行うだけでなく、傷病者を継続的かつ詳細に観察し、容態変化や異常所見を見逃さないように努めなければならない。そのためには、疾病や外傷に対する観察・処置の"アルゴリズム"を理解することに加え、病院前救護における"臨床推論"の思考プロセスを絶えず磨くことが不可欠である（図3-10）。

3-6-4　救急救命士の思考プロセス

　救急救命士の現場活動における思考プロセスは図3-10のように次の3つの段階に分けられる。①状況評価（Step 1）では、出場指令を受けてから傷病者に接するまでの活動を行う。119通報の指令内容や通信司令員からの付加情報を基に、場所、発症状況・受傷機転、傷病者数、感染防御、携行資器材の選定、救急隊の安全確保、応援隊の必要性の判断、搬送経路の確認などを行う。また、必要に応じて"口頭指導"を実施しながら、可能な限り傷病者に関する情報収集を行い、臨床推論を展開する。②傷病者の病態把握（Step 2～5）では、初期評価を通じて傷病者の生命の危機的状況を把握する。情報収集（主訴・現病歴・既往歴・社会歴など）やバイタルサインの測定、全身観察などを行い、これに基づいて活動方針を決定する。③処置、搬送、継続観察（Step 6～7）に進み、救急救命処置や医療機関への収容依頼、搬送を行う。搬送中も引き続き傷病者の評価と観察を継続し、必要に応じて処置を実施する。

```
┌─────────────────────────────────────────────┐
│    ①状況評価（Step 1：初期情報に基づくリスク判断）      │
│ ・119通報の指令内容（通報者→通信司令員）              │
│ ・通信司令員による付加情報（通信司令員→救急隊）          │
│ ・プレアライバルコールによる情報収集（救急隊→通報者）      │
│ ※必要に応じて"口頭指導"を実施                       │
└─────────────────────────────────────────────┘
                          ＊臨床推論（初期情報に基づくリスク判断）
```

```
┌─────────────────────────────────────────────┐
│             ②傷病者の病態把握                     │
│ ・初期評価による生理学的評価（Step 2：症候に基づく緊急度判断1）│
│ ・情報収集とバイタルサインの測定（Step 3：症候に基づく緊急度判断2）│
│ ・活動方針の決定（Step 4）                         │
│ ・全身観察・重点観察による解剖学的評価（Step 5：症候に基づく緊急度判断3）│
└─────────────────────────────────────────────┘
                          ＊臨床推論（症候に基づく緊急度判断）
```

```
┌─────────────────────────────────────────────┐
│             ③処置、搬送、継続観察                   │
│ ・《救急救命士による救急救命処置》（p.73）を参照         │
│ ・救急医療機関に対する収容依頼および搬送（Step 6：搬送中の判断1）│
│ ・救急車内活動（上記処置の継続および評価、継続観察）（Step 7：搬送中の判断2）│
└─────────────────────────────────────────────┘
                          ＊臨床推論（搬送中の再評価）
```

図3-10　救急救命士の思考プロセス
＊病院前救護における臨床推論は、傷病者を適切な医療機関に搬送するために、症候等から病態把握を効率的に行うプロセスである。

このように、救急救命士は傷病者の病態が時間とともに変化することを考慮し、容態の変化に応じて活動方針を柔軟に修正しなければならない。また、これらの施行プロセスは、限られた時間・資器材・人員の中で、迅速に遂行される必要がある。

3-6-5　救急救命士の多職種連携での役割

傷病者を救うための「多職種連携（チーム医療）」は病院からではなく、病院前救護の現場から始まっている。傷病者の緊急度・重症度が高いほど、病院前救護の現場で行う活動が、救急医療機関への収容までの間に、傷病者の予後に大きな影響を与える。救急救命士は、限られた資源や時間などのさまざまな制約の中で、救急救命士の思考プロセス（図3-10）に基づいて現場活動を行う。そして、救急医療機関と病院前救護の現場をつなぐ架け橋として、多職種連携において重要な役割を果たす。

Column　救急車の有料化について

日本では近年、救急車の有料化が議論されている。現状、救急車の利用は無料だが、軽症者による不適切な利用が増加し、本来必要な救急搬送が遅れるリスクが指摘されている。救急車の運用は国や地方自治体の補助金で賄われており、1回の出動に約45,000円がかかる。しかし、搬送された患者の約半数が軽症者であり、緊急性の低いケースによる出動が救急医療の負担を増大させ、財源の圧迫を招いている。

こうした状況を受け、三重県松坂市では2024年6月から、救急車で運ばれたが入院に至らなかった場合に7,700円を請求する取り組みを始めた。これは「選定療養費」を活用したもので、軽症でも事故などの場合は対象外で、最終的な判断は医師に委ねられる。この制度の狙いは、軽症者がまず地域の診療所やかかりつけ医を受診することを促し、無駄な出動を抑制することにある。

また、「救急安心センター事業（♯7119）」や「Q助」アプリなどを利用することで、救急車を呼ぶべきかどうかの判断が支援される。これらの取り組みにより、救急車の適正な利用が促進され、医療資源が有効に活用されることが期待されている。

3-7　視能訓練士の関わり

3-7-1　視能訓練士の使命

視能訓練士は、当初、神経眼科分野に関係する両眼視機能障害の患者の機能回復訓練を行う専門職として誕生し、1971年に制定された視能訓練士法（以下、法）で「厚生労働大臣の免許を受けて、視能訓練士の名称を用いて、医師の指示の下に、両眼視機能に障害のある者に対するその両眼視機能の回復のための矯正訓練及びこれに必要な検査を行なうことを業とする者」と定義さ

れた（法第2条）。しかしながら、両眼視機能に障害を与える因子は神経系疾患以外に視覚器由来の疾病や遠視・近視・乱視による屈折異常など多岐にわたるため、視能訓練士は必然的に眼科検査全般を行うようになり、1993年の一部法改正で業務に「眼科に係る検査」が追加された（法第17条1項）。

その後、少子化と超高齢社会への突入および眼科専門機器の目覚ましい進歩発展により眼科分野の疾病構造も多様化し、視能訓練士の主な業務も訓練から検査へと変化した。今後も変容を続ける医療現場において、常に安心・安全な医療技術を提供するためには、視能訓練士も他の医療職と同様に生涯学習し続ける専門職であることを自覚し、インシデント・アクシデントの発生に留意し、常に向上心を持ち、自己流にならないよう学会・講演会・研修会に積極的に参加し、自己研鑽に励むことが求められる。加えて、視能訓練士は医療人として生涯を通じ豊かな人間性の涵養を図り、責任感と倫理観（法第19条「秘密を守る義務」など）を持って、保健・医療・福祉に貢献しなければならない。

3-7-2 視能訓練士の役割

われわれは日常生活のあらゆる場面において視覚から多くの情報を得て、それを拠り所にしたり活用したりすることで生活している。人間の生活の質（Quality of Life：QOL）や視的生活の質（Quality of Visual Life：QOVL）の向上のために、視能訓練士は主に以下の4分野で訓練や検査を行う。

（1）視能訓練

ヒトは眼球が未熟な状態で誕生するが、良好な視覚を得るための視細胞が集中する中心窩および黄斑部が完成する生後4～5か月頃には両眼の中心窩が互いに対応し、それ以外の網膜部位も中心窩を中心に各眼が対応し合う両眼単一視が可能となり、外界を両眼で見るようになる。また、それより少し前の生後2か月頃から視覚の感受性が急速に高まり、1歳6か月頃にピークを迎え、その後は9歳頃まで緩やかに下降しながら成人と同等の視機能を獲得する。この視覚感受性期間に何らかの原因により両眼単一視ができなくなると斜視や斜視弱視が発生し、遠視や乱視などの屈折異常や左右眼の屈折度の不均衡（不同視）があると屈折異常弱視や不同視弱視が発生する。また、先天白内障や先天眼瞼下垂のような器質的疾患が起きると形態覚遮断弱視が発生する。これらの両眼視異常や弱視は早期に発見し、適切な視能訓練を行うことにより機能を回復することが可能であるため、視能訓練士は視力や両眼視機能回復のための訓練を行う。

（2）眼科一般検査

「眼科」とは人体部位では眼球およびその周囲組織の異常や疾患を扱う診療科と捉えられる傾向があるが、「眼」と総称される視覚器は眼球、眼球付属器（眼瞼・睫毛・眉毛・結膜・涙器・外眼筋・眼窩）、視神経、視路（視交叉・視索・外側膝状体・視放線・視中枢）で構成され、各構造で血管・神経系を有する。さらに、糖尿病や高血圧などの生活習慣病は「眼」の血管系に影響を与え、脳梗塞などの頭蓋内病変は眼底・視神経・視野・両眼視機能・眼位・眼球運動など

「眼」の神経系に広く影響する。そこで、眼科一般検査では単に眼球およびその周囲組織にとどまらず、広く循環器・内科・脳神経分野などで生じる疾患との関連性を考慮しながら検査を行う必要がある。

　具体的には、視力・屈折・固視・眼圧・色覚・角膜・涙液・視野・眼位・眼球運動・両眼視機能などに対する検査、眼鏡あるいはコンタクトレンズ処方のための検査、電気生理学的検査、超音波検査、眼底写真撮影、前眼部・網脈絡膜組織に関する画像診断検査などを行う。

（3）健診（検診）業務

　乳幼児期の斜視や弱視、中年以降に発症しQOL・QOVLに大きな影響を与える緑内障や生活習慣病に起因した眼疾患は、それぞれ早期に発見し治療を開始することで治癒あるいは病状の進行を初期の段階で食い止めることが可能となるため、3歳児健康診査や成人以降に行われる特定健康診査などでの眼科検査は重要である。特に、母子保健法に基づき市町村単位で行われる3歳児健康診査の視覚検査は、対象となる3歳児の月齢が市町村で異なり、さらに視覚検査は3歳児の月齢によって検査可能率が大きく異なるため、乳幼児の検査に精通した視能訓練士の参加により検査精度が向上することが知られている。また、母子保健対策強化事業として、市町村が乳幼児健診に必要な備品として屈折検査機器を購入するときは国が費用の2分の1を補助するという新規事業が令和4（2022）年から導入され、スクリーニングに特化した屈折検査機器を購入する市町村が増えているため、視能訓練士の更なる活躍が期待されている。

（4）ロービジョンケア（low vision care）

　先天異常、形成不全、疾患あるいは外傷などにより失明に至らないものの視機能が非可逆的に著しく低下した状態をロービジョン（low vision）という。ロービジョンに至った患者が日常生活や学業・社会活動をできるだけ健常者とともに営むことを目指し、視能訓練士は個々の年齢（生活年齢を含む）や残存する視機能に応じた眼鏡（遮光眼鏡、弱視眼鏡など）・ルーペなどの補助具、拡大読書器などの日常生活用具を選定し、使用方法のアドバイスなどリハビリ指導を行う（これをロービジョンケアと呼ぶ）。ロービジョン患者は原疾患の治療や経過観察のために眼科を受診することが多いため、眼科一般検査を通じて症状やそれに伴う不自由さを把握することが可能な視能訓練士は、患者のニーズを聞き取り、主治医にそれを的確に伝え、実施可能なロービジョンケアを提案する。また、必要に応じて社会福祉士（医療ソーシャルワーカー）と連携し、居住地域の福祉制度に関する情報提供を行う。

3-7-3　視能訓練士の視点

　視能訓練士が行う訓練や検査には受動的または他覚的に行われるものと、能動的または自覚的に行われるものとがある。診断と治療に有用なデータを提供するため、視能訓練士は各訓練・検査の原理、適応、目標と限界に関する十分な知識と正確な技術を持ち、得られた結果が患者あるいは疾患の状態を正しく捉えているか否かを客観的に評価する力を培う必要がある。その一方で、視能訓練士は単に技術面のエキスパートに終始するのではなく、患者の視覚に対する不安や疑問

に共感できる感性を磨き、些細なことに対してもなぜかと考える姿勢が求められる。以下、具体的に説明する。

（1）訓練

　視力向上のための弱視訓練や両眼視機能障害に対する機能回復訓練は、その方法の受動的／能動的を問わず訓練期間は数か月から年単位に及ぶ。訓練を担当する視能訓練士は医師の指示の下で訓練計画を立案し、患者あるいは患者の保護者と計画した訓練内容の実行は可能か、経過観察のための定期的な受診は可能かを相談しながら訓練を開始する。訓練中は下記の視点から訓練が問題なく実施できているかどうかを確認する。
　①訓練内容が計画通り行われているか（患者あるいは保護者からの聞き取り調査で確認）
　②訓練効果は認められているか（検査結果の評価）
　③通院に問題は生じていないか（通院間隔や頻度などの確認）
　④患者が訓練に対してストレスを感じていないか（患者の検査中の観察と保護者への聞き取り調査で確認）

　訓練効果が横ばいになったり患者にストレスと思われる様子がみられたりした場合は、時機を失せず医師に報告するとともに訓練の一時中断を提案するなど、視能訓練士は視機能および心理の両面から患者とその保護者をサポートする。

（2）検査

1）他覚的検査

　検査内容としては視覚器各部位の形状、組織の構造・状態などを専門機器で客観的に調べるものが多く、主に眼圧検査・角膜検査・涙液検査・眼底検査・画像解析・超音波検査・電気生理学的検査などがある。最近の各検査機器は操作性、測定精度が極めて高く、検査手順を習得すれば臨床経験の有無に関係なく安定したデータを得ることができるため、忙しい職場では流れ作業的に検査をこなす状況に陥りかねないが、検査に従事する視能訓練士は、診断と治療に必要な所見は得られているか、新たな異常所見はないか、など得られたデータを常に検証することが求められる。さらに、検査では一人の患者に対して医師から複数の検査指示が出されることが多いため、それらの検査結果が一人の患者の病状として互いに関連し合っているか、乖離した所見はないか、を総合的に評価する必要がある。

2）自覚的検査

　自覚的検査は患者の応答に基づいて行われ、主に視力検査・固視検査・視野検査・網膜対応検査・立体視検査・両眼機能検査などがある。また、他覚的検査としても行われる自覚的検査として屈折検査・眼位検査・眼球運動検査などがあり、自覚的検査では顕性所見が、他覚的検査では潜在的な要素を含む所見が得られるため、両者を比較し評価することで患者の病状を多角的に把握することができる。

　一方、自覚的検査は主観的要素が強く反映されるため、検査当日の患者の体調や心理状態、検者の思い込みなどが検査結果に影響を与えることが少なからずある。加えて、疾患に対する治療

が医学的に奏功したと考えられる結果が得られても、患者が見え方に納得していない、という状況が発生することもある。前者に対しては、得られた結果を患者が自覚的に応答したのだからと鵜呑みにせず、他覚的所見と併せて客観的に評価し、矛盾が生じた場合は再検査を行う柔軟な姿勢が求められる。後者に対しては、医師には伝えにくい本音を検査中に吐露する患者の心情を汲み取り、患者の了解を得たうえで検査結果へのコメントとして患者の意見や疑問を付記するなど、ときとして視能訓練士は患者と医師との潤滑油の役割を担うことも忘れてはならない。

3-7-4　視能訓練士の思考プロセス

　視覚は外界に存在するものを光情報として眼球内に取り込み、網膜上に投影して視細胞が光情報を電気信号に変換し、視神経→視交叉→視索→外側膝状体→視放線を経て後頭葉一次視覚野に伝達することで生じる。さらに、視覚には空間感覚・形態覚・色覚・明暗覚・運動覚などがあり、これらは大脳皮質の頭頂連合野・側頭連合野・前頭連合野および運動連合野で情報処理が行われることによって得られる。このような視覚の情報処理過程を神経眼科的に考えると、眼球から後頭葉一次視覚野までを入力系、視覚連合野で行われる両眼単一視や立体視を統合系、統合系で得られる視機能を反映して行われる両眼性の眼球運動（むき運動。よせ運動）を出力系と考えることができる。

　この考え方を検査に反映させると、たとえば統合系の検査である立体視検査で良好な結果が得られない場合に、その原因として入力系の検査である視力検査で片眼に視力不良があることに着目し、それぞれの検査結果を互いに関連ある所見として評価することで、原因疾患の診断と治療すべき本来の問題点を明確にすることができる。また、視能訓練の計画立案に際しては、問題指向型診療システムに基づき患者の入力系・統合系・出力系それぞれにプロブレムリストを作成することで、各問題に対してインフォームドコンセントとインフォームドチョイス（説明を受けたうえでの選択）を行う。特に視力のよい方の眼を遮閉具で遮閉したり点眼薬で見えにくくしたりして行う弱視訓練では、患者が幼児であっても保護者と一緒に丁寧な説明を行い、訓練への理解と同意を得たうえで実施することが患者の訓練への励みにつながる。

3-7-5　視能訓練士の多職種連携での役割

　視能訓練士法には「他の医療関係者との連携」に関する条文（法第18条第2号）があり、「視能訓練士は、その業務を行うに当たつては、医師その他の医療関係者との緊密な連携を図り、適正な医療の確保に努めなければならない」と謳われている。一方、視能訓練士は眼科に特化した医療技術職であるため、眼科医や眼科に配属される看護師とは緊密な医療連携を行っているが、他科あるいは他の医療技術職との関わりは少ない現状がある。視能訓練士が現在行っている多職種連携の例と、その役割を表3-4に記す。今後、個々の視能訓練士がチーム医療の一員であることを常に念頭に置き、その中での自らの役割に意義と責任感をもち、積極的に多職種連携に関わることを期待したい。

表 3-4　視能訓練士が行う多職種連携の一例

疾患	眼症状	視能訓練士の業務内容	関連職種
脳梗塞 脳腫瘍	斜視、眼球運動障害、視野欠損、眼底出血、視力障害、半側空間無視	眼鏡処方のための検査、眼球運動訓練、眼位・両眼視機能検査、プリズム眼鏡、視野検査、眼底写真撮影	医師、看護師、作業療法士、理学療法士、言語聴覚士
糖尿病	眼底出血 視力低下 羞明 外眼筋麻痺	眼底写真撮影、眼鏡処方のための検査、ロービジョンケア、眼位・両眼視機能検査、プリズム眼鏡	医師、薬剤師、看護師、社会福祉士
自己免疫疾患	斜視 眼球運動障害 視力低下 羞明	眼位・両眼視機能検査、プリズム眼鏡、ロービジョンケア、視機能検査	医師、薬剤師、看護師、社会福祉士
小児疾患	斜視、屈折異常、弱視、眼球運動異常、両眼視異常、身体表現性障害（心因性視能障害）	眼鏡、弱視訓練、眼位・両眼視機能検査、眼球運動訓練、視機能検査	医師、薬剤師、看護師、保健師、保育士、養護教員、言語聴覚士
耳鼻咽喉科	副鼻腔疾患術後の機械的眼球運動障害	プリズム眼鏡、眼位・両眼視機能検査、眼球運動訓練	医師、看護師
形成外科	眼窩ふきぬけ骨折治療前後の眼球運動評価	眼位・両眼視機能検査、注視野検査	医師、看護師

Column　iPS細胞と視能訓練士

　iPS細胞から作成した網膜色素上皮を加齢黄斑変性の患者に移植するという世界初の治療が2014年に神戸アイセンター病院で行われ、世界中の話題となった。移植した網膜色素上皮は、2024年現在、移植された場所で一定の機能を果たしているとのことである。さらに同施設では、2020年にiPS細胞から作成した網膜シートを網膜色素変性患者2例2眼の網膜下に移植したことを報告した。3年経過後の状態が2024年4月に開催された日本眼科学会で報告され、網膜シートは3年を経て安定して生着しており、視力・視野・網膜電図・網膜感度では改善はみられなかったが、文字テストや固視において改善が示唆されたとのことである。また、末期網膜変性ラットを用いた研究では、網膜のホスト双極細胞から移植視細胞への接触が確認されたとの報告もあり、ゲノム編集株グラフト（移植片）はホストとシナプスを形成する可能性が分かりつつある。今後、iPS細胞による網膜シート移植後の視機能については更なる検証が必要となるが、それと平行して移植を受けた患者に対しては新たに構築された網膜の機能に対するロービジョンケアを行うことが求められようになると推察され、患者および視能訓練士にとって希望に満ちた試行錯誤が始まることは確かだろう。

Part 2

事例で学ぶ
チーム医療と
コミュニケーション

4. 多職種による統合演習

　この章では、帝京大学板橋キャンパスにて実施している「医療コミュニケーション」授業で教材としている事例の概要を紹介する。

　患者中心の医療を実現するためには、医師・薬剤師・看護師など、医療者同士の連携が不可欠である。それぞれの専門性を十分に発揮するためには、患者の情報を正確に共有した上での、信頼に基づいたコミュニケーションが重要になる。相互の議論のなかで、リーダーシップや多職種間の調整としての役割を確認していく。医学部・薬学部・医療技術学部の4年生が参加するこの合同授業では、他者との協働やチームワーク、リーダーシップについて学び、その後、臨床事例をもとにグループディスカッションを行い、治療・療養計画を作成・発表する。

4-1　授業のねらいと行動目標

〈授業概要〉
医学部・薬学部・医療技術学部の3学部合同でチーム医療の意義、多職種コミュニケーションの課題とチーム医療に必要な知識・態度・行動を学ぶ。

〈行動目標〉
◆チーム医療の重要性を理解し、医療従事者の連携を図る能力を身につける
　A．チーム医療について説明できる
　B．医療チームを構成しているメンバーの役割分担について、説明できる
　C．チームの一員として、主体的に活動できる
◆多職種間コミュニケーションを通して、患者の状況を把握する
　D．チームで患者の身体的・心理社会的問題の抽出・整理ができる

> **Column** ゴール（目標）を共有することの大切さ

チーム医療の実践において、ゴールを共有することは非常に重要である。それぞれの構成メンバーは異なる専門性をもつため、それぞれの視点から最適な治療やケアの方法を提案できるが、全員が同じ方向に向かって進んでいなければ、効果が最大化されない可能性がある。たとえば、患者のリハビリテーションの導入において、医師・薬剤師・看護師・理学療法士などが個別に問題点を挙げて、別々の優先度のもとでアプローチを取ってしまうと、回復が遅れることになりかねない。一方、チーム全体で「患者が自立して日常生活を送れるようにする」という共通のゴールを設定し、情報を共有しながら役割分担をしっかりと行っていくことで、各職種が連携し、患者に最適な治療計画を立てて実行することができる。ゴールを共有することは、さまざまなニーズに耳を傾けながらコミュニケーションを円滑に進めることにもつながり、それにより、患者にとっての最適な医療やケアの提供が可能となる。

4-2 事前準備

限られた時間でチーム医療や多職種連携について効果的な学びを得るためには、事前学修が重要である。あらかじめ患者と家族が抱えるさまざまな問題点を列挙したプロブレムリストを作成し、自分なりの対応策や解決に向けた提案をもった上で議論に臨むことで、建設的な議論、異なる視点からの助言、新たな角度からの分析評価が可能になり、より充実した話し合いを進めることができる。事前に学ぶことで、各自がもつ専門知識や役割についての理解が深まり、演習の場での議論や協働をスムーズに進めることができる。

各職種の役割や医療チームの基本的なプロセスについての知識が不足していると、実際の演習での話し合いが遅れたり、誤解が生じたりして、効果的な連携ができなくなるリスクがある。事前学修をしっかりと行うことで、自分の役割を確認できることに加えて、他の職種がどのような視点で医療に貢献しているのかも理解できるようになる。これにより、演習の場では各メンバーが即座に意見を出し合い、具体的な治療方針や患者支援について効果的な議論を行うことが可能になる。チーム医療では連携が鍵となるため、事前学修で基礎知識を固めておくことは、実際の現場でのスムーズな協力にもつながる重要なステップだと言える。

〈事前学修のポイント〉

シラバスやガイダンスなどで、授業のねらい・到達目標を確認する
↓

1）それぞれの職種の役割を理解する
　チーム医療では異なる専門職が協働するため、事前に各職種の役割や貢献できる分野を把握しておくことが重要になる。

2）基本的な医療プロセスを学ぶ
　患者の診断から治療・ケアの一連の流れを理解し、各職種がどの段階で関与するかを明確にしておくことが演習での円滑な連携につながる。

3）チームコミュニケーションの基本を押さえる
　チーム内での情報共有や意見交換の方法を学んでおくことで、演習中の議論がスムーズに進み、誤解を防ぐことができる。

4）演習の課題や目標を理解する
　事前に演習課題の目的やゴールを明確に把握しておくことで、何を目指して学んでいるのかを意識しながら効果的に演習に臨むことができる。

5）さまざまな事例から学ぶ
　事例を通じて、チーム医療がどのように実践されているかを知ることで、具体的なイメージをもって演習に取り組めるようになる。掲載されているさまざまな事例において、チーム医療がどのように実践されているか、学んでおくことをお勧めする（演習授業後の復習に活用してもよい）。

4-3　事例で学ぶ　医療コミュニケーション

　この節では、帝京大学医療系合同授業「医療コミュニケーション」にて提示された7つの事例について、紹介する。
　授業の進め方は付録1（→ p.213）に、グループワークで取り組む課題、話し合うテーマについては各事例内で、課題の詳細はワークシート（付録2・p.216参照）にて提示しているので、参照しながら事前学修や当日の演習、振り返りなどに活用いただきたい。

4-3-A 事例1：がんと薬物療法：
遠隔転移を伴う肺癌と診断され、抗癌薬物療法を開始する壮年期男性

4-3-A-1　ケース情報

■ケース情報①

【氏名】田中聡さん（仮名）
【年齢】65歳
【性別】男性
【診断】肺の腫瘍（肺癌疑い）
【主訴】特になし（区の検診で異常陰影を指摘された）、最近背部痛出現
【現病歴】

- X年6月　A区の検診で胸部X線にて異常陰影を指摘された。
- X年7月　近くのB病院を受診し、胸部CT撮影したところ、右肺下葉に腫瘤性病変を認めた。併せて肺門部や縦隔のリンパ節腫大も認め、リンパ節転移を伴う肺癌が疑われた。
- X年8月　精査目的にT大学病院外科に紹介された。このころから背部の痛みを自覚。画像検査にて両側の肺門部へのリンパ節転移に加え、胸椎への骨転移を伴うことから、手術による根治切除は困難と判断された。
- X年9月　進行肺癌に対する治療方針を検討する目的にてT大学病院内科に入院となった。

【既往歴・アレルギー歴】

　　20歳　虫垂炎
　　45歳　痔核
　　58歳　膝蓋骨骨折
　　60歳　脳梗塞
　　アレルギー：花粉、ダニ
　　薬剤・食物アレルギー：なし

【生活歴】

　　喫煙：20～60歳まで1日20本、現在は禁煙
　　飲酒：機会飲酒

【身体所見】

　　身長：166 cm　体重：65 kg
　　血圧：144/86 mmHg　脈拍：68回/分　体温：36.1℃　SpO_2：98%（室内気）
　　頭頸部：眼瞼結膜貧血なし、顔面蒼白なし、眼球結膜黄染なし
　　胸部：呼吸音清、左右差なし、心雑音なし、鎖骨上窩リンパ節触知せず
　　腹部：平坦軟、圧痛なし、腸蠕動音正常、筋性防御なし
　　その他特記すべき事項なし

【家族歴・家族背景】

　　妻62歳、息子（40歳）夫婦、孫7歳と5人暮らし

娘（35歳）夫婦、北海道在住

父：15年前72歳のときに脳血管障害にて死別

母：89歳、健在。九州で兄家族と暮らしている

【生活背景】

　板橋区在住。病院には電車と徒歩にて30分ほどで来院。外来の診察には妻も同席して担当医からの説明を一緒に聞いている。脳梗塞後であるが、日常の移動には問題なく、家族に勧められて杖をもつようにしているが忘れてもさほど支障はない。室内の移動は問題ない。食欲はあるが、便秘がちである。たばこは60歳まで吸っていたが、脳梗塞になったことをきっかけにやめた。

　以前はタクシードライバーや会社勤務（事務職）をしていたが、現在は書道教室を近くの集会場で開いており、近隣の子どもたちや住民に毎週指導している。教室が生きがいであり、書画を趣味としており、今後もずっと続けていきたいと考えている。脳梗塞後のリハビリを根気よく続けていたこともあり、身の回りのことをなるべく自分でやりたいと考えているが、癌と診断されて、これからの治療や生活についてどのようにしたらよいか不安に感じている。

【9月入院時の血液検査結果】

Alb	4.1 g/dL	RBC	424×10^4 /μL
AST / ALT	16 / 10 U/L	Hb	11.7 g/dL
γGTP	18 U/L	Ht	37.0%
ALP	343 U/L	Plt	31.6×10^4 /μL
LDH	227 U/L	WBC	53×10^2 /μL
T-bil	0.44 mg/dL	Na / K / Cl	144 / 4.0 / 109 mEq/L
BUN / cre	14.4 / 1.00 mg/dL	Ca	8.8 mg/dL
UA	4.8 mg/dL	glucose	125 mg/dL
CRP	0.33 mg/dL		

【入院前の主な検査結果】

CEA	5.4 ng/mL	HBs抗原	陰性
SLX	60 U/mL	HBs抗体	陽性　33.7 mIU/mL
		HBc抗体	陽性
		HBc抗体カットオフインデックス	陽性　82.8
		HBV-DNA定量（PCR）	陰性
		SARS-CoV-2（新型コロナウイルス）PCR（唾液）	陰性

【現在投与されている薬剤】

　エンテカビル（バラクルード®）（0.5 mg）1回1錠　就寝前（1日1錠）入院前から開始

　ロキソプロフェンNa錠（60 mg）1回1錠　疼痛時頓用　入院前から開始

　ランソプラゾール（タケプロン®OD）（30 mg）1回1錠　夕食後（1日1錠）前医にて処方

クロピドグレル硫酸塩錠（プラビックス®）（75 mg）1回1錠　夕食後（1日1錠）脳梗塞後開始、前医にて処方

酸化マグネシウム（500 mg）1回1錠　毎食後（1日3錠）前医にて処方

ヒドロキシジンパモ酸塩錠（アタラックス）（25 mg）1回1錠　就寝前（1日1錠）前医にて処方

ビタミン配合剤＊（パンビタン®末）（1g）1回1錠　夕食後（1日1錠）入院前から開始

＊ビタミンA、ビタミンB（B_1、B_2、B_6、B_{12}）、葉酸、ニコチン酸アミド、パントテン酸カルシウム、ビタミンC、ビタミンD、ビタミンEの配合剤

【画像検査所見】

胸部X線：右下肺野に径4 cmの腫瘤性病変を認める

胸部造影CT：右下葉に長径43 mmの腫瘤性病変を認める。右鎖骨上部、縦隔、右肺門部に多発するリンパ節腫大あり。胸椎Th7に転移あり

背景肺に軽度の気腫性変化を認める

胸水、腹水なし

骨シンチグラフィ：胸椎（Th7および8）に転移を認める

脳MRI：明らかな脳転移を認めない

【心電図】

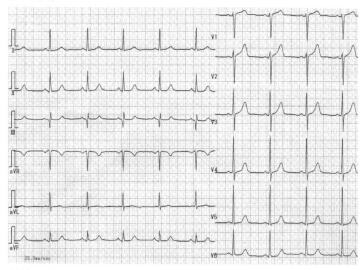

洞性リズム、HR 66/分、ST変化なし

【呼吸機能】
％VC 106.5%
FEV1.0 / FVC 67.8%

【喀痰細胞診】
　クラスIII

【入院時胸部エックス線写真】　　　　　　　【入院時胸部CT】

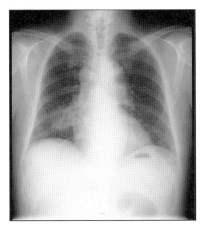
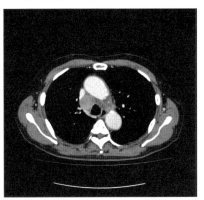
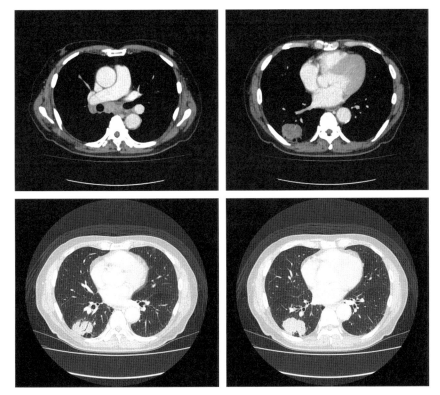

右肺下葉 S6 末梢に胸膜に接する約4.5 cm 大の分葉状の腫瘤性病変を認める。内部性状は不均一で、エア・ブロンキオグラムを伴う

両側肺門部や縦隔、鎖骨上窩リンパ節の腫大も見られ、リンパ節転移を伴う肺癌を考える

胸水を認めない。背景肺に軽度の気腫性変化を認める

撮像範囲内の肝臓や両側副腎に占拠性病変を認める

Th7および8に骨溶解像を認め、転移が疑われる

胆嚢結石、両側腎嚢胞を認める

【入院時頭部 CT】

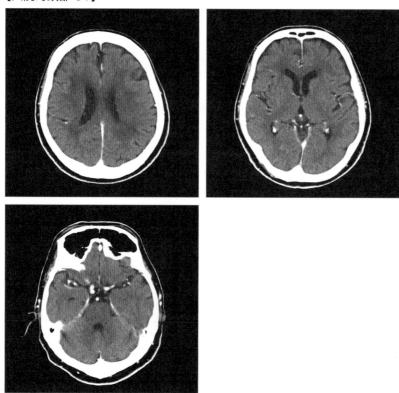

脳内に慢性虚血性変化を認める

CT 上、脳転移は指摘できない

【骨シンチグラフィ】

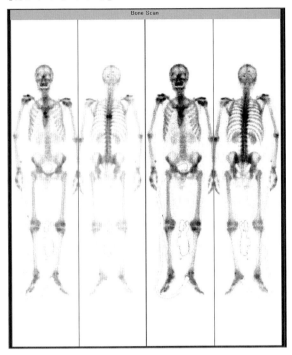

胸椎（Th7および8）に転移を認める。

■ケース情報②
　入院当日に治療やケアの方針について、妻（家族）とともに入院担当医・担当看護師と面談した。

【患者の語り】
・第2の人生を楽しもうと思った矢先のがんの診断と告知。周りの人たちやまだ仕事を続けている友人を見ると、なぜ、自分だけがこうした状況なのかと不公平に感じることがある。肺がんの検診で詳しい検査を勧められたときには、「がんかもしれない」と言われても、他人事のように感じてピンとこなかった。前の病院で、レントゲンとCTの結果を見せられて、がんであることと、治らないかもしれないということを告げられて、正直頭の中が真っ白になった。そのあと、どうやって家に帰ったか覚えていない。本や雑誌、新聞でがんのことを見たり聞いたりすることはあるが、いざ自分が当事者になるなど、夢にも思わなかった。家族にもがんであるとは伝えて、いろいろインターネットで調べてくれているが、情報がたくさんありすぎてどれが自分に当てはまるのかよくわからない。自分でも図書館や本屋でがんについての本を見てみたが、いろいろなことが書いてあってあまりわからなかった。がんと言われてから数日は、夜もよく眠れなかった。

・今から思えば、夏くらいから何となく背中が重い感じがしていた。定期的に脳梗塞の薬をもらうために通院していたが、筋肉痛のせいかと思ってあまり気にしていなかった。肺がんはたば

こが原因とも聞いているし、自業自得なのだろうか。どうしてこんなことになったのか、もっと早く気づけばよかったと自分を責める気持ちになる。痛みは我慢できないほどではないが、静かになったり一人になったりしたときには、気が重いこともあって、ズシーンと響くように痛くなることがある。

- 5年前に脳梗塞で手足が少し不自由になった。それまで続けていたたばこをやめて健康的な生活に切り替えようと、リハビリも一生懸命がんばった。外出するのに杖がほとんどいらないくらいまでに回復して、身の回りのことはだいたい自分でできるようになった。趣味の延長から町会で書道教室をやっているが、近所の子どもたちや高齢者と練習や展覧会で交流するのが楽しみだ。少し遠出もできるようになったので、家内と旅行にでも行ってのんびりすることも考えていた。コロナ禍の影響で書道教室を閉じていたが、現在は再開しており、妻と旅行したり、書道教室で教えたり、孫と遊んだりする生活をなるべく続けたいと思っている。新型コロナウイルス感染症拡大も心配。普段どんなことに気をつければよいのだろうか。

- 医療費は、国民健康保険（3割負担）でまかなっている。がんの治療費はとても高いと聞いている。ある程度の蓄えはあるが、そんな高い治療費を毎月払い続けるのは、将来的に不安だ。たばこを吸ったりと不摂生はしていたものの、自分は少なくとも平均寿命くらいは生きられると思っていたが、こんなことになって、これからどうなるか心配している。前の病院の連携室の人から、医療費の助成や高額療養費制度のことを聞いた。費用の自己負担を減らすことができるようだが、自分に適用されるかどうか、どこに相談すればよいかわからない。

- T大学病院を紹介されて、改めて肺がんと言われたが、今となってはある程度覚悟はできている。いろいろな薬を飲んでいるので、飲み合わせとかで問題がないか心配。手術ができない、抗がん剤の治療になる、と前の先生からは言われた。副作用がきつくて寝たきりになってしまったら、せっかくリハビリでがんばってきたのにまた不自由な生活に戻ってしまうのではないかと気にしている。

【家族の語り：妻】
- 主人はもともと我慢強いほうで、結構つらくてもあまり表情や口に出したりしない人です。5年前に脳梗塞で倒れて入院しましたが、がんばって今では身の回りのほとんどのことを自分でやっています。杖があったほうがよいみたいですが、頑固者ですから、「格好悪い」といって、最近は外出のときにも杖をもたずに歩くことが多いです。それでもリハビリになっていれば、いいことだと思います。

- 今回がんと言われて、さすがに本人もショックを受けているようです。治療については担当医の先生から本人と一緒に話を聞きました。手術は難しいということですが、痛みやつらいことは和らげられるのであればできることはしてあげたいと思います。子どもたちも独立していて、

私もなるべく支えてあげたいと考えていますし、本人が納得して過ごしてくれればよいと思います。最近夜中に痛みを自覚しているようで、つらかったり苦しがっているのはなくなるといいと思います。

■ケース情報③
気管支鏡下生検の結果は以下のとおり。

【気管支鏡下生検】
adenocarcinoma
肺癌マルチ遺伝子PCRパネル検査結果：
*EGFR*遺伝子変異陰性、*EML 4-ALK*融合遺伝子陰性、*ROS-1*融合遺伝子陰性、*BRAF*遺伝子変異（*V600E*）陰性、*NTRK*遺伝子変異陰性、*MET*遺伝子エクソン14スキッピング変異陰性、*KRAS*遺伝子変異（*G12C*）陰性、*RET*融合遺伝子陰性
PD-L1陽性（低発現）20%

この結果と、患者・家族の意向をふまえてチームカンファレンスが行われることになった。

4-3-A-2　学修課題

1．事前学修
　事例を読んで、重要なこと、診断・治療および療養上、問題だと思われること、わからない用語などを、まとめておいてください。
2．グループ学修
・グループで、事例の読み合わせをしてください。
・KJ法（→ p.214）を活用して、診断・治療上および療養上、問題だと思われる点をまとめてください。
・患者と家族の診断・治療上および療養上の問題点をアセスメントしてください。
・アセスメント結果に基づいた治療やケアの計画を立ててください。

課題の詳細とワークシートは、付録2（→ p.216）を参照してください。

4-3-A-3　事例関連講義1

4-3-A-3-1　肺癌の疫学
・部位別がん死亡（2022年）
　男性第1位（5.3万人）、女性第2位（2.2万人）男女とも増加傾向は持続している
・病態生理、治療の感受性、予後をふまえ非小細胞肺癌（腺癌・扁平上皮癌・大細胞癌など）と小細胞肺癌に大別される

- 喫煙・受動喫煙がリスクファクター、果物摂取不足はリスクの可能性あり
- 症状は咳、血痰、胸痛、喘鳴、息切れ、嗄声、発熱、倦怠感、原因不明の体重減少など
- がん検診として、40歳以上を対象に胸部X線が行われる。喫煙者には喀痰細胞診も行われる
- 都道府県ごとの地域格差があり、喫煙率の高い北海道、北東北地方で肺癌による年齢調整死亡率が高い

4-3-A-3-2　肺癌の診断

- 臨床症状から肺癌が疑われる、あるいは検診などで胸部X線異常陰影を指摘された場合には、胸部単純X線撮影、胸部CT、喀痰細胞診などが行われ、病変の有無や部位を把握する
- 確定診断のため病理検査が必要となり、気管支鏡検査・経皮針生検・胸腔鏡検査などを必要に応じて行い、細胞や組織を採取する
- 薬物療法を行う可能性がある場合には、薬剤による効果予測のため、採取した組織を用いてバイオマーカー検査（*EGFR*変異、*ALK*融合遺伝子など）を行う
- 病期診断のため、CT・MRI・PET-CT、骨シンチグラフィなどの画像検査を行う

4-3-A-3-3　肺癌の治療

（1）病期分類
- 小細胞癌は進行が速く、放射線・抗癌剤に感受性が高い
- 腫瘍の進展様式、治療の目的、薬剤への感受性が異なることから肺癌を2つに大別して治療を行う
- 最近は非小細胞癌をさらに扁平上皮型と非扁平上皮型に分けている
- 肺癌の病期分類

　T（原発腫瘍 primary Tumor）：原発巣の大きさや周囲の組織との関係

　N（所属リンパ節 regional lymph Nodes）：胸部のリンパ節転移の程度

　M（遠隔転移 distant Metastasis）：原発巣以外の肺転移や胸水、その他の臓器への遠隔転移の有無

表4-1 肺癌のT分類、N分類、M分類

TX	潜伏癌
Tis	上皮内癌／充実成分を伴わない病変3 cm以下
T1mi	微少浸潤性腺癌：部分充実型を示し、充実成分0.5 cm以下病変全体径3 cm以下
T1a	充実成分1 cm以下でTisやT1 miに相当しない
T1b	充実成分1 cm超え2 cm以下
T1c	充実成分2 cm超え3 cm以下
T2	充実成分3 cm超え5 cm以下、あるいは主気管支浸潤、臓側胸膜浸潤、肺門まで連続する部分的または一側全体の無気肺・閉塞性肺炎
T2a	充実成分3 cm超え4 cm以下
T2b	充実成分4 cm超え5 cm以下
T3	充実成分5 cm超え7 cm以下、または壁側胸膜、胸壁、横隔神経、心膜への浸潤、同一肺葉内の不連続な副腫瘍結節
T4	充実成分7 cm超え、あるいは横隔膜、縦隔、心臓、大血管、気管、反回神経、食道、椎体、気管分岐部への浸潤、同側の異なる肺葉内の副腫瘍結節

N0	所属リンパ節への転移がない
N1	同側肺門リンパ節転移
N2	同側縦隔リンパ節転移
N2a	単一N2ステーションへの転移
N2b	複数N2ステーションへの転移
N3	対側縦隔、対側肺門、前斜角筋または鎖骨上窩リンパ節転移

M0	遠隔転移がない
M1a	対側肺内の副腫瘍結節、胸膜または心膜の結節、悪性胸水、悪性心嚢水、遠隔転移
M1b	胸腔外の一臓器への単発遠隔転移
M1c	胸腔外の一臓器または多臓器への多発遠隔転移
M1c1	胸腔外の一臓器への多発遠隔転移
M1c2	胸腔外の多臓器への多発遠隔転移

（IASLC、Staging Manual in Thoracic Oncology Third Edition、North Fort Myers：Editorial Rx Pressを基に作成）

表4-2 肺癌の病期分類

病期	T	N	M	病期	T	N	M	病期	T	N	M
潜伏癌	TX	N0	M0	ⅡB期	T2a	N1	M0	ⅢB期	T2a	N2b	M0
0期	Tis	N0	M0		T2b	N1	M0		T2a	N3	M0
ⅠA期	T1	N0	M0		T3	N0	M0		T2b	N2b	M0
ⅠA1期	T1mi	N0	M0	ⅢA期	T1a	N2b	M0		T2b	N3	M0
	T1a	N0	M0		T1b	N2b	M0		T3	N2b	M0
ⅠA2期	T1b	N0	M0		T1c	N2b	M0		T4	N2a	M0
ⅠA3期	T1c	N0	M0		T2a	N2a	M0		T4	N2b	M0
ⅠB期	T2a	N0	M0		T2b	N2a	M0	ⅢC期	T3	N3	M0
ⅡA期	T1a	N1	M0		T3	N1	M0		T4	N3	M0
	T1b	N1	M0		T3	N2a	M0	Ⅳ期	Any T	Any N	M1
	T1c	N1	M0		T4	N0	M0	ⅣA期	Any T	Any N	M1a
	T2b	N0	M0		T4	N1	M0		Any T	Any N	M1b
ⅡB期	T1a	N2a	M0	ⅢB期	T1a	N3	M0	ⅣB期	Any T	Any N	M1c
	T1b	N2a	M0		T1b	N3	M0				
	T1c	N2a	M0		T1c	N3	M0				

（IASLC、Staging Manual in Thoracic Oncology Third Edition、North Fort Myers：Editorial Rx Press を基に作成）

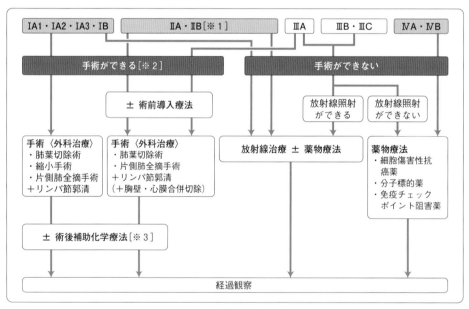

※1 ⅡBの肺尖部胸壁浸潤癌の場合は、ⅢA期の治療に準じる。
※2 体の状態による。
※3 腫瘍の最大径が2cmを超える場合、行われることがある。

図4-1 非小細胞肺癌の治療

（日本肺癌学会ウェブサイト、肺癌診療ガイドライン　悪性胸膜中皮腫・胸腺腫瘍含む　2023年版を基に作成〔国立がん研究センターがん情報サービス〕）

(2) 肺癌の治療選択を規定する因子
1. 組織型：小細胞癌か非小細胞癌か
2. 病期分類
3. 全身状態 (performance status)
4. 年齢
5. 合併症の有無（特に心肺機能）
6. 主治医の考え方・カンファレンスの結果
7. 患者・家族の意向と価値観

(3) 肺癌の主な治療方法
1) 手術
　根治性が最も高いが、進行例では治療効果は限られる。
2) 抗癌剤治療
　切除不能進行・再発症例で、全身状態が比較的良好、主要臓器機能が保たれている場合。
　根治・治療効果の増強（Ⅰ期～放射線照射可能 IIIB 期）、症状緩和・再発抑制、延命（放射線照射不能 IIIB 期～Ⅳ期）を目的に行う。非小細胞肺癌のうち、扁平上皮癌と非扁平上皮癌に分けつつある（プラチナ2剤＋ベバシズマブの安全性、ペメトレキセドの有効性、免疫チェックポイント阻害薬の有効性から）。
3) 放射線治療
　小細胞肺癌、非小細胞肺癌において、薬物療法との併用、骨や脳への転移巣に対する緩和治療として行う。

4-3-A-3-4　肺癌における薬物療法
(1) 非小細胞肺癌で使用する主な抗癌剤
1) 殺細胞性抗癌剤
○プラチナ（白金系）抗癌剤
　　シスプラチン（CDDP）、カルボプラチン（CBDCA）、ネダプラチン（NDP / CDGP）
○非プラチナ製剤
　　イリノテカン（CPT-11）、パクリタキセル（PAC、PTX、TXL）、ナブパクリタキセル（nabPTX）、アムルビシン（AMR）、ドセタキセル（DOC、DTX、TXT）、テガフール・ウラシル配合剤（UFT）、ビノレルビン（VNR）、フルオロウラシル（5-FU）、S-1、ゲムシタビン（GEM）、ペメトレキセド（PEM）
2) 分子標的薬
○ EGFR チロシンキナーゼ阻害薬
　　ゲフィチニブ、エルロチニブ、アファチニブ、オシメルチニブ
○ VEGF 阻害薬
　　ベバシズマブ、ラムシルマブ

○ ALK 阻害薬
　　クリゾチニブ、アレクチニブ、セリチニブ、ロルラチニブ、ブリグチニブ
○ BRAF（V600E）阻害薬
　　ダブラフェニブ
○ MEK 阻害薬
　　トラメチニブ
○ NTRK 阻害薬
　　エヌトレクチニブ、ラロトレクチニブ
○ MET 阻害薬
　　テポチニブ、カプマチニブ、グマロンチニブ
○ KRAS（G12C）阻害薬
　　ソトラシブ
○ ROS-1 阻害薬
　　クリゾチニブ、エヌトレクチニブ、レポトレクチニブ
○ RET 阻害薬
　　セルペルカチニブ
○ HER2阻害薬
　　トラスツズマブデルクステカン（二次治療）
○ EGFR ＋ MET 阻害薬
　　アミバンタマブ（二次治療）
○免疫チェックポイント阻害薬
　　ニボルマブ、ペムブロリズマブ、アテゾリズマブ、イピリムマブ、トレメリムマブ、デュルバルマブ

（2）Ⅳ期肺癌の薬物療法

抗癌剤治療

○白金系抗癌剤（シスプラチンまたはカルボプラチン）
　　　　　　　　　　＋
　ペメトレキセド、イリノテカン、パクリタキセル、ドセタキセル、
　ゲムシタビン、ビノレルビン、S-1（テガフール・ギメラシル・オテラシルカリウムの合剤）
　のいずれかを併用したプラチナ併用療法
　非扁平上皮癌では、血管新生阻害薬（ベバシズマブ、ラムシルマブ）を併用

○ EGFR チロシンキナーゼ阻害薬
　EGFR（上皮成長因子受容体）遺伝子変異を有する場合
　　　ゲフィチニブ、エルロチニブ、アファチニブ、オシメルチニブ

○ ALK 阻害薬
　ALK 融合遺伝子を認めた場合
　　　クリゾチニブ、アレクチニブ、セリチニブ、ロルラチニブ、ブリグチニブ

○ROS-1阻害薬
　　*ROS-1*融合遺伝子を認めた場合
　　　　クリゾチニブ、エヌトレクチニブ、レポトレクチニブ
○BRAF阻害薬
　　BRAF（*V600E*）遺伝子変異を認めた場合
　　　　ダブラフェニブ＋トラメチニブ
○MET阻害薬
　　*MET*遺伝子エクソン14スキッピング変異を認めた場合
　　　　テポチニブ、カプマチニブ、グマロンチニブ
○*NTRK*遺伝子変異を認めた場合
　　　　エヌトレクチニブ、ラロトレクチニブ
○KRAS（G12C）遺伝子変異を認めた場合
　　　　ソトラシブ
○RET阻害薬
　　　　セルペルカチニブ
○HER2阻害薬
　　　　トラスツズマブデルクステカン（二次治療）
○EGFR＋MET阻害薬
　　　　アミバンタマブ（二次治療）
○免疫チェックポイント阻害薬
　　抗PD-1
　　　　ニボルマブ、ペムブロリズマブ
　　抗PD-L1
　　　　アテゾリズマブ、デュルバルマブ
　　抗CTLA-4
　　　　イピリムマブ、トレメリムマブ

(3) 癌薬物療法による副作用対策

1．治療前　　　副作用の種類、頻度、発現時期の把握
　　　　　　　副作用に影響する因子の評価（リスク評価）
　　　　　　　副作用対策の計画
　　　　　　　患者説明・指導（セルフケア）
2．治療開始後
　　　　　　　有害事象の評価（CTCAE〔癌治療に伴う有害事象の国際的な評価基準／Common Toxicity Criteria for Adverse Events ver 5.0 有害事象共通用語規準〕による）
　　　　　　　支持医療（予防、治療）
　　　　　　　患者説明・指導

（4）副作用に影響する因子
1) 治療方法
   抗癌剤（種類、投与量、投与経路・スケジュール）
   併用薬剤（投与順序、薬物相互作用）
   放射線治療の同時併用
2) 患者の状態
   前治療（総投与量、コース数、放射線照射歴）
   前治療からの間隔
   年齢、全身状態、臓器機能
   合併症
   抗癌剤代謝に関連する遺伝子多型（例：CPT-11と*UGT1A1*）

（5）有害事象の評価方法
有害事象：治療や処置に際して観察されるあらゆる好ましくない徴候・症状・疾患
　　　　　治療や処置との因果関係を問わない

（6）副作用の客観的評価
米国立がんセンター（NCI）が作成している評価法が世界標準

↓副作用の客観的評価

Common Terminology Criteria for Adverse Events（CTCAE）有害事象共通用語規準（ver. 5.0 Published：2018/7/30）

（7）CTCAEのGrade
グレード：Gradeは有害事象の重症度を意味する
　　　　　Grade 1-5を以下の原則に従って定義

Grade 1　軽症
　症状がない、または軽度の症状がある
　臨床所見または検査所見のみ、治療を要さない

Grade 2　中等症
　最小限／局所的／非侵襲的治療を要する
　年齢相応の身の回り以外の日常生活動作の制限

Grade 3　重症
　医学的に重大であるが、ただちに生命を脅かすものではない
　入院または入院期間の延長を要する
　身の回りの日常生活動作の制限

Grade 4　生命を脅かす、緊急処置を要する

Grade 5　有害事象による死亡

（8）骨転移の治療方針
・緊急性の有無の判断
　切迫骨折、神経症状、強い痛み、重度の高カルシウム血症がある場合は治療を優先

- 症状の有無に応じた治療選択

    骨折、切迫骨折、神経症状、痛み、高カルシウム血症、骨髄癌腫症など

    - 手術
    - 放射線治療（外照射／内照射　ストロンチウム）
    - BMA（骨修飾薬）

        ビスフォスフォネート製剤（ゾレドロン酸、パミドロン酸）

        抗RANKL抗体（デノスマブ）
    - 骨セメント、ラジオ波
- 疼痛コントロール

    非オピオイド

    オピオイド

（9）骨修飾薬（BMA）の作用と副作用

- ビスフォスフォネート製剤

    選択的に骨に集積し、破骨細胞の骨吸収を抑制するとともに、アポトーシスを誘導
- 抗RANKL抗体（デノスマブ）

    破骨細胞の分化・成熟に必要なRANKLを阻害する抗体薬
- BMAの副作用

    発熱、無症候性低カルシウム血症、腎障害、顎骨壊死

    歯科・口腔外科との連携が重要

(10) 口内炎の予防

1. 薬物療法開始前に口腔内感染巣や義歯不適合の有無をチェックし、治療する

    歯科医師による口腔内診察や歯科治療、歯科衛生士による口腔清掃、保湿対策指導
2. 口腔ケア：清潔を保持する

    保湿

    含嗽：水、生理食塩水などでうがい

    ブラッシング：やわらかい歯ブラシやスポンジブラシ
3. 患者指導

    予測される口腔内症状と対応、口腔ケアの重要性を説明およびセルフケアの指導

(11) 口内炎の治療

1. 咳嗽

    アズレン酸含有うがい薬

    粘膜損傷がある：ポピドンヨードは損傷を助長するので不可

    疼痛がある：リドカイン含有うがい薬
2. 鎮痛剤

    口内炎による疼痛に対して重度の場合は麻薬性鎮痛薬
3. 感染症に対する治療

    カンジダ口内炎に抗真菌薬

4-3-A-4 事例関連講義2

4-3-A-4-1 肺癌診療および癌薬物療法に関するガイドライン等

肺癌診療に関するガイドライン等を掲載するウェブサイトを以下に示す。

表4-3 ウェブサイトで参照可能なガイドライン等

肺がん診療に関するガイドライン	・肺癌診療ガイドライン2024年版 悪性胸膜中皮腫・胸腺腫瘍含む、日本肺癌学会 https://www.haigan.gr.jp/publication/guideline/examination/2024/ ・NCCN ガイドライン 日本語版、医療イノベーション推進センター（TRI） https://www2.tri-kobe.org/nccn/guideline/lung/index.html
がん薬物療法による有害反応への対策に関するガイドライン	・免疫抑制・化学療法により発症するB型肝炎対策ガイドライン（改訂版）、日本肝臓学会 https://www.jsh.or.jp/medical/guidelines/jsh_guidlines/hepatitis_b.html ・制吐薬適正使用ガイドライン2023年10月改訂 第3版、日本癌治療学会 http://www.jsco-cpg.jp/antiemetic-therapy/
がん疼痛の薬物治療に関するガイドライン	・がん疼痛の薬物療法に関するガイドライン 2020年版、日本緩和医療学会 https://www.jspm.ne.jp/guideline/pain2020.pdf
がん専門相談員のための学習の手引	・がん専門相談員のための学習の手引き～実践に役立つエッセンス～（第3版）、国立がん研究センターがん対策情報センター https://ganjoho.jp/med_pro/training/consultation/pdf/gakushu_guide03.pdf
がんの基礎知識（一般の方向け）	・がん情報サービス、国立がん研究センター https://ganjoho/jp/
高額療養費制度（一般の方向け）	・高額療養費制度を利用される皆さまへ、厚生労働省 http://www.mhlw.go.jp/stf/seisakunitsuite/bunya/kenkou_iryou/iryouhoken/juuyou/kougakuiryo/index.html

4-3-A-4-2 薬物治療の選択

(1) 肺癌の分類

1) 病期分類：UIC-TNM 分類、限局型・進展型分類（小細胞肺癌）
2) 組織分類：

表4-4 肺癌の分類

	組織分類	多発部位	特徴
非小細胞肺癌（85%） (NSCLC：non-small cell lung cancer)	腺癌 adenocarcinoma	肺野部	・肺癌の中で最も多い ・症状が出にくい
	扁平上皮癌 squamous cell carcinoma	肺門部	・咳や血痰などの症状が現れやすい ・喫煙との関連が大きい
	大細胞癌 large cell carcinoma	肺野部	・増殖が速い
小細胞肺癌（15%） (SCLC：small cell lung cancer)	小細胞癌 small cell carcinoma	肺野部 肺門部	・増殖が速い ・転移しやすい ・喫煙との関連が大きい

3）遺伝子検査：ドライバー変異陽性の場合、対応するチロシンキナーゼ阻害剤の使用が考慮される。
4）PD-L1陽性率検査：免疫チェックポイント阻害薬の使用が考慮される。たとえば、ドライバー変異陰性で、腫瘍細胞のPD-L1陽性率が ≧ 50％の非扁平上皮癌であれば、ペムブロリズマブまたはアテゾリズマブの単剤での使用も選択肢の1つとして推奨される（下記PSが0-1の場合）。

（2）パフォーマンス ステータス（PS）

表4-5　患者のPS：ECOG（Eastern Cooperative Oncology Group）Performance Status

Score	状態
0	全く問題なく活動できる。 発病前と同じ日常生活が制限なく行える。
1	肉体的に激しい活動は制限されるが、歩行可能で、軽作業や座っての作業は行うことができる。 例：軽い家事、事務作業
2	歩行可能で自分の身の回りのことはすべて可能だが作業はできない。 日中の50％以上はベッド外で過ごす。
3	限られた自分の身の回りのことしかできない。 日中の50％以上をベッドか椅子で過ごす。
4	全く動けない。 自分の身の回りのことは全くできない。 完全にベッドか椅子で過ごす。

（3）薬物治療の選択
1）腫瘍の組織型、遺伝子変異、PD-L1発現率、患者のパフォーマンス ステータスによって薬物一次治療の選択が行われる（詳しくは「肺癌診療ガイドライン2024年版」参照）。

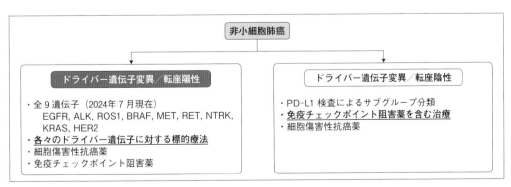

図4-2　Ⅳ期非小細胞肺癌における治療の考え方
（日本肺癌学会編、肺癌診療ガイドライン2024年版、p. 201、金原出版）

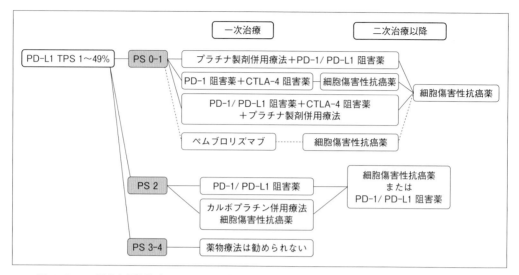

図4-3 Ⅳ期非小細胞肺癌：ドライバー遺伝子変異/転座陰性、PD-L1 TPS 1〜49％の治療方針
(日本肺癌学会編、肺癌診療ガイドライン2024年版、p.241、金原出版)

2）レジメンの例
・シスプラチン ＋ ドセタキセル
　シスプラチン80 mg/m^2（体表面積）静注 day 1
　ドセタキセル60 mg/m^2（体表面積）静注 day 1
　3週毎4サイクル
・シスプラチン ＋ ゲムシタビン
　シスプラチン80 mg/m^2（体表面積）静注 day 1
　ゲムシタビン1,000 mg/m^2（体表面積）静注 day 1, 8
　3週毎4サイクル
・カルボプラチン ＋ パクリタキセル
　カルボプラチン AUC6 静注 day 1
　パクリタキセル200 mg/m^2（体表面積）静注 day 1
　3週毎4サイクル
・シスプラチン ＋ ペメトレキセド（肺扁平上皮癌患者以外）
　シスプラチン75 mg/m^2（体表面積）静注 day 1
　ペメトレキセド500 mg/m^2（体表面積）静注 day 1
　3週毎4サイクル

4-3-A-4-3　抗悪性腫瘍薬

（1）非小細胞肺癌の治療薬
1）白金製剤：シスプラチン、カルボプラチン、ネダプラチン
　　作用機序：DNAと結合して架橋を形成し、DNA合成を阻害することによって抗悪性腫瘍

効果を示す。細胞周期特異性は低く、用量依存的に作用する。

主な副作用：腎障害、骨髄抑制

2）植物アルカロイド　抗微小管薬：ドセタキセル、パクリタキセル、nab-パクリタキセル

作用機序：細胞周期のM期に紡錘体を構成する微小管は、aチューブリンとbチューブリンが重合した細胞骨格蛋白質であり、この微小管の機能が抑制されると腫瘍細胞の有糸分裂が阻害される。タキソイド類によって微小管に異常な伸長や異常構造体形成が引き起こされ、またビンカアルカロイドによって微小管の短縮や崩壊が引き起こされる。細胞周期特異性があり、G期〜M期にかけて作用する。

主な副作用：骨髄抑制、末梢神経障害

3）植物アルカロイド　トポイソメラーゼ阻害剤：イリノテカン

作用機序：DNAの複製や転写を行うときには、DNAらせん構造のねじれやひずみを一時的に解消する必要があり、トポイソメラーゼがこれを行う。イリノテカン、ノギテカンはDNA-トポイソメラーゼⅠ複合体と結合して酵素反応の進行を妨げ、DNA鎖の切断が引き起こされる。

主な副作用：骨髄抑制、高度の下痢などの消化器症状、脱毛

4）代謝拮抗薬：ペメトレキセド、ゲムシタビン、S-1（テガフール・ギメラシル・オテラシルカリウム配合剤）

作用機序：代謝拮抗薬は核酸アナログであり、細胞周期のS期に作用して核酸合成を阻害する。テガフールはピリミジン類似薬、ゲムシタビンはシチジン類似薬、ペメトレキセドは葉酸類似薬に分類される。

主な副作用：骨髄抑制、消化器症状、間質性肺炎

5）分子標的治療薬　チロシンキナーゼ阻害剤：ゲフィチニブ、エルロチニブ、アファチニブ、オシメルチニブ、クリゾチニブ、アレクチニブ、セリチニブ、ロルラチニブ、ブリグチニブ、エヌトレクチニブ、レポトレクチニブ、ラロトレクチニブ、ダブラフェニブ、トラメチニブ、テポチニブ、カプマチニブ、グマロンチニブ、セルペルカチニブ

作用機序：分子標的治療薬の多くは*EGFR*遺伝子変異、*ALK*融合遺伝子などといった癌発生の直接的な原因になるようなドライバーと称される遺伝子変異／転座に対する阻害薬である。チロシンキナーゼ阻害薬は、変異型の増殖因子受容体チロシンキナーゼや、同じく変異型の細胞質チロシンキナーゼに作用してシグナル伝達を阻害することにより、腫瘍細胞の増殖を抑制する。

主な副作用：間質性肺炎、下痢、皮膚障害、好中球減少、白血球減少、肝機能障害、体液貯留（薬剤によって異なるが、間質性肺炎は共通する。抗EGFRでは下痢、皮膚障害も共通する）

6）分子標的治療薬　抗体医薬品：ベバシズマブ、ラムシルマブ、ペムブロリズマブ、ニボルマブ、アテゾリズマブ、デュルバルマブ、イピリムマブ、トレメリムマブ、ネシツムマブ、トラスツズマブデルクステカン、アミバンタマブ

作用機序：抗腫瘍抗体医薬品の作用機序には、大きく分けて、①抗原標的薬、②受容体標的

薬、③リガンド標的薬の3タイプがある。①の作用機序は、免疫の働きである抗体依存性細胞介在性傷害作用（ADCC）や、補体依存性細胞傷害作用（CDC）を誘導して腫瘍細胞を攻撃するものである。②と③は、受容体への増殖因子の結合を阻害することによって、腫瘍細胞の増殖を抑制する。

　ラムシルマブは②で、ヒトVEGFR-2に対するモノクローナル抗体であり、腫瘍血管新生を阻害する。

　ニボルマブとペムブロリズマブは②、アテゾリズマブは③であり、いずれも免疫チェックポイント阻害薬とよばれる薬物で、免疫細胞を発現する受容体であるPD-1と、腫瘍細胞に発現するリガンド（PD-L1およびPD-L2）との結合を阻害することにより、免疫機構による腫瘍細胞傷害作用を活性化させる。イピリムマブも②の受容体標的薬で、細胞傷害性Tリンパ球抗原-4のB7.1（CD80）およびB7.2（CD86）分子との結合を阻害することにより腫瘍抗原特異的なT（Treg）の機能低下および腫瘍組織におけるTreg数の減少により腫瘍免疫反応を亢進させ、抗腫瘍効果を示す。

　ベバシズマブは③であり、血管内皮増殖因子（VEGF）に対するモノクローナル抗体であり、腫瘍組織内での血管新生を阻害して腫瘍の増殖を抑制する。

主な副作用：ショック・アナフィラキシー・infusion reaction、消化管穿孔（ベバシズマブ）、免疫チェックポイント阻害薬ではirAE（免疫関連副作用）とよばれるさまざまな副作用が現れる。

Column 肺癌治療におけるチーム医療の必要性

　肺癌治療において、チーム医療は極めて重要である。肺癌は進行が早く、診断時にはすでに進行期であることが多いため、迅速かつ適切な治療が求められる。さらに、肺癌は患者ごとに異なる特徴をもつため、治療方法も多岐にわたる。そのため、さまざまな専門分野の医療者が協力して治療にあたるチーム医療が必要不可欠である。

　まず、肺癌の治療には、外科医・呼吸器内科医・放射線治療医・病理医・放射線診断医・腫瘍内科医・看護師・薬剤師・リハビリテーションスタッフ・栄養士・ソーシャルワーカーなど、複数の専門職が関わる。それぞれの専門職が自らの知識と技術を最大限に生かし、患者に最適な治療方針を決定するためには、チームとしての連携が不可欠である。たとえば、外科的切除が可能な患者の場合、外科医と放射線治療医が協力して治療計画を立て、術後のリハビリテーション計画も含めた総合的なケアが提供される。また、術後に化学療法や免疫療法が適用される患者に対しては、腫瘍内科医と薬剤師が協力し、副作用の管理や薬剤選択を行う。

　さらに、肺癌治療では患者一人ひとりの病状や生活背景、価値観に応じた個別化医療が重要である。チーム医療によって、患者の身体的な問題への対応のみならず、精神的・社会的なサポートも含めた全人的なケアが可能となる。たとえば、看護師やソーシャルワーカーが患者やその家族の心理的支援を行い、栄養士が治療中の栄養管理を担当する。こうした多職種連携による総合的なアプローチは、治療の質を向上させ、患者のQOL（生活の質）を維持・向上させるために重要である。

　また、肺癌治療は、治療中だけでなく、長期的な経過観察や再発・転移時の対応も含めた継続的な医療が求められる。そのため、チーム医療では、治療開始からフォローアップまで一貫したケアが提供され、患者の安心感を高めることができる。治療の各段階で適切な情報共有とコミュニケーションが行われることで、治療の中断や無駄を防ぎ、効率的な医療提供が可能となる。

　このように、肺癌治療においてチーム医療は、治療の質を向上させるだけでなく、患者の全人的ケアを実現するために欠かせない。多職種が連携し、患者一人ひとりに最適な治療を提供することで、治療効果を最大化し、患者のQOLを守ることが可能となる。

4-3-B 事例2：末期腎不全と腎代替療法：
血液透析導入を選択した壮年期男性

4-3-B-1 ケース情報

■ケース情報①

【氏名】佐藤太郎さん（仮名）

【年齢】47歳

【性別】男性

【疾患】末期腎不全（糖尿病関連腎臓病）、糖尿病網膜症、糖尿病性神経障害

【主訴】浮腫、嘔気、食欲不振

【現病歴】

- X-10年頃　市区町村の健康診断で高血糖を指摘されたが、そのまま放置していた。
- X-5年12月　右眼の視力低下を自覚するようになった。
- X-5年6月　右眼だけではなく、左眼の視力低下も自覚するようになったため、近所のA眼科を受診した。A眼科で硝子体出血を認めT大学病院眼科を紹介され、糖尿病網膜症と診断された。
- X-5年6月　眼科手術の前の血糖コントロール目的で、T大学病院代謝内科に入院となった。シダグリプチン（ジャヌビア®）50 mgとメトホルミン塩酸塩錠（メトグルコ®）500 mgが処方された。
- X-5年8月　両側光凝固術と右硝子体出血に対する手術が行われた。
- X-4年6月　尿蛋白＋、Cr 1.5 mg/dLを認め糖尿病関連腎臓病、手指末梢のしびれを認め糖尿病性神経障害の診断を受けた。腎機能障害を考慮し、内服薬はリナグリプチン（トラゼンタ®）5 mgとエンパグリフロジン（ジャディアンス®）10 mgに変更となった。
- X-3年2月　T大学病院代謝内科から当院腎臓内科に糖尿病関連腎臓病の管理について依頼があった。腎臓内科で、糖尿病関連腎臓病によるネフローゼ症候群、慢性腎臓病と診断され（Cr 2.4 mg/dL、eGFR 24.7 mL/min/1.73 m^2）、外来加療と管理栄養士による生活栄養指導が開始となった。血圧高値も認め内服薬ロサルタンカリウム（ニューロタン®）50 mgが開始となった。
- X-2年7月　息切れおよび下腿浮腫が出現した。胸部単純X線で肺うっ血像を認めた。心臓超音波検査を受け、慢性心不全の診断を受けた。フロセミド（ラシックス®）の処方により、症状は改善した。
- X-1年12月　血糖コントロールは良好であったが、腎機能の低下は進んでいた（Cr 4.2 mg/dL、eGFR 13.4 mL/min/1.73 m^2）。主治医より、いずれ人工透析治療が必要になることを告げられ、人工透析についての話があった。また、末期腎不全療法選択外来を受診し、看護師から今後の腎代替療法についての話を聞いた。
- X年2月　腎代替療法の必要性は理解したが、仕事が忙しいこともあり、治療法の決断には至らなかった。

- X年4月　Hb 9.7 g/dL と低下し腎性貧血が合併していると判断された。エリスロポエチン製剤の皮下注を開始した。
- X年5月　カリウム値とクレアチニン値の上昇がみられたため（K 6.3mEq/L、Cr 6.67mg/dL）、カリウム制限食を徹底するように主治医から指導があった。また、管理栄養士からも栄養指導を受けた。ポリスチレン酸カルシウム（アーガメイトゼリー®）が開始となった。
- X年6月　主治医から再度、末期腎不全が進行しているため、現状の逡巡状態を継続するか、腎代替療法（血液透析・腹膜透析・腎移植）のいずれかを選択するか、について説明があった。家族と相談して、治療法の最終決定をすることが主治医に伝えられた。
- X年7月2日　呼吸困難、手足の浮腫や嘔気、食欲不振を訴えて救急治療室に来院した。受診時血圧は230/120 mmHg、SpO₂ 87%であった。胸部単純X線で、両側に胸水の貯留を認め、更にX-2年に比して心陰影の拡大も認めたため、放射線科から救急治療室医師に連絡があった。末期腎不全に伴う体液過剰、心不全、尿毒症の疑いのためT大学病院腎臓内科に入院となった。入院時に改めて腎代替療法の選択を問い直したところ、末期腎不全が改善せず、呼吸症状や下腿浮腫がよくならないため、血液透析を選択するとの希望が本人からあった。

【身体所見】

身長：176 cm　体重：85.0 kg（平時体重70 kg）BMI：27.4
血圧：230/120 mmHg　脈拍：118回/分（整）SpO₂：87%
眼瞼結膜：貧血様
胸部：肺に水泡音を聴取する。第4肋間胸骨左縁に心雑音を聴取する。
腹部：平坦軟　腸雑音正常　圧痛なし　腹部血管雑音なし
下腿：圧痕性浮腫あり　両下肢の痺れあり　振動覚低下　アキレス腱反射低下

【7月2日の血液・尿検査結果】

RBC	302×10⁴/μL	BUN	102.4 mg/dL	CRP	1.03 mg/dL
Hb	8.9 g/dL	Cr	10.67 mg/dL	PTH-intact	124 pg/mL
Ht	26.4%	UA	9.9 mg/dL		
WBC	10,000/μL	Na	142 mEq/L	尿蛋白	4+
Plt	25.0×10⁴/μL	K	4.2 mEq/L	尿糖	2+
TP	4.8 g/dL	Cl	107 mEq/L	尿潜血	±
Alb	1.9 g/dL	Ca	7.4 mg/dL	1日尿量	1,000 mL
AST	21 U/L	P	4.7 mg/dL	尿蛋白	993 mg/dL
ALT	7 U/L	BS	164 mg/dL	尿糖	200 mg/dL
T-Bil	0.29 mg/dL	HbA1c	5.0%	尿Cr	82.5 mg/dL
γ-GTP	14 U/L	GA	14.90%		
TG	155 mg/dL			eGFR	5.6 mL/min/1.73 m²
T-Cho	190 mg/dL	Fe	34 μg/dL		
HDL-C	47 mg/dL	TIBC	186 μg/dL		
LDL-C	100 mg/dL	フェリチン	303.2 ng/mL		

【入院時持参薬】
①エンパグリフロジン（ジャディアンス®）10 mg
　　1回1錠（1日1錠）　1日1回　朝食後　（X-4年6月～入院時）
②ロサルタンカリウム（ニューロタン®）50 mg
　　1回1錠（1日1錠）　1日1回　朝食後　（X-3年2月～入院時）
③沈降炭酸カルシウム（炭カル錠）500 mg
　　1回2錠（1日6錠）　1日3回　朝昼夕食後　（X-2年5月～入院時）
④ポリスチレンスルホン酸カルシウム（アーガメイト®）ゼリー 20% 25g
　　1回1個（1日3個）　1日3回　朝昼夕食後　（X年5月～入院時）
⑤フロセミド（ラシックス®）40 mg
　　1回1錠（1日2錠）　1日2回　朝昼食後　（X年5月～入院時）

【アレルギー歴】風邪薬、ハウスダスト

【喫煙歴】20歳から1日40本　45歳で禁煙（心不全発症を機に）

【飲酒歴】2～3回/週　日本酒を3合程度

【運動習慣】散歩1時間/日

【家族歴・家族背景】
　独身でアパートの2階に1人暮らし。
　父：78歳で死去。73歳時に急性心筋梗塞を発症。
　母：74歳、健在。高血圧症。
　弟：44歳、健在。
　＊父方のいとこに糖尿病歴あり。

【生活背景】
　家族経営の水道工事の配管工をしている。父が亡くなってから、弟と2人で行っている。10年前に血糖値が高いといわれたが、あまり気にしてもいなかったし、自分は大丈夫だと思っていたから、そのままにしていた。食事療法も、1人暮らしであったこともあり、なかなか食事コントロールがうまくできない状況であった。人工透析が必要な状況となった今も自分で調理をせずに外食に頼る状態であり、食事コントロールがうまくいかない。学生時代からずっと1人暮らしだったため、食べたいものを食べたいときに食べる気ままな生活を送ってきた。飲酒や喫煙も特に意識することなく、自分の好むときに飲んだり吸ったりしていた。そんな生活を送っていたためか、一度は93 kgまで体重が増加した。さすがに90 kgを超えてからは生活習慣を見直すようになり、1日1時間程度の散歩をするようにはなった。心不全を発症したときに医者に強く禁煙を求められた都合でやむなく禁煙したが、吸いたい気持ちは今でも持っている。

【入院時胸部エックス線写真】

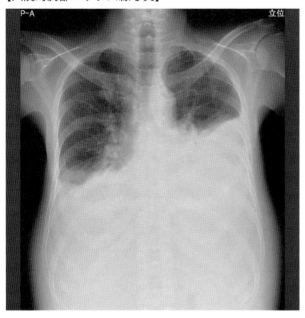

【入院時心電図】

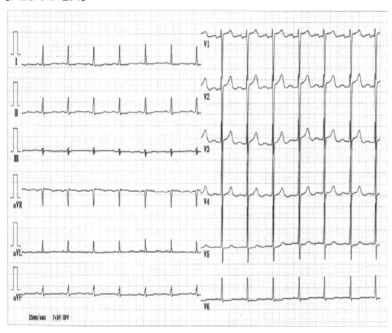

正常洞調律、左室高電位を認める。

■ケース情報②：入院後の情報
【血液透析治療の開始】
・血液透析の条件
　透析膜 PES-15S α、QB ＝180 mL / min、QD ＝500 mL / min
・栄養指導
〈入院時の指示エネルギー量〉
　エネルギー 2,000 kcal、たんぱく質 50 g、食塩 6 g

【食事療法の基準】

表4-6　CKDステージによる食事療法基準（１）

ステージ（GFR）	エネルギー (kcal / kgBW / 日)	たんぱく質 (g / kgBW / 日)	食塩 (g / 日)	カリウム (mg / 日)
ステージ1 (GFR ≧ 90)	25〜35	過剰な摂取をしない	3 ≦ ＜ 6	制限なし
ステージ2 (GFR 60〜89)		過剰な摂取をしない		制限なし
ステージ3a (GFR 45〜59)		0.8〜1.0		制限なし
ステージ3b (GFR 30〜44)		0.6〜0.8		≦ 2,000
ステージ4 (GFR 15〜29)		0.6〜0.8		≦ 1,500
ステージ5 (GFR ＜ 15) 5D (透析療法中)		0.6〜0.8 別表（次ページ）		≦ 1,500

注）エネルギーや栄養素は、適正な量を設定するために、合併する疾患（糖尿病、肥満など）のガイドラインなどを参照して病態に応じて調整する。性別、年齢、身体活動度などにより異なる。
注）体重は基本的に標準体重（BMI ＝22）を用いる。

（日本腎臓学会編〔2014〕慢性腎臓病に対する食事療法基準2014年版、p.2、表1、東京医学社）

表 4-7　CKD ステージによる食事療法基準（2）

ステージ 5D	エネルギー (kcal / kgBW / 日)	たんぱく質 (g / kgBW / 日)	食塩 (g / 日)	水分	カリウム (mg / 日)	リン (mg / 日)
血液透析 （週3回）	30〜35[※1,2]	0.9〜1.2[※1]	< 6[※3]	できるだけ少なく	≦ 2,000	≦たんぱく質 (g) × 15
腹膜透析	30〜35[※1,2,4]	0.9〜1.2[※1]	PD 除水量 (L) × 7.5 ＋尿量 (L) × 5	PD 除水量 ＋尿量	制限なし[※5]	≦たんぱく質 (g) × 15

※1　体重は基本的に標準体重（BMI ＝22）を用いる。
※2　性別、年齢、合併症、身体活動度により異なる。
※3　尿量、身体活動度、体格、栄養状態、透析間体重増加を考慮して適宜調整する。
※4　腹膜吸収ブドウ糖からのエネルギー分を差し引く。
※5　高カリウム血症を認める場合には血液透析同様に制限する。
（日本腎臓学会編〔2014〕慢性腎臓病に対する食事療法基準2014年版、p. 2、表2、東京医学社）

■ケース情報③
【患者の語り】

・8か月前に人工透析が必要になると言われたときは、正直「ウソでしょ!?」って思った。10年前に高血糖だといわれたけれど、そのときは、自分だけは大丈夫だ、という思い込みがあった。腎臓もこんなに悪くなるとは思わなかった。だから、とてもショックだった。腹膜透析、血液透析、腎移植の説明を受けたけれど、ショックが大きくて、あまり耳に入らなかった。会社に17時からの夜間透析治療を受けている社員がいて、1日おきに通院しているのをみていたから、内容はよくわからなかったけれど、とにかく「大変なこと」を始めなければならないのだと漠然と思った。でも、救急治療室に駆け込むくらいの状態まで悪くなったし、足もすごくむくんでいるし、呼吸も苦しくてしんどいのは事実だったから、血液透析治療を希望すると主治医には伝えた。

・透析治療が必要と言われて、血液透析治療を希望すると伝えたけれど、実際のところは不安でいっぱいだった。説明は受けたけれど、ショックが大きくてあまり耳に入らなかったから、よく理解できていなかったというのが正直なところである。もし、どうしても抜けられない仕事があって病院に行けなかったらどうなるのか？　透析を受けている4時間もの間、どんな状況になるのか？　ご飯はどうするのか？　トイレに行きたくなったらどうするのか？　シャントのある腕で鞄とか持ったらいけないといわれたけど、本当なのか？　わからないことだらけだった。

・入院1か月前に、再度、血液透析と腹膜透析について説明があった。どちらも面倒くさそうだなと思った。でも、腹膜透析を行うときには、機械の設定や透析液の設定など、全て自分でやらなければならない、といわれた。正直、目の手術もしているわけだし、菌がつかないように

行うだなんて無理。腹膜透析は、受診頻度が少なくて済む、という事だけれど、血液透析は透析施設のスタッフがやってくれるから安心感がある。

・会社の健康診断で高血糖を指摘されたときに病院に行っておけばよかったと、今更ながら後悔している。健診で高血糖を指摘されるまで、これといった大きな病気をしたことがなかったし、何も自覚症状がなかったから、そんなに重大なこととは受け止めていなかった。だから、それまでの生活習慣を見直すといったこともせずに来てしまった。まさかそれが糖尿病の発症につながり、さらに透析治療が必要な状況になるとは思ってもいなかった。

・思い返せば、2年前に慢性心不全と言われたときから、体の不調は感じていた。足がむくんで重いし、アパートに戻るときの階段の上り下りがとにかくきつい。ゼイゼイハアハア言って、やっとこさ家に帰る感じ。どうしても外出は最低限になってしまう。

・医療費は、区市町村の健康保険（3割負担）でまかなっている。血液透析治療は、1年間に500万円くらいかかるといわれた。そんなに高額な医療費を毎月払い続けることはできない。医療費を軽減してもらえる制度がないかと、先日、T病院の医療相談室を訪ねた。医療ソーシャルワーカーさんが、透析治療の場合は、高額療養費の特例として、特定疾病療養受療証（長期高額疾病）による保険給付が受けられると教えてくれた。もう一つ、身体障害者手帳の申請をすることになっていて、特定疾病療養受療証による自己負担をさらに少なくすることもできると教えてもらった。自己負担が軽くなるのは嬉しいけれど、身体障害者と言われることに抵抗を感じる。

・血液透析をしていても、腹膜透析を希望すれば変更できる、と聞いた。自分もいずれは血液透析が出来なくなる時がやってくるのだろうか？ 血液透析になったら、週に3回、4時間の通院が必要と聞いている。仕事をして収入を得なければいけないが、血液透析により収入が途絶えてしまったらどうなってしまうのだろうか？ 幸い、会社を弟と一緒にやっているから、休んでいる最中については何とか融通をきかせてくれるのではないかと期待しているが、回復した後には、さすがに弟に依存するわけにもいかない。今後のことについて、弟ともよく話し合っておかなければいけないと思う。血液透析のことだけではなく、腎移植についても話をしないといけない。でも、腎移植については、ちょっと話しにくい。弟の腎臓を欲しいと言っているように受けとられても困るからだ。腎移植も、すべてがうまくいくわけではないことを先生から聞いた。そのあたりのことも含めて、腎移植を希望するかどうかは決めたい。

・友人や同僚には透析のことはあまり話していない。しかし、これから血液透析のため通院を開始すると、通勤回数が減ってしまったり、仕事を半日で抜けなければいけなくなる。自分の部署のスタッフにだけは話しておかなければならないと思っている。先日、医療ソーシャルワーカーさんから、患者会があることを聞いた。院内の患者会もあるようだから、参加してみよう

かと思っている。

4-3-B-2　学修課題

1．事前学修

　事例を読んで、重要なこと、診断・治療および療養上、問題だと思われること、わからない用語などを、まとめておいてください。

2．グループ学修

・グループで、事例の読み合わせをしてください。
・KJ法（→ p.214）を活用して、診断・治療上および療養上、問題だと思われる点をまとめてください。
・患者と家族の診断・治療上および療養上の問題点をアセスメントしてください。
・アセスメント結果に基づいた治療やケアの計画を立ててください。

課題の詳細とワークシートは、付録2（→ p.216）を参照してください。

4-3-B-3　事例関連講義

4-3-B-3-1　糖尿病関連腎臓病によるネフローゼ症候群、慢性腎臓病

（1）腎疾患の病理的診断名と臨床的診断名

・病理的診断名：微小変化群、膜性腎症、薬剤性腎障害 etc.
　腎生検等により得られた腎組織の病理所見に基づいた診断名。
・臨床的診断名：慢性腎臓病、急性腎障害、ネフローゼ症候群 etc.
　蛋白尿＋低アルブミン血症、GFR低下などの臨床病態にもとづく診断名。糖尿病関連腎臓病は、糖尿病が病態に関与すると考えられる慢性腎臓病を広く含む臨床的診断名。

（2）今回のシナリオは「透析導入」の問題

透析を導入するのは、慢性腎臓病の末期段階
　　⇒臨床的診断名は慢性腎臓病あるいは末期腎不全
原因疾患が異なっても、慢性腎臓病の終末像はみな同じ
　　⇒治療の立場からは、ここまで悪くなると病理的診断名は考えなくてよい

4-3-B-3-2　CKDの重症度分類

慢性腎不全は、どの時点から腎不全とするか定義があいまいだった
　　⇒定義をきちんと決めて、CKDと呼ぶことにした
1．蛋白尿をA1（正常）、A2（軽度蛋白尿）、A3（高度蛋白尿）に区分する。
2．GFRをG1（≧90）、G2（60〜89）、G3（30〜59）、G4（15〜29）、G5（≦15）に区分する。
3．1．または2．が3か月を超えて持続している（慢性である）。

表4－8　CKDの重症度分類

原疾患	蛋白尿区分		A1	A2	A3
糖尿病関連腎臓病	尿アルブミン定量 (mg/日) 尿アルブミン/Cr比 (mg/gCr)		正常	微量アルブミン尿	顕性アルブミン尿
			30未満	30～299	300以上
高血圧性腎硬化症 腎炎 多発性嚢胞腎 移植腎 不明 その他	尿蛋白定量 (g/日) 尿蛋白/Cr比 (g/gCr)		正常	軽度蛋白尿	高度蛋白尿
			0.15未満	0.15～0.49	0.50以上
GFR区分 (mL/分/1.73㎡)	G1	正常または高値	≧90		
	G2	正常または軽度低下	60～89		
	G3a	軽度～中等度低下	45～59		
	G3b	中等度～高度低下	30～44		
	G4	高度低下	15～29		
	G5	高度低下～末期腎不全	<15		

（KDIGO CKD guideline 2012を日本人用に改編
日本腎臓学会編〔2024〕CKD診療ガイド2024、p.8、表1－4、東京医学社）

この症例はeGFR 5.6 mL/min/1.73 m² ⇒ G5：末期腎不全（ESKD）⇒ 腎代替療法の考慮が必要なレベル。

4-3-B-3-3　透析

（1）腎代替療法＝人工透析

人工透析には血液透析と腹膜透析の2種類がある。

1）血液透析（hemodialysis：HD）

シャント血管に針を刺し血液をポンプで引いて脱血し、ダイアライザーを通過させて透析を行い、シャント血管に返血する。脱血の速度（血流量QB）は200～250 mL/分、1回の透析は4時間で、週3回透析する。ダイアライザーは内側を血液、外側を透析液が流れる。透析液量は500 mL/分くらい（1回の透析で120 L）。生体腎ではRBF 500 mL/分×7日＝5,040 L/週の血液が腎臓を通る。HDでは200 mL/分×12時間/週＝144 L/週の血液が透析器を通る（生体腎の約3％）。HD中は血液が凝固しないように抗凝固を行う必要がある。

①人工腎臓用透析液

特徴：Na^+は140 mEq/L、K^+は2.0 mEq/Lが多い

低Ca透析液（キンダリー®AF3号液、AK-ソリタ®FL）は2.5 mEq/L

無酢酸透析液としてクエン酸を使用したカーボスター®、透析中の低血糖予防のためブドウ糖は必要（100 mg/dL）

表4-9 人工腎臓用透析液

	Na⁺	K⁺	Ca²⁺	Cl⁻	CH₃COO⁻	HCO₃⁻	ブドウ糖
	mEq / L						g / L
キンダリー®AF1号	135	2.5	3.5	106.5	8.0	30.0	0
キンダリー®AF2号	140	2.0	3.0	110.0	8.0	30.0	1.0
AK-ソリタ®DL	140	2.0	3.0	113	10	25.0	1.0
キンダリー®AF3号	140	2.0	2.5	114.5	8.0	25.0	1.5
AK-ソリタ®FL	143	2.0	2.5	114	9.0	27.5	1.0
キンダリー®AF4号	140	2.0	2.75	112.25	8.0	27.5	1.25
	Na⁺	K⁺	Ca²⁺	Cl⁻	クエン酸	HCO₃⁻	ブドウ糖
カーボスター®	140	2.0	3.0	111	2.0	35	1.5

②血液透析で用いられる抗凝固剤

1．ヘパリン（ヘパリンCa、ヘパリンNa）

　　薬理：アンチトロンビン（AT）Ⅲと結合して、凝固因子Ⅱ、Xaを阻害

　　妊婦に使用できる（胎盤を通過しない）、ヘパリンの中和にはプロタミン硫酸塩を用いる

2．低分子ヘパリン：ダルテパリンNa（フラグミン®）、パルナパリンNa（ローヘパ®透析用）、レビパリンNa（クリバリン®）

　　薬理：ATⅢに結合して凝固因子Xaを阻害⇒Ⅱ活性は保たれ出血の危険性が少ない

　　妊婦・妊娠の可能性に禁忌

3．ナファモスタットメシル酸塩（フサン®）：出血のある透析患者の抗凝固

　　薬理：トロンビン（凝固因子Ⅱ）阻害作用

4．抗凝固のモニタリング

　　用量不足の指標：ダイアライザーの残血

　　過量の指標：出血

　　ヘパリン・フサン用量のモニタリング：ACT（活性化全血凝固時間）を150～200秒に

2）持続的携行式腹膜透析（Continuous Ambulatory Peritoneal Dialysis：CAPD）

　　腹腔内にテンコフカテーテルと呼ばれるチューブを挿入し腹膜透析液を注入する。一定時間貯留（4から12時間程度）させ血液中の老廃物や余分な水分を腹膜を通して除去し、排液する。1日に交換する回数は残腎機能を考慮し、患者それぞれで異なる。血液透析と違い血液を体外に出すわけではないので抗凝固薬は不要。自身で交換をするCAPDと機械を使用し自動で行うAPDがある。APDでは夜間睡眠中に注排液を行うことが多い。

①腹膜透析液の特徴

1．ダイアニール®

　連続携行式腹膜透析（CAPD）液で、ダイアニール® PD-2とPD-4は高Mg血症や代謝性アシドーシスに適用される。

2．エクストラニール®

　浸透圧物質としてブドウ糖にかわりイコデキストリン（トウモロコシデンプン由来物質）を用

いた腹膜透析液で、慢性腎不全患者における腹膜透析に適用される。
3．レギュニール®

　緩衝剤（アルカリ化剤）として乳酸塩のかわりに重炭酸塩が用いられており、膜機能低下のリスクを軽減することが期待されている。

表4-10　腹膜透析液

	Na+	K+	Ca²⁺	Cl⁻	L-lactate⁻	pH	ブドウ糖
	mEq/L						g/L
ダイアニール®PD-2 2.5	132	0	3.5	96	40	4.5-5.5	22.7
ダイアニール®PD-4 2.5	132	0	2.5	95	40	4.5-5.5	22.7
ダイアニール®N PD-2 1.5	132	0	3.5	96	40	6.5-7.5	13.6
ダイアニール®N PD-4 4.25	132	0	2.5	95	40	6.5-7.5	38.6
	Na+	K+	Ca²⁺	Cl⁻	L-lactate⁻	pH	イコデキストリン
エクストラニール®	132	0	3.5	96	40	5.0-5.7	75
	Na+	K+	Ca²⁺	Cl⁻	HCO3⁻	pH	ブドウ糖
レギュニール®LCa 2.5	132	0	2.5	100	25	6.8-7.8	22.7
レギュニール®HCa 2.5	132	0	3.5	101	25	6.8-7.8	22.7

② CAPD のリスク・問題点
1．出口感染・トンネル感染：テンコフカテーテルはずっと留置したままなので、出口～皮下トンネルの細菌感染が問題となる。特に入浴が問題になる。
　　治療：抗菌薬の内服や外用を使用するが、改善しない場合はカテーテルの入れ替えが必要となることもある。
2．腹膜炎：細菌や真菌などがカテーテルを通して腹腔内に侵入し感染。症状として腹痛と排液混濁が重要である。
　　予防：バッグ交換時の清潔操作、手洗い・マスク着用。
　　治療：グラム陽性菌に対しバンコマイシン、セファロスポリン、
　　　　　グラム陰性菌に対し第3世代セフェム、アミノグリコシド投与。
3．被嚢性腹膜硬化症（ESP）：腸管が嚢状に癒着し、イレウスなどの症状を起こす。
　　長期 PD や腹膜炎による腹膜劣化により発症率が増加。PD 中止後に発症することが多い。
4．その他：大量のバッグの保管場所が問題となる。また、職場での腹膜透析への理解が必要。

（2）人工透析で代替しなければならない腎機能
1．水と Na を尿中に排泄する（汗を除き、Na はすべて尿中に排泄〔糞便中排泄なし〕）。
2．K を尿中に排泄する。
3．Ca を調節し P を尿中に排泄する。
4．老廃物（尿毒症物質）を尿中に排泄する。
5．エリスロポエチンを産生・分泌する。

１）水とNaを体外に排泄する
① HDの場合⇒限外ろ過によって除去される
　　除水量は除水コントローラーによって厳密に設定できる。通常は透析中に限外ろ過も行うが、限外ろ過のみ行う場合をECUM（Extracorporeal Ultrafiltration Method）と呼ぶ。
体内水分量のモニタリング⇒体重
　　HD終了後の体重をドライウェイト（DW）と呼ぶ。終了時にDWになるように除水設定する。透析間の体重増加は、中１日でDWの3％まで、中２日でDWの5％までが推奨される。
　　体重が増えすぎると除水量が増え、Na喪失量も増える⇒透析中低血圧の原因となる
DWの設定⇒うっ血性心不全の評価と同じ
　　１．胸部X線写真によるCTRの評価（50％以下が望ましい）
　　２．血漿BNP（脳性Na利尿ペプチド）値
　　３．血漿ANP（心房性Na利尿ペプチド）値
　　４．下腿浮腫
② CAPDの場合⇒浸透圧によって除去される
　　腹膜透析液を高浸透圧にすることにより、体内から水とNaが除去される。
浸透圧物質
　１．ブドウ糖：1.5％、2.5％、4.25％の製剤がある。
　　　ブドウ糖は体内に吸収されるため、長時間貯留では浸透圧差が小さくなり除水量が減る。
　２．イコデキストリン：トウモロコシデンプンの加水分解によるグルコースポリマー。体内に吸収されにくく、長時間貯留でも除水量が減らない。
腹膜平衡試験（PET試験）
腹膜機能の検査。high、high average、low average、lowの4段階に分けられる。
high：溶質除去はよいが、ブドウ糖の吸収も早く、除水が少なくなる。
　　⇒頻回交換（APDなど）により除水量増加。除水が少なければHDへの移行を考慮すべき。
low：溶質除去は悪いが、ブドウ糖の吸収が遅く、除水は多くなる。
　　⇒貯留量を多くすると透析効率が向上する。
透析液/血清クレアチニン比（D/P Cr）の上昇も溶質除去良好/除水不良の指標となる。
２）Kを体外に排泄する
　　高K血症は心停止、低K血症は不整脈の危険性がある。
① CAPDでは4 mEq/L×週60 L⇒240 mEq＝週18.4 g⇒2.6 g/日摂取可能
② HDでは、Kは2 g/日に制限され、CAPDより強いK制限
DW 60 kgで3％、3％、5％と体重増加⇒週6.6 kgの限外ろ過
　　⇒（Na 140 mEq/Lとして）Na 924 mEq＝週54.3 g（Na 1 g＝17 mEq）⇒7.8 g/日
　　⇒（K 4 mEq/Lとして）K 26.4 mEq＋（透析で1mEq/L除去されると仮定して）1 mEq/L
　　　×144 L
　＝170.4 mEq＝週13.1 g（K 1 g＝13 mEq）⇒1.8 g/日
HD透析液のK濃度が高い⇒低くすると低K血症の人が出てくる

③食事のK制限：生野菜・果物のKは多い。野菜はゆでこぼしを使う。缶詰の果物はKが少ないが、シロップが高Kとなっているので飲まないようにする。

④高カリウム血症改善薬

　適応：急性腎障害・慢性腎臓病に伴う高K血症

　薬理：消化管内でカリウムイオンを吸着し便中への排泄を促進

　ポリスチレンスルホン酸Na（ケイキサレート®散・DS）

　ポリスチレンスルホン酸Ca（カリメート®散・DS・経口液、ゼリー・顆粒）

　ジルコニウムシクロケイ酸ナトリウム水和物（ロケルマ®懸濁用散）

3）Caを調節し、Pを尿中に排泄する

CKD-MBD（Chronic Kidney Disease-Mineral Bone Disorder）

①リン排泄低下によるリン蓄積⇒骨細胞よりFGF23分泌⇒FGF23によるリン利尿と活性型ビタミンD_3産生抑制⇒活性型ビタミンD_3低下による腸管Ca吸収低下⇒低Ca血症による副甲状腺ホルモン（PTH）分泌亢進（二次性副甲状腺機能亢進症）⇒副甲状腺のポリクローナルびまん性過形成からモノクローナル結節性過形成へ

②CKD-MBDの治療

1．低Ca血症によりCa感知受容体刺激作用が低下し、PTH分泌亢進

　⇒Ca感知受容体アゴニストによりPTH分泌を抑制（PTH-intact 60〜180 pg/mLを目標）

シナカルセト塩酸塩（レグパラ®）

　適応：維持透析下の二次性副甲状腺亢進症

　薬理：Ca感知受容体（CaSR）アゴニスト。副甲状腺細胞からのPTH分泌抑制

2．活性型ビタミンD_3低下により低Ca血症

　⇒活性型ビタミンD製剤により腸管Ca吸収亢進（腸管リン吸収により高リン血症は悪化）

　⇒低Ca血症の改善⇒PTH分泌抑制

活性型ビタミンD_3製剤

　適応：維持透析下の二次性副甲状腺亢進症

カルシトリオール（ロカルトロール®）、マキサカルシトール（オキサロール®）、ファレカルシトリオール（フルスタン®、ホーネル®）、エルデカルシトール（エディロール®）

3．リン蓄積の改善：HDでは1回1,000 mg程度しか除去できない

　⇒高リン血症治療薬による腸管リン吸収抑制

　⇒食事中リンを800 mg/日に制限：（牛乳、肉・魚、ナッツに多い。豆乳、豆腐は少なめ）

高リン血症治療薬

　薬理：消化管内で食物由来リン酸イオンと結合してP吸収を抑制

　1）リン酸イオンに結合して不溶性塩を作るカチオン

　（昔はアルミニウム製剤を用いていたが、禁忌となった）

　沈降炭酸カルシウム（カルタン®）、炭酸ランタン水和物（ホスレノール®）、

　クエン酸第二鉄水和物（リオナ®）

　2）リン酸イオン結合ポリマー

セベラマー塩酸塩（フォスブロック®、レナジェル®）、ビキサロマー（キックリン®）

4）老廃物（尿毒症物質）を尿中に排泄する

　尿毒症物質の実体は不明。

①小分子量尿毒症物質：分子量500 Da 未満⇒透析拡散による除去

　　例：尿素（尿素自体は尿毒症物質ではない）

②中分子量尿毒症物質：分子量500 Da 以上⇒ろ過・吸着による除去

　　例：$β_2$ミクログロブリンなど

③尿毒症：腎不全で蓄積する老廃物（尿毒症物質）により起こる症状

循環器症状：うっ血性心不全、高血圧：Na の体内蓄積

肺水腫（尿毒症肺）、心膜炎（血性心嚢水）：血管透過性の亢進

神経系症状：レストレスレッグス症候群：ドパミン作用異常。鉄欠乏も関与

　　　　　　痙攣、脳症（不眠、傾眠、集中力低下、昏睡）

　　　治療：プラミペキソール（ビ・シフロール®）ガバペンチンエナカルビル（レグナイト®）

　　　　　　ロチゴチン（ニュープロ® パッチ）

消化器症状：味覚異常、食欲不振、悪心・嘔吐

皮膚症状：色素沈着

搔痒感：皮膚乾燥、Ca × P 高値も関与

　治療：ナルフィラフィン（レミッチ®）

　薬理：選択的 κ 受容体アゴニスト

出血傾向：毛細血管の脆弱性亢進、血小板機能低下

④ HD における透析効率の評価

１．尿素除去率（URR）65％以上が至適透析

　　　（透析前 BUN －透析後 BUN）/ 透析前 BUN ×100（％）

２．KT / V（ケーティーオーバー・ブイ）尿素 KT / V は、1.2以上が至適透析

　　　KT / V ＝ － ln（R － 0.008 t － f・UF / W）

　　　R：除去率（透析前濃度 － 透析後濃度）/ 透析前濃度、t：透析時間（時）、f：補正係数、

　　　UF：1回の透析あたりの総除水量（L）、W：患者体重

３．中分子物質：$β_2$ミクログロブリン　透析前を25～30 mg / L 以下

　　　透析アミロイドーシスの原因として沈着する物質

　　　　骨・軟骨への沈着：骨嚢胞、破壊性脊椎症、関節痛

　　　　軟部組織への沈着：手根管症候群、ばね指

　　　　治療：ハイパフォーマンスメンブレン（HPM）ダイアライザーを使用した HD

　　　　　　　$β_2$ミクログロブリン吸着カラム（リクセル®）を使用した HD

　　　　　　血液ろ過透析（HDF）：オンライン、オフライン

⑤ CAPD における透析効率の評価

　　Weekly KT / V　総 KT / V は1.7以上を維持することを推奨

　　総 KT / V ＝ 腹膜 KT / V ＋ 残存腎 KT / V

5）エリスロポエチンを産生・分泌する

エリスロポエチン分泌不全、低栄養、赤血球寿命短縮等による正球性正色素性貧血。

治療にはエリスロポエチン製剤の補充を行い、Hb 目標値は10 g / dL 前後

小球性（MCV < 80）低色素性（MCHC < 30）の場合は鉄欠乏性貧血を疑う。

鉄欠乏は鉄飽和率（Fe / TIBC）< 20%、フェリチン < 100 ng / mL（炎症がない場合）

①エリスロポエチン製剤（注射薬）

適応：腎性貧血

エポエチンアルファ（エスポー®注シリンジ、エスポー®皮下用）、エポエチンベータ（エポジン®注アンプル・注シリンジ）、エポエチンベータペゴル（ミルセラ®）、ダルベポエチンアルファ（ネスプ®）

②低酸素誘導因子プロリン水酸化酵素（HIF-PH）阻害薬（経口薬）

適応：腎性貧血

ロキサデュスタット（エベレンゾ®）、ダプロデュスタット（ダーブロック®）、バダデュスタット（バフセオ®）、エナロデュスタット（エナロイ®）、モリデュスタット（マスーレッド®）

③鉄製剤

適応：鉄欠乏性貧血

経口薬：硫酸鉄（フェロ・グラデュメット®）、フマル酸第一鉄（フェルム®）、クエン酸第一鉄Na（フェロミア®）、溶性ピロリン酸第二鉄（インクレミン®シロップ）、クエン酸第二鉄水和物（リオナ®）

注射薬：シデフェロン（フェリコン®）、含糖酸化鉄（フェジン®）、カルボキシマルトース第二鉄（フェインジェクト®）

4-3-B-3-4　慢性腎臓病診療および透析に関するガイドライン等

慢性腎臓病診療および透析に関するガイドライン等を掲載するウェブサイトを以下に示す。

表 4-11　ウェブサイトで参照可能なガイドライン等

慢性腎臓病（CKD）診療に関するガイドライン等	・エビデンスに基づくCKD診療ガイドライン2023、日本腎臓学会 https://jsn.or.jp/medic/guideline/pdf/guide/viewer.html?file=001-294.pdf ・医師・コメディカルのための慢性腎臓病　生活・食事指導マニュアル、日本腎臓学会 https://cdn.jsn.or.jp/guideline/pdf/H26_Life-Diet_guidance_manual-s.pdf
透析に関するガイドライン等	・腎代替療法選択ガイド2020、日本腎臓学会 https://cdn.jsn.or.jp/data/rrt_guide_2020.pdf ・腹膜透析ガイドライン2019、日本透析医学会 http://www.jsdt.or.jp/dialysis/3055.html

Column　多職種による慢性腎臓病患者サポートの意義

　多職種により慢性腎臓病（CKD）患者の管理・教育を行うことは、腎障害進行速度の抑制、腎代替療法導入の遅延、緊急透析の回避、腎代替療法の選択に関連することが報告されている。共同意思決定（Shared Decision Making：SDM）とは、医学的な情報や最善のエビデンスと、患者の生活背景や価値観など、医療者と患者が、双方の情報を共有しながら、一緒に意思を決定していくプロセスである。SDMに基づく多職種（医師・看護師・薬剤師・管理栄養士・医療ソーシャルワーカー）チーム医療による心理社会的ケアを含む患者指導や家族へのサポートは、腎機能低下の抑制や透析導入の遅延効果が示されている。加えて、より入念な説明が必要と考えられ、わが国では選択が極めて少ない腹膜透析の選択率増加にも寄与したとする報告がある。このように多職種によるチーム医療は、腎代替療法の選択にも影響すると考えられている。近年、多職種で連携し、より良い腎不全医療を推進させるために「腎代替療法専門指導士」制度が立ち上げられた。資格対象は看護師・保健師、管理栄養士、薬剤師、臨床工学技士、移植コーディネーター、および医師であり、職種横断的にCKDの腎代替療法の選択・療養指導に関する基本知識を有する腎代替療法専門指導士を育成し、透析医療だけでなく、腎移植医療や保存的腎臓療法を推進していくことが期待されている。

4-3-C 事例3：救急医療と呼吸不全症例：
肺炎・呼吸不全で搬送された老年期女性

4-3-C-1 ケース情報

■ケース情報①

【氏名】田中花子さん（仮名）

【年齢】76歳

【性別】女性

【現病歴】

〈場面1：救急車要請から病院搬送までの情報〉

・18：10　住民から「1週間くらい前から風邪気味で咳込んでいた76歳の母の様子が急におかしくなった」と119番に通報が入る。

・18：19　救急車が到着。標準的感染予防策のもと救急隊員は観察プロトコールに沿って状態を観察した。意識レベルJCSⅡ-20、呼吸数12回/分、脈拍触知するも不整あり。酸素マスク3L/分で酸素投与を開始した。体温38.8℃、血圧88/40 mmHg、SpO$_2$ 92％、脈拍数110回/分、不整。失禁を確認した。起坐呼吸であった。

・18：25　救急車に収容。夫に同乗してもらい、受け入れ可能なT大学病院高度救命救急センターに搬送が決定した。

　搬送中の車内でSpO$_2$モニターを装着し、観察を継続した。二次評価にて血圧82/40 mmHg、SpO$_2$ 94％、脈拍数124回/分、呼吸数6回/分。その後、呼吸数4回/分に低下したため補助換気を開始するも、2分後に呼吸停止となった。頸動脈は脈拍触知良好であった。オンラインで医師の指示を受け、気道確保のためラリンゲアルマスク（サイズ3／図4-4）を選択し、プロトコールに従って救急救命士が挿入した。6秒に1回換気を継続し、胸郭挙上は良好となる。胸部聴診で右肺野に呼吸時の雑音を認めた。

・18：40　T大学病院高度救命救急センターに到着。救急救命士から医師に、傷病者の状態につき経過報告を行った。長女もすぐに病院に到着し、患者は入院となった。

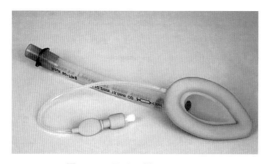

図4-4　ラリンゲアルマスク

〈現在内服中の薬剤（家族から預かったお薬手帳の記載情報）〉

ダビガトランエテキシラートメタンスルホン酸塩（プラザキサ®）カプセル（110 mg）　1日2カプセル　分2　朝夕食後

カンデサルタン シレキセチル（ブロプレス®）錠（4 mg）　1日1錠　分1　朝食後

シタグリプチンリン酸塩水和物（ジャヌビア®）錠（50 mg）　1日1錠　分1　朝食後

【既往歴および生活背景情報（救急救命士による、夫および長女からの聴取情報）】

　糖尿病、高血圧の既往があり、歩いて5分ほどのところにあるI病院に月1回通院していた。アレルギー歴なし。家族歴としては父親が心筋梗塞のため83歳で死亡している。夫と2人暮らし。ADL（Activities of Daily Living：日常生活動作）には問題なく、天気のよい日は、朝、夫と30分ほど散歩に出かけるのが日課であった。食欲良好、排便に異常なし。

　子どもは2人（娘）。長女は自宅から15分ほどのところに在住。もう1人は名古屋在住。喫煙歴はないが、夫が20代から40年間喫煙していた。現在は夫も禁煙している。60歳まで夫と飲食業に従事していた。孫の面倒を見に娘の家に行くのを楽しみにしていた。趣味は旅行。

夫：「つい最近まで元気だった、今日になって呼吸が苦しそうになり、病院に行こうとしていたのだけれども、そのあと動けなくなった。もっと早く病院に連れて行けばよかったのでしょうか。」
　　「救急車の中で呼吸が止まったと聞いて急に怖くなった。病院に着いて安心した。」と話した。
長女：「近所の人で年をとってから肺炎になって、入院したら病院で寝たきりになった人がいました。母もそうなってしまわないか心配です。糖尿病の人は抵抗力も低くなっていると聞いていますし……」と不安げに話した。

■ケース情報②
〈病院にて〉
・19：13　気管挿管が必要なため、医師より家族にインフォームドコンセント（informed consent：IC）が実施された（ケース情報③を参照）。

〈場面2：初療室からICUまでの情報〉
【病院初療室での観察内容と身体所見】

　意識レベルはJCS III-100。BS（血糖値）128 mg/dL。体温39.2℃。脈拍112/分（微弱）、整。血圧86/64 mmHg。呼吸数0回/分。SpO₂ 94%（ラリンゲアルマスク換気下、FiO₂ 100%）。

　眼瞼結膜と眼球結膜とに異常を認めない。頸部皮下気腫なし。

　甲状腺腫と頸部リンパ節とを触知しない。胸郭運動に左右差なし。胸部皮下気腫なし。

　心音に異常を認めない。右の前胸部にcoarse crackles（粗い断続性副雑音）を聴取する。腹部は平坦で、軟。顔面と四肢とに麻痺を認めない。腱反射に異常を認めない。四肢に浮腫を認めない。身長160 cm、体重48 kg。

134　4．多職種による統合演習

【病院初療室で行われた処置】

　ラリンゲアルマスクとバッグバルブマスク（bag valve mask：BVM）にて換気を継続した。換気は不十分であった。呼気終末二酸化炭素濃度（$ETCO_2$：end-tidal CO_2）モニターにて連続モニタリングし、$ETCO_2$ 80％。喀痰のグラム染色と培養検査を実施し検査室に提出した。

　末梢静脈路確保（右正中肘静脈）。大腿動脈を穿刺し、動脈血ガス分析を施行した。SARS-CoV-2 抗原検査 陰性、インフルエンザ抗原検査 陰性。

【12誘導心電図】

　12誘導心電図は幅の狭いQRS頻拍、不整あり、f波を認める。心拍数108／分。心房細動。ST-T変化なし。

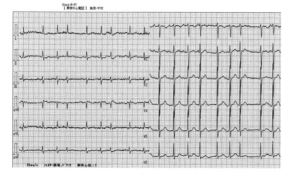

【ポータブルの胸部エックス線写真撮影】

ポータブルの胸部エックス線写真撮影所見
－両下肺野に肺門部中心の浸潤影を認める
－左横隔膜消失　シルエットサイン陽性　左下肺無気肺
－肺うっ血は認めない

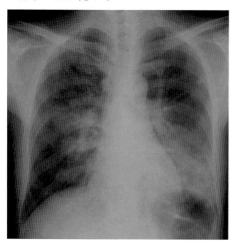

【インフォームドコンセント（IC）実施後の処置と集中治療室（ICU）入室後の治療】
・19：25　気管挿管の準備と実施

　右橈骨動脈に22 G でカニュレーション、圧センサーを接続して動脈圧の観血的モニターを実施。頭の下に枕を入れ、スニッフィングポジションとし、100％酸素で十分な酸素化を図りつつ、ミダゾラムとロクロニウムを急速静注して筋弛緩が得られたうえで、7.5 mm 気管挿管チューブを挿管した。気管チューブの位置確認は、喉頭鏡モニターおよび聴診にて行った。心窩部に水泡音（ゴボゴボ音）のないことを確認後、胸部を4点聴診し肺胞音を確認した。カプノメーター装着。

・19：30　気管挿管の確認と ICU 入室

　呼気終末二酸化炭素濃度をカプノメーターで測定すると75 mmHg を示した。矩形の連続波形を確認し、固定器具にて気管チューブを固定した。また、気管挿管後、ポータブル胸部単純エックス線検査も実施し、19：50に集中治療室（ICU）入室となった。

　バイタルサインを再確認すると、収縮期血圧は64 mmHg に低下。HR 154／分、SpO_2 99％であった。乳酸リンゲル液約30 mL／Kg の急速輸液を継続、人工呼吸器装着となった（＊人工呼吸器設定 Evita® V300 SIMV モード、酸素濃度〔FiO_2〕1.0、一回換気量〔TV〕400 mL、換気回数10／分）。PEEP（呼気終末陽圧）8 cmH_2O。吸気呼気比（Ⅰ：Ｅ比）1：2。

　肺炎、敗血症性ショック（septic shock）と判断して、敗血症ガイドラインに従い治療を開始した。

　抗菌薬 SBT／ABPC（スルバクタム／アンピシリン）と AZM（アジスロマイシン）の投与を開始。右内頸静脈より中心静脈ラインを超音波ガイド下セルジンガー法にて挿入。輸液の持続投与を開始し、中心静脈圧測定を行った。

【輸液指示内容のまとめと ICU 経過】

　初療室にて約1,500 mL の輸液を投与し、その後中心静脈ラインより乳酸リンゲル液を、400 mL／h で輸液を開始した。輸液負荷にもかかわらず、平均血圧が65 mmHg 未満であったので、ノルアドレナリンを0.05 μg／Kg／分で開始した。血圧の上昇が不十分であったため副腎皮質ステロイドの投与を行った。翌朝8：00までに 6,000 mL の輸液総量となり、ノルアドレナリン 0.1 μg／kg／分投与の下で平均血圧が70 mmHg を超えた。

　ICU 入室後は、プロポフォール、フェンタニルを投与し、呼吸管理のための鎮痛、鎮静を行っている。

－尿量は入院後約6時間後より約0.5 mL／kg／h、翌朝8：00には1.2 mL／kg／h となった

【検査所見】

血液検査の所見：赤血球456万、Hb 13.9 g／dL、Ht 44％、白血球23,500（桿状核好中球15％、分葉核好中球65％、単球3％、リンパ球17％）、血小板1.9万。総蛋白6.6 g／dL、アルブミン3.2g／dL、AST 19 IU／L、ALT 17 IU／L、LD 292 IU／L（基準176～353）、ALP 256 IU／L（基準115～359）、γ-GTP 41 IU／L（基準8～50）、CK 108 IU／L（基準30～140）、尿素窒素

82 mg / dL、クレアチニン2.53 mg / dL、血糖128 mg / dL、Na 133 mEq / L、K 4.0 mEq / L、Cl 96 mEq / L、HbA1c 6.5%。CRP 23.1 mg/dL。

動脈血ガス分析（気管挿管前）：FiO_2 1.0、pH 7.087、pCO_2 144.4 mmHg、PaO_2 70.9 mmHg、HCO_3^- 41.6 mmol / L、BE（base excess）9.6 mmol / L、LACA 4.5 mmol / L

血液凝固検査：血小板数　19,000 / μL、FDP 98.0 μg / mL、プロトロンビン時間 PT（INR）1.27

尿定性検査の所見：性状　混濁、色調　橙色、蛋白（＋）、潜血（−）、白血球（2＋）、亜硝酸塩（−）、細菌（＋）

肺炎球菌：尿中抗原陽性、レジオネラ：尿中抗原陰性

【肺炎重症度評価：pneumonia severity index】
A-DROP：Japan Respiratory Society community associated pneumonia severity index
合計 5 点

【qSOFA（quick Sequential Organ Failure Assessment）診断基準】
血圧 86 / 64 mmHg、呼吸数 0 、JCS Ⅲ -100
　⇒ qSOFA　2 以上

【急性期 DIC 診断基準】
・SIRS 3 項目以上陽性：1 点
・フィブリン分解産物（FDP）3 点：25 μg / mL 以上
・血小板数　3 点：80,000 / μL　以下
・PT（INR）1 点：1.2 以上
・判定　合計 8 点　DIC と診断（4 点以上；DIC）

【重症度評価】
・APACHE Ⅱ score 25 点
・SOFA（Sequential Organ Failure Assessment）　12 点

【ICU 経過】
ICU 第 2 病日　ショック状態を離脱
ICU 第10病日　抜管、人工呼吸器離脱
ICU 第13病日　ICU 退出後一般病棟へ

■ケース情報③
【家族への IC 内容】
・19：13　気管挿管が必要なため、医師より家族にインフォームドコンセント（IC）が実施された。

医師：医師の高橋です。ご自宅で意識がなかったということで救急車が呼ばれ、救急隊の方々が着いた時点で血圧がかなり低くてショックという状態でした。この高度救命救急センターに運ばれてきましたが、運ばれてくる間に呼吸も止まってしまったようで、今、無呼吸の状態です。人の手で呼吸の補助をしていますが、深刻な呼吸不全の状態です。現在、十分な呼吸ができず酸素が取り込めず、さらに二酸化炭素も排出できないナルコーシスという状態になっています。酸素を取り込んで二酸化炭素を吐き出すという呼吸、この呼吸がうまくいっていません。酸素の取り込みが悪いのとそれから二酸化炭素の排出が、どうもうまくできていないようなのです。

　意識状態が悪いのもそれが原因かもしれません。心筋梗塞などの可能性も否定できませんが、おそらく肺炎が原因ではないかと思われます。血圧が下がっていることを考えると、敗血症になっている可能性もあります。極めて危険な状態です。このまま何も手を施さなければ、死に至る可能性が極めて高いという状態です。

夫：えっ、そんなに大変な病気だったのですか。いったいどうしてそんなことになってしまったのでしょう。年をとると肺炎も命とりになると聞いています。治るのでしょうか。

医師：現在の状況は極めて深刻です。何か治療を施せばよくなる可能性というのはもちろん残されています。まず現時点で行わなければいけないのは、止まってしまった呼吸を何とか回復させてあげるということです。今、呼吸停止の状態なので気管挿管、呼吸管理が必要です。その後は抗菌薬を投与し、呼吸循環管理が必要です。そのような状態だと、一般の病院や一般のお部屋では治療ができませんから、集中治療室に入院をしていただいて治療をしていく必要があります。気管挿管をして人工呼吸を施せば必ずよくなるというふうに思うかもしれませんが、これもやっぱり100％治るとは言い切れません。いろんな治療を施したとしても病気の勢いがその治療に勝ってしまえば、このまま治療を施したとしても亡くなってしまう可能性はあります。

　ただ、今は治療を施さなければ確実に亡くなるというのがもう目に見えていますから、われわれはやはり気管挿管をして、人工呼吸を施して、そして集中治療も選択する必要があると考えます。気管挿管をしても肺炎が悪化して命を落とすことになるかもしれません。まだ検査の途中なので細かいことはお話しできませんが、気管挿管をして集中治療を行うという判断が必要です。

長女：口から管を入れて人工呼吸につながれている状態になるわけですね。本人は苦しくないのですか。よくなるのだったらどんな治療でもよいので行ってください。一昨日までは、元気だったんです。糖尿病も毎日薬をしっかり飲んでいましたので血糖値も悪くなかったかと思います。ただ、血圧が高かったのは心配です。意識がないのは脳卒中みたいな状態ではないでしょうか。

医師：脳に関してはこれから精査していく必要があります。お薬手帳を提示していただきましたので、飲んでいる薬を調べて対応したいと思います。どこの医療機関にかかってらっしゃるのか、そういう情報もあるので、そちらとも連携しながら情報を評価していき、検査をして調べたいと思います。苦しくないかについてですが、鎮痛薬と鎮静薬などの痛みを

取って眠くなるような薬を使いながらお身体に負担にならないように治療していきたいと思っています。肺炎が重篤化する場合は呼吸器からの離脱が難しくなる可能性があります。その場合は気管切開が必要になるかもしれません。人工呼吸器から離脱できないということも起こりえます。
　　　気管挿管して集中治療を行うという方針でよろしいでしょうか。

長女：お話はよくわかりました。万が一、気管切開をするようになったら、母はどんなふうに思うでしょうか。心配ですけれども、治療についてはお任せするしかないように思います。年をとると入院しただけで足腰が立たなくなってしまうと聞いています。元のように旅行に行けるようになればいいと思いますが、いかがでしょうか。あと、母はテレビで人工呼吸器のついている患者さんを見て「苦しい思いをしたくないね」と言っていました。でもきっと元気になって、また外に出たいと考えていると思います。ぜひお願いします。

医師：わかりました。全力を尽くします。処置が終わったらまた説明をいたしますのでお待ちください。その他、何かお聞きになりたいことがあったら、看護師にお伝えください。

4-3-C-2　学修課題

1．事前学修

　事例を読んで、重要なこと、診断・治療および療養上、問題だと思われること、わからない用語などを、まとめておいてください。

2．グループ学修
- グループで、事例の読み合わせをしてください。
- 救急車要請から病院搬送までと内服中の薬剤情報から、SBAR（4-3-C-3事例関連講義資料参照）に沿って情報を整理しましょう。
- 救急隊員（救急救命士）になったつもりで、SBARに沿って搬送先の医療チームに申し送る内容をまとめましょう。
- KJ法（→ p.214）を参照して、診断・治療上および療養上、問題だと思われる点（高齢者医療の倫理的問題も含む）をまとめてください。
- 患者と家族の診断・治療上および療養上の問題点をアセスメントしてください。
- アセスメント結果に基づいた治療やケア・支援の計画を立ててください。

課題の詳細とワークシートの例は、付録2（→ p.216）を参照してください。

4-3-C-3　事例関連講義

4-3-C-3-1　医療コミュニケーション：チーム医療には有効なコミュニケーションスキルが必要です。

（1）医療チーム内での情報交換のための戦略：information exchange strategies
　SBAR：Situation-Background-Assessment-Recommendation（エスバー）の活用

  Call-Out：コールアウト、大声で指示
  Check-Back：チェックバック、確認
  Handoff：ハンドオフ、手渡しする

（2）インフォメーションのための戦略：SBAR を使うと効果的な情報交換が可能となる。
 チームメンバーがうまくコミュニケーションをとるためのフレームワーク：次の内容を順に話す
 Situation──何がおこっているの？
 Background──臨床的背景、前後関係は？
 Assessment──その問題についてどう評価した？
 Recommendation──推奨　どうしたらいいと思う？

（3）緊急治療におけるコミュニケーションで重要なのは？
1）蘇生チームに必要なものは、まずコンピテンシー（能力）
 知識　たとえば　不整脈診断
 技能　たとえば　気管挿管
 態度　たとえば　家族に対する配慮
2）蘇生チームにさらに必要なものは、チームダイナミクス
 チームダイナミクスとはチーム内のコミュニケーションスキルでもある。
 クローズドループコミュニケーション
 明確な指示
 明確な役割と責任分担
 情報の共有
 自己の限界の認識
 建設的な介入
 再評価とまとめ
 互いの尊重

（4）緊急治療チームの要素として、リーダーとメンバーの関係も重要です。
1）リーダー（team leader）の役割
 チームをまとめる
 チームメンバーの仕事ぶりを監視する
 チームメンバーを支援する
 優れたチーム行動の模範となる
 訓練、コーチする
 理解を促す
 患者治療を総合的に見る
 批判的思考を用いる

2）メンバー（team member）の役割
　役割分担を明確にする
　職責を果たせるように備えておく
　練習を十分に積んでおく
　各種アルゴリズムに精通する
　成功に尽力する
　チームリーダーとメンバーの関係：リーダーが役割を指示する（役割分担を明確にする）

4-3-C-3-2　気管挿管：医療チームには細部（detail）の共有が必要です。気管挿管の手順を復習しよう。

（1）気管挿管
1）気管挿管：手順1
傷病者の頭部下に枕、タオルを敷く、器材の最終チェック
後屈位とし、スニッフィングポジション
オトガイ下方圧迫法、クロスフィンガー法でしっかり開口する
過剰な頭部後屈は不要
2）気管挿管：手順2
喉頭鏡は接合部近くを持つ、半円を描くように挿入
口蓋垂を確認、喉頭蓋を探し、喉頭蓋谷までブレードの先を進める
ミラー型の場合は喉頭蓋そのものを持ち上げる
3）気管挿管：手順3
上顎歯を支点として、こねるような、回転させるような力を加えてはならない
歯牙損傷の可能性がある
BURP法で甲状軟骨を後方、上方、右方へ押す
目を離さず、チューブを受け取る、スナップをきかせて（上方向で）挿入する
4）気管挿管：手順4
チューブの先端が声門を越え、カフの部分が入り始めたところで、スタイレットを抜去
チューブが抜けないように、カフの近位端が1～2 cm程声門を越えたところで挿入をやめ、喉頭鏡を抜去する
チューブの深さは、おおむね男性で20～24 cm。女性で19～22 cm。しっかりと固定する
5）気管挿管：気管挿管の合併症
①食道挿管（食道挿管に気づかない）
②片肺挿管
③組織・臓器損傷
④緊張性気胸
（2）気管挿管後、突然換気ができなくなったら何を考えるか？
①位置異常

②閉塞
③気胸
④器具の異常

4-3-C-3-3　呼吸不全—人工呼吸：医療チームには細部（detail）の共有が必要です。人工呼吸を復習しよう。

（1）呼吸不全—人工呼吸：適応
① RSI（rapid sequence intubation または induction）の際、人工呼吸が必要になる。筋弛緩剤の後に作用時間の短い麻酔薬が投与される
② 手術時の人工呼吸：吸入麻酔器は手術麻酔に使用される、人工呼吸機能あり
③ ICU（集中治療室）などで長期人工呼吸管理

（2）呼吸不全—人工呼吸：バッグバルブマスクによる人工呼吸（換気）の注意点
　呼吸機能停止のみの場合、6秒に1回の割合で人工呼吸を行う。
　心肺機能停止の場合、気管挿管や声門上気道デバイスで十分気道が確保されているときは、6秒に1回の割合で人工呼吸を行う。
　1回換気量が少ない場合、呼吸に合わせて6秒に1回の補助呼吸を行う。
　小児の場合、呼吸数10／分未満の徐呼吸では、呼吸停止を待たずに人工呼吸を開始する。
　小児の呼吸停止の場合（脈が60／分以上しっかり触れるとき）、3～5秒に1回の割合で人工呼吸を行う。

（3）RSI（rapid sequence intubation または induction）の際の薬剤
1）ミダゾラム：ベンゾジアゼピン（BZP）系の麻酔導入薬・鎮静薬　商品名：ドルミカム®
2）プロポフォール：麻酔導入薬・鎮静薬液体で脂溶性　商品名：ディプリバン®
3）ロクロニウム：非脱分極性筋弛緩薬　商品名：エスラックス®

4-3-C-3-4　問題点の理解のために1：ガイドラインに基づく敗血症性ショック治療

（1）敗血症性ショックの症候
1）感染部位の症状（腹痛など）
2）倦怠
3）発熱
4）悪寒戦慄
5）頭痛筋肉痛
6）意識障害
7）食欲低下、悪心嘔吐

（2）敗血症性ショックの主症状
1）感染部位の徴候
2）38.5℃以上の発熱　低体温の場合もある
3）意識障害
4）ショック　循環不全　輸液だけでは血圧が保てない状態
　初期には末梢が温かい warm shock、末期には末梢が冷たい cold shock

（3）敗血症性ショックの診断治療
1）感染部位の検索、感染源に対する治療が重要！⇒経験的抗菌薬治療など
2）呼吸循環管理
3）包括的全身管理
4）血糖管理
5）臓器不全に対する治療

4-3-C-3-5　問題点の理解のために2：肺炎重症度評価スコアの活用
（1）市中肺炎 CAP A-DROP スコアあるいは A-DROP システム
A（age）：男性70歳以上、女性75歳以上
D（dehydration）：BUN 21 mg/dL 以上または脱水あり
R（respiration）：SpO$_2$ 90%以下（PaO$_2$ 60 torr 以下）
O（orientation）：意識障害あり
P（pressure）：血圧（収縮期）90 mmHg 以下

軽症：上記指標のいずれも満足しないもの
中等度：上記指標の1つまたは2つを有するもの
重症：上記指標の3つ以上を有するもの．ただし意識障害・ショックがあれば1項目のみでも重症とする
超重症：上記指標の4つまたは5つを有するもの

（2）A-DROP を使用した、重症度分類による治療場所の決定
　超重症：上記指標の4つまたは5つを有するものは ICU 入室の適応である

4-3-C-3-6　問題点の理解のために3：DIC の基本
（1）DIC（disseminated intravascular coagulation）
・基礎疾患の存在下における著明な全身性凝固活性状態
　（敗血症では、リポポリサッカライド、サイトカインが DIC 発症に重要な役割を演ずる）
・急性期 DIC 診断基準（日本救急医学会）と厚生労働省 DIC 診断基準がある
・感染症例では、急性期 DIC 診断基準が有用である

（2）DIC　急性期 DIC 診断基準項目
・出血症状または臓器不全、SIRS
・血小板減少
・プロトロンビン時間（PT）延長
・FDP（フィブリン分解産物）高値
・フィブリノーゲン　低下

（3）DIC 予後と治療
・原疾患によって死亡率が変わる重篤な合併症
・死亡率が高い
・年齢、臓器不全や止血機構の異常が死亡のリスクファクター

> **Column　SOFA スコア、qSOFA スコア**
>
> 　SOFA スコアとは臓器不全の重症度を算出するスコアであり、高いほど死亡率が高くなる。P / F 比、クレアチニン値、総ビリルビン値、血圧、血小板、GCS（グラスゴーコーマスケール）で算出される。2016年に発表された敗血症のガイドライン、いわゆる Sepsis 3 では、敗血症の定義にこの SOFA スコアが用いられた。集中治療室内での多臓器患者の診療の指標に用いられる。医療チームが、「深刻な病状です」と患者の家族に説明する背景にはこのようなスコアリングという評価がある。医療チームは、現在の SOFA スコアを共有することで患者の病状を共有することができる。
> 　重症患者の急性期治療で医療チームは、医療チーム内で問題点プロブレムを整理し、患者の重症度を正確に評価し、ガイドラインに基づいた治療を考え、患者家族に十分な説明をして同意してもらう。
> 　これらの詳細な分析的過程を経て患者との共感が可能となる。
> qSOFA スコア：呼吸数 ≧ 22 / 分、収縮期血圧 ≦ 100 mmHg、意識レベルの低下（GCS ≦ 14）3 項目中 2 項目を満たすと敗血症の可能性が高い。

4-3-C-3-7　診療ガイドライン

敗血症診療ガイドラインおよび解説動画を視聴可能なウェブサイトを以下に示す。

・日本版敗血症診療ガイドライン2024（J-SSCG2024）、日本版敗血症診療ガイドライン2024特別委員会、日本集中治療医学会・日本救急医学会
https://doi.org/10.3918/jsicm.2400001

・日本版敗血症診療ガイドライン2020（J-SSCG2020）解説動画
https://xn--ucvv97al2n.com/medical_personnel

4-3-D 事例4：緩和医療：
大腸がんを再発した壮年期女性

4-3-D-1 ケース情報

■ケース情報①

〈診療録からの情報〉

【氏名】和田香織さん（仮名）

【年齢】50歳

【性別】女性

【疾患】大腸がん　リンパ節・肝転移

【主訴】会陰部と右下肢の痛み、食欲不振

【現病歴】

・X-2年5月　　　S状結腸癌Ⅱ期と診断され、T大学病院外科にて手術を受けた。
・X-1年12月　　腹部CTにて骨盤内再発を認め、外来化学療法を開始
・X年5月1日　　2週前から会陰部に痛みを感じ始めたため、ロキソプロフェンを開始
・X年8月15日　右下肢大腿部から膝にかけて強い痛みがありオキシコドン徐放錠を併用開始
・X年8月30日　痛みは楽になったが、食欲が低下し食事がほとんど摂れなくなったため、食欲不振と右下肢痛に対する精査目的でT大学病院外科に入院となった。

【身体所見】

血圧：102/65 mmHg　　脈拍：68回/分（整）　SpO_2：98%

胸部所見：呼吸音正常、心雑音なし

腹部所見：やや膨満　打診にて鼓音＋　圧痛なし　腸蠕動音やや亢進

【画像所見】

8月30日骨盤CT：仙骨前面から右側にかけて腫瘤が増大している。

【8月30日入院前外来での血液検査結果】

Alb	2.9 g/dL	WBC	$32 \times 10^2 / \mu L$
AST / ALT	20 / 18 IU/L	Hb	11.0 g/dL
ALP	167 IU/L	Plt	$17 \times 10^4 / lL$
BUN / Cre	11.7 / 0.90 mg/dL	CRP	3.0 mg/dL
K	4.4 mEq/L	Ca	8.8 mg/dL

【現在投与されている薬剤】

　ロキソプロフェン（60 mg）1回1錠1日3回 毎食後

　オキシコドン徐放錠（10 mg）1回1錠1日2回12時間毎

　レスキュー薬として、オキシコドン速放性散剤（2.5 mg）1回1包 疼痛時

　ナルデメジン（0.2 mg）1回1錠1日1回 朝食後

【既往歴】特記すべきことなし

【アレルギー歴】薬剤、食物ともになし

【喫煙・飲酒歴】手術を受けた2年前からいずれもなし
【家族歴・家族背景】
　夫54歳、息子17歳（高校2年生）と3人暮らし。父は75歳（6年前）のときに脳血管障害にて死亡。母は79歳、青森で一人暮らし、健在。

【生活背景】
　製薬企業の事務職。8か月前に外来化学療法が始まってから、仕事は有給休暇や病欠、時短勤務でなんとか続けている。最近は右下肢痛と肛門周囲痛が強くなってきたため、職場で座り続けたり、座ったり立ったりするような動作が億劫になってきている。大腸の手術を受けた直後は排便について気を付け、都度主治医に相談するなどしていたのだが、化学療法室での治療が開始されてからは治療中にトイレには立ちたくない気持ちが先行し、また、他の患者さんがいるため、便のことや肛門周囲の痛みについては話しづらいと感じている。食欲不振は抗癌剤が始まった後も少し感じていたが、食べられなくなってきたと自覚したのは、最近、便の回数が減少するようになってきてからだ。職場では、痛いときに飲むようにと処方されたレスキュー薬はほとんど飲んでいない。
　夫は別の会社に勤務する会社員で、患者（妻）の家事を手伝うなど協力的である。一度だけ夫から、仕事を辞めてはどうかと言われたことがあった。高額療養費制度の申請は済んでいる。息子は大学受験を控えている高校2年生。
　趣味は家族旅行。
　化学療法室の看護師から、医療用麻薬をやめられないか相談を受けたことがあるという申し送りがあった。

〈入院後の情報：入院時の痛み等の身体所見〉
【入院後の経過】
・疼痛および関連する身体症状（8月30日の状態）※〇/〇は痛みの評価スケール（NRSスケール）
　・右下肢痛
　　　座位から立位、立位から座位をとったときに2回/日程度、8/10の強い突出痛を感じる。動かなければ普段は3/10
　・会陰部（肛門周囲痛）
　　　長時間座位をとっていると、普段3〜5/10くらいの疼痛が8/10くらいになる。
　　　医療スタッフには、なかなか肛門周囲痛と言いづらく、困っている。「お尻が痛い」という表現にとどまっている。横になって生活したくなってしまうような疼痛である。
　・下腹部　2/10
　　　持続的な疼くような疼痛、左右差はあまり感じず、漠然と下腹部が痛いと感じている。
・これらの疼痛は、排便とは関連していない。
・8月15日のCT画像（次ページ・図4-5）を供覧する。
・化学療法が始まってしばらくしてから、手のひらや足の裏にビリビリしたような違和感を弱く感じるようになった。2〜3/10程度。それ以降の悪化はない。

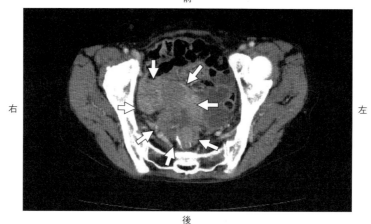

図4-5　骨盤CT：骨盤底に仙骨前面から右側にかけて腫瘍が増大している（矢印）

■ケース情報②
【患者の語り】
　患者の語りといっても、患者が自らすべてを話してくれるわけではない。患者の心理状態に配慮しながら、コミュニケーション技術を用いて引き出していった内容であることに留意して欲しい。

○再発したときの心の動きと最近の心の揺れ
・8か月前、再発したと聞いたとき、がんの告知を受けたときよりもっとショックだった。説明を受けた外来の直後は、何も手に付かない状態だった。もう死ぬのかなと涙がこぼれてきて、寝られない夜が続いた。ただ、抗がん剤の治療ができると聞いていたので、徐々にどんな治療か調べようという気持ちになってきて、2週間後の次の外来の頃には、副作用や効果について確認したうえで、まずは治療を受けてみようと思うことができるようになってきた。
・この1か月間は、このところ急に痛みが強くなったことで、気持ちが揺らぐことがある。

○痛みはがんの進行のサインではないかと心は揺れる
・今回の痛みで、肛門周囲痛はがんの再発によるものだと思っている。しかし、右足がなぜ痛いのかまだ説明を聞いていないので、不安を感じている。今回の入院で、痛みの原因について検査をしてほしい。また、痛みが出てくるのは、今の抗がん剤が効いていないためではないかという点について説明してほしい。痛みの治療だけではなく、抗がん治療によって成果をあげ、その結果痛みがとれてくるのが最もありがたく、先に痛みだけをとる治療をすることに不安を感じている。

○麻薬を止めたかった理由：たずねなければわからない理由を患者は抱えている
・痛みは、座位のときや座位から立ち上がったときに増悪する。

- オキシコドンが開始になり、かなり楽になった。ただ、以前から念願だった家族とのヨーロッパ旅行は、麻薬をやめれば行けるのではないかと思っているため、できればやめたいと考えている。それで時々薬を抜いてみていた。家族と海外旅行に行けるのは、もしかすると最後になるかもしれない。しかし、薬を抜くと痛みは強くなる。
- 頓用のレスキュー薬も効果は実感している。しかし、職場では同僚の目が気になり、レスキュー薬を自分の席で内服することに抵抗があった。周りに心配されたり、病状が悪いのだろうと思われたくないため、我慢することが多かった。

⇒注目ポイント

　　患者は、麻薬だから嫌だと思っていたわけではなく、効果は実感していた。最後になるかもしれない海外旅行に行きたいという思いから、やめられないかと看護師に質問していたことがわかった。医療者は、患者から質問を受けたらどうしてそう思うのか確認することが重要。また、レスキュー薬の飲み控えも、麻薬だから嫌なのではなく、環境が要因だったことがわかった。

○食欲不振の原因
- 抗がん剤の投与を受けると、2日目位までは悪心で食欲が落ちることはあったが、1週間程度経過すると、再び食欲は戻ってきて、3食しっかり食べられていた。オキシコドンを開始した直後はしばらく大丈夫だったが、このところ便が思うように出なくなってきた頃から、食欲がなくなった。そして、体重が2kg減ってしまった。

⇒注目ポイント

　　患者の食欲不振を鑑別すべき病態として、以下が挙げられていただろうか。
　　　　・抗がん剤の副作用
　　　　・医療用麻薬の開始直後に起きる悪心 ⇒耐性ができ、数日で消失する
　　　　・医療用麻薬の便秘の悪化による食欲不振
　　　　・大腸がんの進行・骨盤底の腫瘍による圧排・浸潤等による便秘やイレウス

　　医療用麻薬の便秘に対してナルデメジンが投与されていたが、それだけでは不十分で、大腸がんの進行や動くことが億劫になったことなどの多くの原因によって、便秘のリスクが増大したと考えられる。

○社会的苦痛とスピリチュアルペイン
- 医療費は、会社の健康保険（3割負担）で賄えている。会社の産業医と相談し、化学療法投与日から3日間は有休、以後時短を認めてもらっている。年度を跨ぎながら使っていた有休が少なくなってきている。上司や産業医はよく話を聞いてくれる。
- 抗がん剤を始めたとき、病院会計と調剤薬局での支払いを合わせると、多い日では9万円以上になることもあった。このままでは大変なことになると感じたとき、たまたま化学療法室に置いてあったパンフレットを見つけた。それにより、お金が返ってくる制度があることを知り、医療福祉相談室の医療ソーシャルワーカーに相談し、その制度（高額療養費制度）を紹介して

もらった。この制度があり助かっている。
- 自分（患者）は薬剤師の免許を持っていて、事務職ではあるが、製薬企業に勤務している。夫は仕事は辞めてもいいんじゃないかというが、今の仕事を続けるのは収入のためだけではなく、自分らしさを失わないため。退職はしたくない。肛門周囲や動いたときの痛みや痛み止めのことを考えると、有休がなくなったら、休職はしかたないと思っている。その先のことは今は考えたくない。

○現在の日常生活の状況と今後のこと
- 主に、自宅と職場の往復の生活。休みの日は横になって寝ていることが多い。自分の身の回りのことは何とか自分でできている。夫は、残業を控えて家事をよく手伝ってくれている。ただ、8月に入って、急に体がよくない状態になってきたと感じていて、今後、寝たきりの時間が長くなったとき、何か介護支援のようなものを受けられるのか、知っておきたい。そうなる前に、家族3人で海外旅行をしたい。多分、最後になるだろう。

○患者の周りとの関係性
- 痛みが出始めて、不眠が続いている。寝られないと、気弱になる。あまり、家族に弱音を吐いたことはなく、人に甘えるのは得意ではない。でも、それが自分らしさだと思っている。
- 親戚や友人には病気のことはあまり話していない。いろいろと聞かれたくないからだ。夫には何でも話せているし、病院の検査結果や治療方針などの詳しい説明の時には、いつも同席してもらっている。息子には2年前に手術をしたとき、大腸がんであることは説明した。再発は伝えておらず、外来化学療法は念のための治療と説明し、今回の入院は検査のためと説明している。大学受験を控えた高校2年生なので、心配させたくない。青森の母にも同じような説明をしている。

○スピリチュアルペイン
- 日記を時々書いている。最近、自分自身の人生を振り返る言葉が増えてきた。診断されたときと再発がわかったとき、いつごろまで生きられるのだろうかと考えた。死ぬのは怖い。自分は何も世の中に残せていないと思う。
- 48歳でのがん診断、50歳での再発は若すぎる。道ですれ違う人たちや電車の中の人たちを見ると、なぜ、自分だけがこうした状況に甘んじなくてはいけないのか不公平に感じることがある。でも、こうした人生にも意味を見出そうとしている自分がいることにも気がついている。この感情を今後どうしていけばよいか、今はわからない。寝られないときは、このようなことを思うこともある。

4-3-D-2　学修課題

1．事前学修

　事例を読んで、重要なこと、診断・治療および療養上、問題だと思われること、わからない用語などを、まとめておいてください。

2．グループ学修
・グループで、事例の読み合わせをしてください。
・KJ法（→ p.214）を活用して、診断・治療上および療養上、問題だと思われる点をまとめてください。
・患者と家族の診断・治療上および療養上の問題点をアセスメントしてください。
・アセスメント結果に基づいた治療やケアの計画を立ててください。

課題の詳細とワークシートの例は、付録2（→ p.216）を参照してください。

4-3-D-3　事例関連講義
4-3-D-3-1　がん患者の抱える辛さ
　患者の苦しみは身体的な要素だけではなく、社会的、精神的、スピリチュアルな要素が互いに影響し合い、全体として苦しみを形成しているため、これらをすべて含む総体として捉えていくことが大切である（図4-6）。その中において、特に問題となるがん疼痛から話を進めていく。

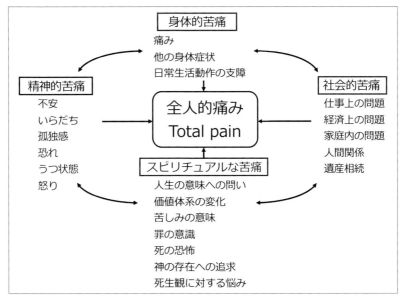

図4-6　トータルペイン（全人的苦痛・苦悩）

4-3-D-3-2　がん疼痛と治療
(1) 痛みの評価
1) 痛みの種類と患者が感じる痛みの表現（次ページ・表4-12）
①侵害受容性疼痛
　①-1　内臓痛 visceral pain：内臓知覚神経が伝導する疼痛
　　疼痛部位が不明瞭 ⇒侵害受容器が少なく、脊髄入力が複数の分節に入るため
　　鈍い痛み、比較的広く漠然とした痛み ⇒オピオイドが効果的

①-2　体性痛 somatic pain：体性知覚神経が伝導する疼痛
　　疼痛部位が明瞭 ⇒侵害受容器が多く、脊髄入力が1つの分節に入るため
　　鋭い痛み、狭い範囲で「突出痛」の原因となることがある。
　　例　立位時の下肢痛、咳嗽時の胸痛など
　　⇒突出痛に対してレスキュー薬の処方を行う

②神経障害性疼痛 neuropathic pain：末梢神経の障害により生じる疼痛
　・単神経障害　：例　椎体骨転移による根症状（1本の場合）など
　　　　　　　　　　　神経支配領域の電気が走るような痛み
　・多発神経障害：例　化学療法誘発性神経障害性疼痛など
　　　　　　　　　　　手袋 - ソックス型神経障害
　プロスタグランジンによる侵害受容器の感作は減弱し、オピオイド受容体の機能低下
　⇒オピオイドの効果が乏しいとき、鎮痛補助薬の併用が効果的な場合がある

表4-12　痛みの種類と患者が感じる痛みの表現

痛みの種類		特徴	痛みの表現
侵害受容性疼痛	内臓痛	鈍い痛み 比較的広く、境界不明瞭 オピオイドが効きやすい	ズーン／重ったるい感じ／場所がはっきりしない
	体性痛	鋭い痛み 局在　突出痛 膜への浸潤が原因となりやすい（骨膜、腹膜、胸膜など） オピオイドが効き辛いことあり レスキュー薬の準備	刺されたような／ズキッと／場所がはっきりしている
神経障害性疼痛		オピオイドが効き辛いことあり 必要に応じて鎮痛補助薬の併用	ビリビリしびれているような ヒリヒリ火傷のような ビリッと電気が走るような

2）痛みのパターンによる分類
①持続痛：12時間以上 / 日、持続する痛み
②突出痛：
　・予測できる突出痛　：例　大腿骨や椎体骨転移により歩行加重時にズキッと鋭い痛み生じる
　　　　　　　　　　　　⇒予防的レスキュー薬の投与が可能
　　　　　　　　　　　　例　外出前に予防的にレスキュー薬を1回分内服する
　・予測できない突出痛：例　咳嗽時の胸痛
　　　　　　　　　　　　⇒痛みの状態に応じてレスキュー薬が投与できるように対処する
　　　　　　　　　　　　例　外出する時は、レスキュー薬を持参するよう服薬指導をする

3）痛みの強さの評価

Numeric Rating Scale（NRS）を用いる。「痛みなし‐0」とし、「最悪の痛み‐10」として患者の自己評価を行う。

4）その他の評価
①痛みの軽快因子、増悪因子
②痛みによる日常生活への影響
③痛みに影響を与えている問題（社会的、精神的、スピリチュアルなど）

（2）WHO方式がん疼痛治療法
1）基本原則
①疼痛治療目標：患者にとって許容可能な生活の質を維持できるまで痛みを軽減する
②包括的評価：病歴、身体診察、心理的評価、痛みの評価（強さ、質、パターンなど）
③安全性の保証：オピオイドの適正使用
④がん疼痛治療は薬物治療に加え、心理社会的、精神的ケアを含むこと
⑤オピオイドを含む鎮痛薬をすべての国で使用できること
⑥鎮痛薬の4原則*

　・by mouth　経口的に

　・by the clock　時刻を決めて規則正しく

　・for the individual　患者ごとの個別的な量で

　・with attention to detail　その上で細かい配慮を

　＊5原則と言われていたが、2018年のガイドラインから「by the ladder　除痛ラダーにそって効力の順に」は削除され、4原則となった。

⑦がん疼痛治療は、がん治療の一部であり、病期によらず取り組む

2）三段階除痛ラダー

1986年WHOがん疼痛ガイドラインで導入されたが、1996年版からは多様な臨床診療に対応するため本文からは除かれ、教育ツールとして活用されている（次ページ・図4-7）。

①第1段階：非オピオイド鎮痛薬

　NSAIDs（非ステロイド性抗炎症薬）またはアセトアミノフェン

②第2段階：軽〜中等度の強さの痛みに用いるオピオイド＋第1段階

　コデインリン酸、トラマドールのいずれか

③第3段階：中〜高度の強さの痛みに用いるオピオイド　＋第1段階

　モルヒネ、フェンタニル、オキシコドン、ヒドロモルフォン、メサドンのいずれか

・①〜③において、必要に応じて鎮痛補助薬を併用する。
・第1段階の薬剤は、第2、3段階でも原則、併用するが、副作用で中止することがある。
　（例　腎機能障害によりNSAIDsの中止）

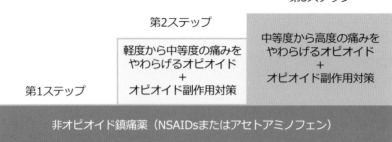

図4-7　WHO方式三段階除痛ラダー

3）オピオイド
①オピオイドとは

　オピオイド受容体を介した鎮痛作用をもつ薬剤の総称である。医療用麻薬とは、法律で麻薬として分類され医療用に用いられる薬剤の総称であり、必ずしも一致するものではない。（例　ブプレノルフィン：オピオイドであるが、医療用麻薬ではない）

②定時薬とレスキュー薬

　　オピオイドは、半減期の違いを活用して2種類の投与方法を組み合わせた治療を行う。
　・定時薬　　　：時間を決めて投与するオピオイド薬。徐放剤を用いる。
　・レスキュー薬：突発的な痛みに対する臨時追加薬（いわゆる頓服）
　　　　　　　　それぞれのオピオイドに速放剤が開発されており、定時薬とできるだけ種類を揃える。
　　　　　　　　薬価や投与経路で異なるオピオイドを選択する場合もある。
　　表4-13に医療用麻薬の種類別に、剤型とレスキュー薬使用等についてその特徴をまとめた。
　　この中で、フェンタニル口腔粘膜吸収剤は、錠剤を舌下や歯茎と口唇の間で吸収させて除痛する。水などで内服する必要がない。

表4-13 医療用麻薬の剤型と特徴

投与経路	徐放性製剤（定時薬）	速放性製剤（レスキュー薬）	剤型種類	投与回数	備考
経口	○		錠剤・カプセル	1日1回または1日2回	モルヒネ・オキシコドン・ヒドロモルフォン・メサペイン
経口		○	錠剤・散剤・内用液	疼痛時	モルヒネ塩酸塩水和物内用液剤・オキシコドン（錠・散・液）・ヒドロモルフォン（錠）
口腔粘膜吸収剤		○（即放性）	錠	疼痛時	フェンタニル
経肛門	○	△（徐放性だが、レスキュー代替案として使用することあり）	坐薬	1日3回または疼痛時	モルヒネ塩酸塩水和物坐薬
経皮	○		貼付剤	24時間または72時間で貼替	フェンタニル
皮下注・静注	持続投与	早送りによるレスキュー薬使用	注射	持続静注＋早送り	モルヒネ・オキシコドン・ヒドロモルフォン・フェンタニル

③オピオイドの副作用

3大副作用を次ページ・表4-14にまとめた。耐性とはオピオイド継続投与しているにもかかわらず、徐々に消失していくものをいう。

便秘　　　　　　⇒腸管内μオピオイド受容体拮抗薬（ナルデメジン）の投与が可能となった。
悪心・嘔吐　　　⇒数日で耐性を獲得。便秘管理が不良の場合は、持続する症状となる。
　　　　　　　　　したがって、開始後1週間以上経過した悪心や食欲不振は便秘の評価を必ず行う。（本症例）
眠気　　　　　　⇒数日で耐性を獲得し消失する。
　　　　　　　　　持続する眠気は、オピオイドの過量、モルヒネ投与中に腎機能障害を生じた場合、鑑別診断を要する病態（電解質異常、肝・腎機能障害、中枢性障害、オピオイド以外の薬剤など）があり、原因検索を行う。
オピオイド依存　⇒疼痛下にオピオイドを適正量投与した場合には形成されない。
その他の副作用　⇒せん妄・幻覚、呼吸抑制、口内乾燥、搔痒感、排尿障害、ミオクローヌス、痛覚過敏などがある。

表4-14 オピオイドの副作用

	頻度（%）	発生時期	耐性の有無	治療
便秘	60-100%	投与中は持続	なし	・末梢性μオピオイド受容体拮抗薬 ・下剤
悪心・嘔吐	30%	開始時から数日間	あり	・制吐剤
眠気	25%	開始時 増量時	あり	・除痛されていれば減量 ・オピオイドスイッチング ・鎮痛補助薬、放射線治療、神経ブロックの併用を行い減量
		過量時 モルヒネ投与下で腎機能悪化した時	なし	

④オピオイドの適正量調整（オピオイドタイトレーション）

　オピオイドの適正量とは、過量（眠気増強）ではなく、不足（疼痛悪化）ではない量に増減調整することをいう。第3段階で用いるオピオイドは有効限界がない。そのため、疼痛の悪化に随時対応することが可能。

⑤オピオイドスイッチング（オピオイドローテーション）

　副作用軽減・回避、耐性回避による鎮痛効果改善を目的として、オピオイドを切り替えることを指す。

4）鎮痛補助薬

　主な薬理作用に鎮痛作用を有しないが、一定の疼痛に対し鎮痛効果を認めるものの総称。抗痙攣薬、抗うつ薬、抗不整脈薬、ビスホスホネート、ステロイドなどが相当するが、保険適用がないものが含まれるため、注意が必要。

（3）難治性疼痛

　軽微な疼痛であっても積極的なオピオイド導入や増量、鎮痛補助薬の併用を検討し、ペインクリニックや放射線治療の相談を行っていく。

1）がんに関連する痛み

　・腰仙部神経叢浸潤症候群

　　骨盤内腫瘍や腰仙椎転移で生じる。本症例はこの症候群に至る可能性が高い

　その他の代表的な症候群

　・脊髄圧迫症候群

　・腕神経叢浸潤症候群

　・悪性腸腰筋症候群

2）抗がん治療による痛み

　・化学療法誘発性末梢神経障害

　　多発神経障害にて、手袋ソックス型の疼痛を生じる。本症例でも生じており、今後の化

学療法継続によっては、鎮痛療法の強化が必要となる可能性がある。

その他の代表的な症候群
・放射線照射後疼痛症候群
・術後痛症候群
・開胸術後疼痛症候群
・乳房切除後疼痛症候群
・幻肢痛

（4）患者が医療用麻薬を携帯して出入国する場合の手続きの流れ

・医療用麻薬を海外旅行などで持ち出すことは、地方厚生局に申請し、手続きを行えば可能。
・飲み残した麻薬を持ち帰る（入国）ための手続きも必要となる。
・許可書は、2週間程で交付されることが多いが、1〜2か月程度余裕を持って申請する。

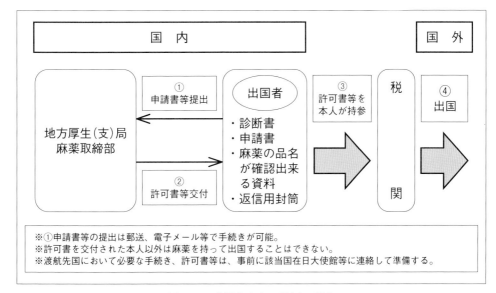

図4-8　出国する時の手続きの流れ
（厚生労働省、医療用麻薬適正使用ガイダンス令和6年、p.49、図13-1）

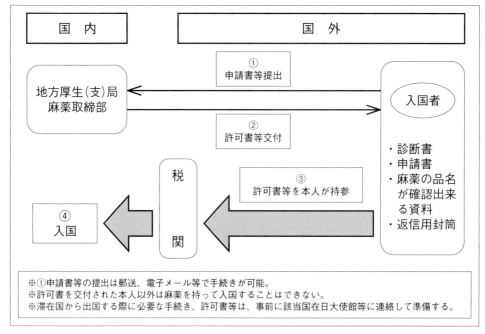

図 4-9　入国する時の手続きの流れ
(厚生労働省、医療用麻薬適正使用ガイダンス令和6年、p. 49、図13-2)

4-3-D-3-3　がん患者の社会的苦痛・精神的苦痛・スピリチュアルな苦痛
（1）社会的苦痛と対応
1）医療費への対応
①高額療養費制度
　医療費の家計負担が重くならないよう、医療機関や薬局の医療費が1か月で上限額（自己負担限度額）を超えた場合、その超えた額を支給する制度。患者が保険組合に申請をする必要がある。
特徴：自己負担限度額は、所得や年齢によって異なる
　　　70歳未満の限度額は24,600～140,100円
　　　過去1年間に3か月以上の高額医療費を支払った場合にはさらに軽減
　　　世帯内や複数の医療機関分の医療費を合算できる場合がある（条件付き）
　　　患者自身が公的医療保険（保険組合など）に申請する必要がある
⇒本症例を検討するためのポイント
　この制度を知らない患者は多い。経済的支援として、医療者からこの制度の情報を提供することは大切である。

②介護保険
　高齢者や特定疾病罹患者を社会で支え合う仕組み。自立支援、利用者本位、社会保険方式を基本としている。
　40歳から被保険者として介護保険料を納め、介護が必要となった時に原則1割負担で介護サー

ビスが受けられる。受給できるのは、基本的には65歳以上、特定疾病の場合は40〜64歳でも適応される（表4-15）。

表4-15　介護保険 被保険者について

	65歳以上の方（第1号被保険者）	40歳から64歳の方（第2号被保険者）
対象者	65歳以上の方	40歳以上65歳未満の健保組合、全国健康保険協会、市町村国保などの医療保険加入者（40歳になれば自動的に資格を取得し、65歳になるときに自動的に第1号被保険者に切り替わります）
受給要件	・要介護状態 ・要支援状態	・要介護（要支援）状態が、老化に起因する疾病（特定疾病※）による場合に限定。
保険料の徴収方法	・市町村と特別区が徴収（原則、年金から天引き） ・65歳になった月から徴収開始	・医療保険料と一体的に徴収（健康保険加入者は、原則、事業主が1/2を負担） ・40歳になった月から徴収開始

※特定疾病とは：がん（末期）／関節リウマチ／筋萎縮性側索硬化症／後縦靱帯骨化症／骨折を伴う骨粗鬆症／初老期における認知症／進行性核上性麻痺、大脳皮質基底核変性症およびパーキンソン病／脊髄小脳変性症／脊柱管狭窄症／早老症／多系統萎縮症／糖尿病神経障害、糖尿病性腎症および糖尿病性網膜症／脳血管疾患／閉塞性動脈硬化症／慢性閉塞性肺疾患／両側の膝関節または股関節に著しい変形を伴う変形性関節症

(厚生労働省、介護保険制度について、p.1を基に作成)

⇒本症例を検討するためのポイント

　65歳未満のがん患者が申請できる「がん（末期）」とは、「医師が一般に認められている医学的知見に基づき回復の見込みがない状態に至ったと判断したものに限る。」（厚生労働省「特定疾病の選定基準の考え方」）とされており、化学療法中であっても回復の見込みが困難、つまり再発進行状態であると主治医が判断した場合は、介護保険を申請することができる。

2）仕事と治療の両立支援制度（次ページ・図4-10）
①概要：様々な疾患の治療を行いながら、仕事が継続できるよう支援する仕組み。
②意義・目的
　・経済的な安定
　・本人の生きている価値・意味を見出すことにつながる（"生きる"を支える）
　・社会保障を得る：退職をすると傷病手当金の給付が受けられなくなる
③診療報酬算定に関連する様々な医療職

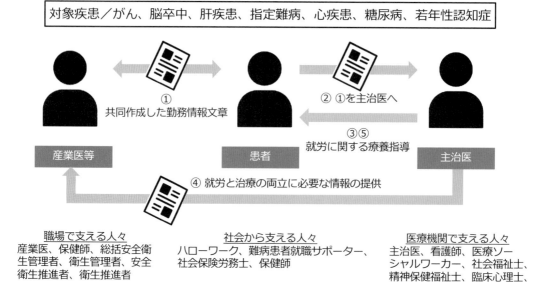

図4-10 療養・就労両立支援指導料
（厚生労働省、治療と仕事の両立支援ナビ〔https://chiryoutoshigoto.mhlw.go.jp/formedical/#sec03〕を基に作成）

療養・就労両立支援指導料が2018年に創設された。

医療機関外で働く医療者（産業医、産業保健師など）の関わりが診療報酬に反映されている。社会的問題は、医師、看護師の関わる領域と捉えられやすいが、薬剤師の働きにも注目されている。たとえば、院内や地域調剤薬局での服薬指導の中で、服薬回数や時間の話題から仕事の状況が浮き彫りになり、支援が具体化するなどである。

（2）心理・精神的苦痛と対応
1）がんに対する心理的反応
①がんにおいて患者が強くストレスを感じる場面
　・がんと診断されたとき
　・再発を告げられたとき
　・治療の効果が出ていない、がんが進行していると感じたとき
　　⇒検査結果が不良、痛みなどの症状が出てきたとき
　・治療は終了した方がよいと言われたとき　など
②防衛機制
　危機的な状況から自己を守ろうとする無意識的な反応
　否認、置き換え、投影、退行が報告されている

2）1）の経時的な変化（図 4-11）
①最初の段階　初期反応：強い衝撃・否認（防衛）・絶望・挫折など
　　　　　　　　　　　　記憶、理解や判断力の低下などを認め、第三者の同席を促す
②1〜2週間　情動反応：現実を見つめていく不安定な反応。混乱・不安・恐怖・無力・不眠・
　　　　　　　　　　　食欲不振などを認め、長期化する時は専門職の支援が必要
③次の段階へ　適応　　：現実に直面し、コーピング（対処）しようという努力が始まる

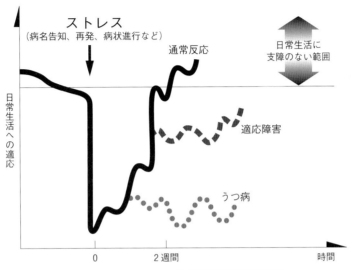

図 4-11　ストレスへの心の反応と経時的な変化
（国立がん研究センターがん情報サービス、がんと心〔https://ganjoho.jp/public/support/mental_care/mc01.html〕を基に作成）

3）精神症状：気持ちの辛さ、適応障害、うつ病について

　がんのプロセスは人生を根底から変えられてしまうような体験であり、そこから生じる「気持ちの辛さ（distress）」が適切なコーピングに繋がっていかない場合、「適応障害」や「うつ病」に至ってしまうことがある。図 4-11 の 0〜2 週間のグラフの動きからわかるように、この最初の 2 週間の医療者の見守りやサポートが重要なのである。

　うつ病は「DSM-5-TR 精神疾患の診断・統計マニュアル」に基づき、診断する。

　適応障害は、うつ病の診断基準を満たさないが、日常生活に支障が出ている状態で診断する。対応として、薬物治療、非薬物治療（支持的精神療法・認知行動療法・心理教育的介入等）がある。

（3）スピリチュアルペイン

　スピリチュアルペインとは、自己の存在と意味の消滅から生じる苦痛（Murata, 2003）と言われる。機能不全を意味する「疾病」ではなく、心理・社会的体験の意味付けを示す「病（やまい）」を通して、死が差し迫った状況下で、人は自分の人生の意味や目的、病の意味を問い、揺さぶられ、苦悩する存在なのである。

将来の喪失　⇒心残り、希望のなさ、死への不安、人生の不条理など
　関係の喪失　⇒家族・大切な人の心配、孤独、負担や迷惑感など
　自律の喪失　⇒自分のことができなくなる、役割や自分らしさの喪失など
　傾聴を軸とした信頼関係の構築、情緒的サポートに加え、自己に対する認知の変容の促し、ソーシャルサポートの強化、くつろげる環境の提案、症状緩和を行っていく。多職種アプローチが大切である。

> **Column　症状の緩和は生きるための医療**
>
> 　皆さんの中には、緩和ケアと聞くと、諦めた医療と思う人がまだいるかもしれない。
> 　麻薬は体に悪く、予後を短縮するのではないかと思っている人もいるかもしれない。
> 　2017年、Baschは12の苦痛症状について0-5の段階評価をするアプリに入力してもらうシステムを活用して、766人の固形がん患者に対し、研究を行った。なんと、アプリを活用した群は、活用しなかった群と比較して、生存期間が中央値で5か月も延びたのだ（Basch E., 2017）。化学療法の副作用を早くキャッチできたことが理由の一つと思われたが、それだけではない苦痛緩和の効果について *Nature Medicine* に興味深い総説が掲載された。
> 　痛みを緩和したマウスは脳からのドパミン投射が維持され、それによって、末梢の樹状細胞やマクロファージなどが活性化され、免疫応答を強化したり、宿主防御を増強するというものだ（Frost EF, 2016）。
> 　苦痛を緩和することは、鎮痛薬で疼痛を緩和するに留まらず、さらに「生きる」ことを質的にも長さ的にも支援することにつながると、これらの研究は実証している。苦痛の緩和が患者の希望となるよう、私たち医療者は責任をもって安全に、効果的に鎮痛薬を投与できる専門性を磨いていきたいものである。

〈参考資料〉
（1）オピオイド鎮痛薬各論
1）トラマドール
　特徴：オピオイドだが、麻薬ではない。慢性疼痛投与可
　　　　二重作用（μ受容体アゴニスト＋セロトニン・ノルアドレナリン再取り込み阻害作用）
　代謝：CYP3A4、CYP2D6（相互作用に注意）
2）コデインリン酸塩
　特徴：10％は麻薬、1％は非麻薬だが、いずれでも1：6の割合でモルヒネに変換される。
　　　　慢性疼痛投与可、咳嗽投与可
　代謝：CYP2D6でモルヒネに変換され、鎮痛効果が得られる。
　　　　CYP2D6の遺伝子多型に注意（予想以上に効きすぎる人、効かない人がいる）

3）モルヒネ
　特徴：剤型によっては、慢性疼痛、難治性疼痛などに投与可。
　　　　臨床試験では呼吸困難に有効だが、保険適用は呼吸器症状では咳嗽のみ
　代謝：グルクロン酸抱合（肝）⇒活性代謝物は腎排泄⇒腎障害患者で蓄積
　　　　腎機能障害下では用いない

4）オキシコドン
　特徴：徐放剤は慢性疼痛に投与可。徐放剤の一部には乱用防止対策がされた剤型がある。
　代謝：CYP3A4、CYP2D6（相互作用に注意）

5）フェンタニル
　特徴：貼付剤（徐放剤、24または72時間で交換）温度上昇で吸収増加に注意。
　　　　慢性疼痛投与可
　　　　口腔粘膜吸収剤（即放剤、口腔粘膜損傷時には投与不可）
　代謝：CYP3A4（相互作用に注意）

6）ヒドロモルフォン
　特徴：徐放剤1日1回。慢性疼痛投与不可
　代謝：グルクロン酸抱合

7）メサドン
　特徴：二重作用（μ受容体アゴニスト＋NMDA受容体拮抗作用）
　　　　他のオピオイドから切り替えて使用、切り替え後1週間は増量禁止。低K血症でQT延長が誘発されやすい。尿pHで再吸収量が変化するなど調整が難しく処方医に条件あり
　代謝：CYP3A4、CYP2B6（相互作用に注意）

8）ペンタゾシン
　特徴：オピオイドで非麻薬。精神症状を認めやすく、一部オピオイド受容体に拮抗する可能性を含むため、がん疼痛には用いない。

9）ブプレノルフィン
　特徴：オピオイドで非麻薬。μオピオイド受容体の親和性が高いため、他のオピオイドと併用してはいけない。非がん疼痛（術後痛）投与可。貼付剤（1週間毎貼替）

（2）鎮痛補助薬各論
1）プレガバリン、ミロガバリン
　特徴　　：Caチャンネルの一部に結合し鎮痛効果を生じる。抗痙攣薬に近似。
　　　　　　がん疼痛の神経障害性疼痛に鎮痛補助薬として用いられる
　保険適用：神経障害性疼痛
　副作用　：眠気、ふらつき、めまい、浮腫、腎排泄のため、腎機能障害には注意副作用

2）アミトリプチリン
　特徴　　：三環系抗うつ薬
　　　　　　保険適用は合致するが、副作用が多く、上記無効時に用いられる傾向にある。

保険適用：末梢性神経障害性疼痛、うつ、夜尿症
副作用　：眠気、便秘、悪心、口渇、精神症状（せん妄他）

3）デュロキセチン

特徴　　：抗うつ薬SNRI
　　　　　化学療法誘発性神経障害性疼痛に有意差がある論文報告がある（保険適用外）

保険適用：うつ、糖尿病性神経障害性疼痛、慢性腰痛症
副作用　：眠気、便秘、悪心、口渇、精神症状（せん妄、自殺念慮他）

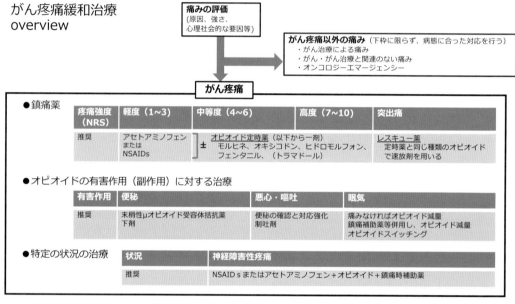

（日本緩和医療学会、がん疼痛の薬物療法に関するガイドライン2020年版、p.98、金原出版を改変）

4-3-E 事例5：心疾患：
急性心筋梗塞後に心機能が低下した壮年期男性

4-3-E-1 ケース情報

■ケース情報①〈診療録からの情報〉

【氏名】鈴木明さん（仮名）
【年齢】64歳
【性別】男性
【診断】うっ血性心不全
【主訴】呼吸困難
【現病歴】

- X年8月初旬午前5時頃　カプセルホテル宿泊中に呼吸困難出現。呼吸苦が強くなり、フロントにお願いし、救急要請し、T大学病院救命救急センターに搬入された。心電図にてⅡ、Ⅲ、aVf、V4-6でのST上昇を認め、また胸部X線写真にて肺うっ血著明で、酸素化不良であったため、気管挿管を施行し、Killip ⅢのST上昇型急性心筋梗塞と診断し、緊急PCIを施行した。3枝病変を認め、2回に分けてPCIを施行した結果、心不全のコントロールが可能となり、リハビリテーション施行ののち9月5日に退院した。

    退院後は自宅に戻らず、再び池袋のカプセルホテルでの生活を続け、ラーメンなど中華料理を食べて生活をしていた。

- 9月上旬　再びカプセルホテルで就寝中突然の強い呼吸困難が出現し、救急車にてT大学病院救命救急センターに搬入された。心電図でⅡ、Ⅲ、aV_F、V_{3-6}のST上昇を認め、急性心筋梗塞、心不全の疑いで循環器内科入院となった。

【既往歴・アレルギー歴】

　58歳　糖尿病（インスリン治療）、高血圧
　薬剤・食物アレルギー：なし

【生活歴】

　喫煙　20歳から64歳まで　1日20本、現在は禁煙
　飲酒　機会飲酒

【身体所見】

　身長：166 cm、体重：78 kg
　血圧：164 / 86 mmHg　脈拍：108回 / 分　体温：36.2℃　SpO_2：92%（酸素6l / 分マスク）
　頭頸部：眼瞼結膜貧血なし、顔面蒼白なし、眼球結膜黄染なし
　胸部：肺野全体にcoarse cracklesとwheezeを聴取する、ギャロップリズム聴取、心雑音聴取せず
　腹部：平坦軟、圧痛なし、腸蠕動音正常、筋性防御なし
　その他特記すべき事項なし。

【家族歴・家族背景】

一人暮らし、離婚した妻と娘が都内にいるらしいが詳細不明。埼玉県に妹が住んでおり、時々電話で話すことはある。

父：糖尿病、血液透析、63歳で死亡

【生活背景】

大船在住。職場が近いこともあり、池袋のカプセルホテルに泊まっている日の方が多い。病院には電車と徒歩にて30分ほどで来院。退院後外来の診察予約の前に救急で搬送されてしまった。普段のADL（日常生活動作）は問題ない。食欲は旺盛で、塩分の多い食事が好き。たばこは心筋梗塞になったことをきっかけにやめた。

会社勤務（営業職）をしているが、最近は息切れのため以前のように働けなくなっていた。気ままな生活をしてきたため、貯蓄も少なく、これからの治療や生活についてどのようにしたらよいか不安に感じている。

【9月上旬入院時の血液検査結果】

RBC	$527 \times 10^4 / \mu L$	TP	6.9 g/dL
Hb	16.3 g/dL	Alb	3.8 g/dL
Ht	47.3%	AST	219 U/L
Plt	$22.3 \times 10^4 / \mu L$	ALT	65 U/L
PT	14.1 sec	LDH	1145 U/L
D-Dimer	0.6 μg/mL	ALP	298 U/L
トロポニンT	31.0 ng/mL	γGTP	25 U/L
CK	1711 U/L	T-bil	1.05 mg/dL
CK-MB	95 U/L	Na/K/Cl	144/4.5/107 mEq/L
BUN/cre	18.5/1.01 mg/dL	Ca	8.7 mg/dL
UA	6.1 mg/dL	glucose	261 mg/dL
CRP	3.71 mg/dL	HbA1c	7.6%
NT-proBNP	4750 pg/mL	T-Chol	203 mg/dL
		HDL-C	51 mg/dL
		TG	131 mg/dL

【9月上旬入院時の尿検査結果】

pH	5.5	RBC	50-99/F
比重	1.024	WBC	20-29/F
タンパク	4+	扁平上皮細胞	10-19/F
糖	2+	移行上皮細胞	0-1/F
ケトン体	-	硝子円柱	1+
潜血	3+	粘液糸	2+

【入院時の血液ガス所見】

pH	7.190	BE	-3.7 mEq / L
PCO₂	71.4 mmHg	O₂Sat	90.7%
PO₂	72.2 mmHg	乳酸	4.04

【現在投与されている薬剤】

　　アスピリン腸溶錠（100 mg）1回1錠　朝食後
　　クロピドグレル硫酸塩（75 mg）1回1錠　朝食後
　　ランソプラゾール（15 mg）1回1錠　朝食後
　　ロスバスタチン（2.5 mg）1回1錠　夕食後
　　ペリンドプリル（4 mg）1回1錠　朝夕食後（1日2錠）
　　カルベジロール（2.5 mg）1回1錠　朝食後
　　硝酸イソソルビド（20 mg）1回1錠　朝夕食後（1日2錠）
　　フロセミド（40 mg）1回1錠　朝食後
　　スピロノラクトン（50 mg）1回1錠　朝食後
　　シタグリプチン（50 mg）1回1錠　朝食後
　　レパグリニド（0.5 mg）1回1錠　毎食直前（1日3錠）
　　酸化マグネシウム（500 mg）1回1錠　朝夕食後（1日2錠）
　　ミヤBM（20 mg）1回1錠　毎食後（1日3錠）
　　インスリン　グラルギン注射液16単位　寝る前

【心電図】

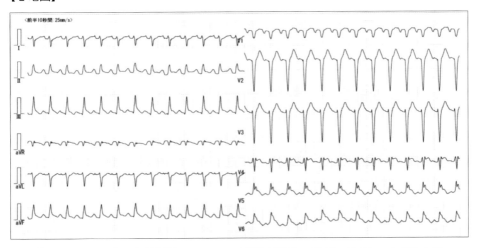

洞調律、HR 152 / 分、右軸偏位、V_{1-4} のR波発育不良、ⅡⅢ $aV_F V_{4-6}$ のST上昇

【入院時胸部エックス線写真】

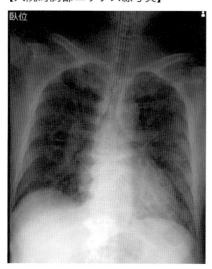

胸部X線：両側肺野に著明なうっ血像、肺水腫を認める

【入院時冠動脈造影】

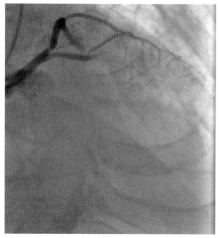
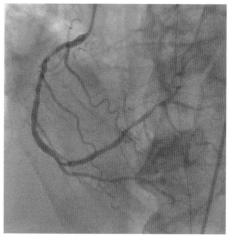

左前下行枝近位部のステント内で完全閉塞、左回旋枝入口部に狭窄、回旋枝末梢に閉塞
右冠動脈近位部に75%狭窄、遠位部 #4AV に90%狭窄

【入院時心エコー図】

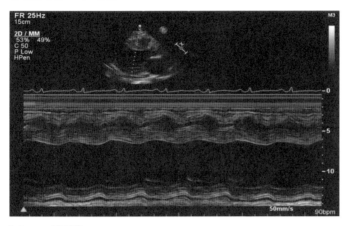

Mモード画像

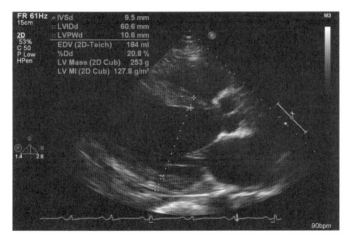

拡張期Bモード長軸像

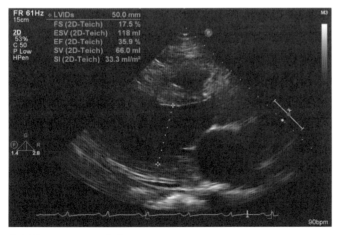

収縮期Bモード長軸像

左室拡張期径61 mm、左室収縮期径50 mm、駆出率（EF）34%
心室中隔壁厚10 mm、左室後壁厚11 mm、左房径44 mm
心尖部は収縮能が失われ、前壁中隔は高度の壁運動低下、その他の部位も全体的に壁運動が低下している
軽度の僧帽弁逆流、三尖弁逆流、三尖弁圧較差30 mmHg

■ケース情報②〈患者・家族との面談〉
　入院7日後に治療やケアの方針について、妹（家族）とともに入院担当医・担当看護師と面談した。
【患者の語り】
・一人で気ままに生活してきて、息切れはあるけれども、できるだけ歩かない、階段を昇らない生活をしてきた。糖尿病も特に苦しくないから治療は面倒くさいなと思ってきた。仕事はもうすぐ定年で、デスクワークが多くなっており、それほど困っていなかった。この前息苦しくなって救急車で運ばれてきたときは、もう死ぬかと思ったけれども、それはそれでいいかなと思った。でも眠っている間にいつの間にか治療されて、良くなったので、もう一度やりたいようにできるかと思った。
・入院したら薬が多くなりすぎて、副作用も怖いしこんなに飲めないと思った。インスリンも注射だし、ついつい避けてしまおうと思った。薬を飲まないことがこんなに怖いことにつながるなんて想像できなかった。
・もともと家族はおらず、一人暮らしで、あまり妹など周りに迷惑や負担を掛けることはしたくない。集中治療や手術も受けたくない。
・「宵越しの金は持たない」主義で生きてきた。貯金もなく、これから働けないと医療費だけでなく、生活にも困る。薬も多く、もっと医療費がかかることになるのなら身体障害者になれないだろうか。
・ラーメン、ヤキソバなど味にパンチのあるB級グルメが好き。病院食は味がしないから嫌だ。T大学病院はコンビニやファーストフードの店がたくさんあって便利。
【家族の語り：妹】
・兄は自由気ままで、わがままでした。仕事ばかりしていて、家庭を顧みなかったので、奥さん、娘さんに愛想を尽かされてしまったのです。好きなように生きて、病気になったら死ねば良いといつも言っていました。今回も自業自得だとは思います。私も家庭があるし、兄のことにあまり関わっていることができないのですが、手術などで必要なときには病院に来るようにします。

■ケース情報③〈入院後の経過〉
　入院後、冠動脈の治療はすべて行ったが、左室機能がEF30%台と著明な低下となり、心不全からの回復が思わしくなかった。^{201}タリウム心筋シンチグラムを施行したところ、心筋の壊死が広範囲で、今後の心機能の回復があまり見込めないと思われた。

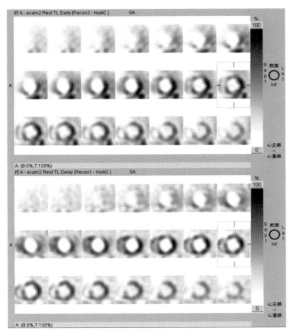

[201]タリウム心筋シンチグラム SPECT 画像　短軸像（上段安静時像、下段遅延像）

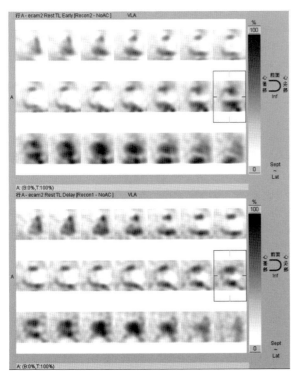

[201]タリウム心筋シンチグラム SPECT 画像　垂直長軸断面像（上段安静時像、下段遅延像）

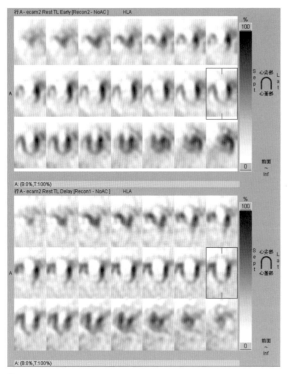

^{201}タリウム心筋シンチグラム SPECT 画像　水平長軸断面像（上段安静時像、下段遅延像）

　心筋シンチグラムの画像はいずれも心尖部から前壁中隔にかけての広範囲な欠損像を認め、遅延像でもほぼ同様の所見を認める。
　この結果と患者、家族の意向を踏まえてチームカンファレンスが行われることになった。

4-3-E-2　学修課題

1．事前学修
　事例を読んで、重要なこと、診断・治療および療養上、問題だと思われること、わからない用語などを、まとめておいてください。

2．グループ学修
・グループで、事例の読み合わせをしてください。
・KJ法（→ p.214）を活用して、診断・治療上および療養上、問題だと思われる点をまとめてください。
・患者と家族の診断・治療上および療養上の問題点をアセスメントしてください。
・アセスメント結果に基づいた治療やケアの計画を立ててください。

課題の詳細とワークシートの例は、付録2（→ p.216）を参照してください。

4-3-E-3　事例関連講義
4-3-E-3-1　心不全
(1) 心不全の定義

「心不全」とは「なんらかの心臓機能障害、すなわち、心臓に器質的および／あるいは機能的異常が生じて心ポンプ機能の代償機転が破綻した結果、呼吸困難・倦怠感や浮腫が出現し、それに伴い運動耐容能が低下する臨床症候群」と定義される。日本循環器学会では一般の人向けに心不全を「心不全とは、心臓が悪いために、息切れやむくみが起こり、だんだん悪くなり、生命を縮める病気です。」と定義している。

(2) 心不全の原因

心不全は、図4-12のように心外膜や心筋、心内膜疾患、弁膜症、冠動脈疾患、大動脈疾患、不整脈、内分泌異常など、さまざまな要因により引き起こされ、心筋がリモデリングして心機能が低下することにより生じる。次ページの表4-16にあるように虚血性心疾患が最も心不全の原因として多く、本症例の心不全も急性心筋梗塞が原因である。

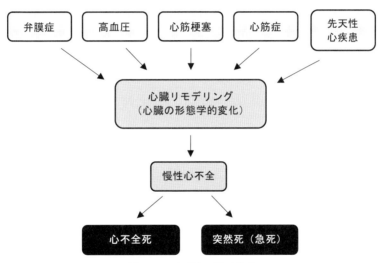

図4-12　心不全の進展様式

表 4-16　心不全の大規模観察研究

研究名	日本				欧米		
	JCARE-CARD	CHART-1	CHART-2 (Stage C/D)	ATTEND	OPTIMIZE-HF	ADHERE	EHFS II
登録機関	2004-2005	2000-2005	2006-2010	2007-2011	2003-2004	2001-2004	2004-2005
登録症例数	2675	1078	4735	4733	48612	105388	3580
平均年齢（歳）	71.0±13.4	68.7±13.4	68.9±12.3	73.0±13.8	73.1±14.2	72.4±14.0	69.9±12.5
男性（％）	60	65	68	58	48	48	61
BMI (kg/m^2)	22.3±4.1	23.0±3.7	23.8±3.9	-	-	-	26.8
基礎心疾患							
虚血性	32	26	47	31	46	-	-
高血圧性	25	18	10	18	23	-	-
弁膜症	28	24	24	19	-	-	-
合併症							
高血圧	53	47	74	69	71	73	63
糖尿病	30	20	23	34	42	44	33
心房細動	35※	42	31	40※	31	31	39
CKD	71	50	47	-	20*	30*	17*
左室駆出率（％）	42.2±17.6	50.9±16.0	56.9±15.5	-	39.0±17.6	-	38.0±15
薬物治療							
ACE 阻害薬	37	57	45	31	53	41	71
ARB	44	13	32	46	12	12	10
β 遮断薬	49	28	49	67	64	48	61
ループ利尿薬	79	76	51	81	-	70	90

※：心房粗動も含む／＊：腎不全
（眞芽みゆき、筒井裕之「心不全患者数は世界的に増加している：心不全の疫学」Pharma Medica、2013；31（5）、p.12より引用）

（3）心不全の分類

心不全は左室が1回に収縮して拍出できる血液の割合（駆出率＝EF）によって病型が分類されている（表4-17）。EF 未満40％の左室収縮能が低下した心不全はHFrEFと呼ばれ、拡張型心筋症や虚血性心疾患によるものが多いと言われている。EF 50％以上の心不全はHFpEFと呼ばれ、拡張障害性心不全とも呼ばれる。高齢で左室コンプライアンス（筋肉のしなやかさ）の低下、高血圧、心房細動、虚血性心疾患、糖尿病、肥満などが影響している。その間のEF 40％から50％の間の心不全をHFmrEFと呼び、この部分も虚血性心疾患が多く含まれていると言われるが、予後や臨床的特徴に関してはまだ研究が不十分である。いずれにしても、心不全は何らかの循環器疾患が原因で起こるもので、原疾患による分類は重要である。

表4-17　検査施行時のLVEFによる心不全の分類

表現型	LVEF	説明
LVEFの低下した心不全 (heart failure with reduced ejection fraction: HFrEF)	40%未満	左室収縮機能障害が主体。現在の多くの研究では標準的心不全治療下でのLVEF低下例がHFrEFとして組み入れられている。
LVEFの保たれた心不全 (heart failure with preserved ejection fraction: HFpEF)	50%以上	左室拡張機能障害が主体。診断は心不全と同様の症状をきたす他疾患の除外が必要である。有効な治療が十分には確立されていない。
LEVFが軽度低下した心不全 (heart failure with mid-range ejection fraction: HFmrEF)	40%以上 50%未満	境界型心不全、臨床的特徴や予後は研究が不十分であり、治療選択は個々の病態に応じて判断する。

（日本循環器学会ガイドライン急性・慢性心不全診療2021年フォーカスアップデート版より）

（4）心不全のステージと治療

1）心不全の一般的治療

　心不全の経過は多くの場合、慢性・進行性であり、急性増悪を反復することにより徐々に重症化し、次ページの図4-13のようにステージC（心不全ステージ）からステージD（治療抵抗性心不全ステージ）へと進展していく。ステージA、Bから多職種による疾病管理および運動療法を行い、心不全に発展することを予防することが重要である。また心不全の原因となる基礎心疾患に対する治療を行うことが最も重要であることはいうまでもない。末期心不全に対しては緩和ケアも行われるようになっている。

2）心不全に対する薬物治療

　心不全に対する薬剤は近年急速に進歩を遂げている。慢性心不全の薬物治療は予後改善のための治療とQuality of Life（QOL）改善のための治療に分けられる。予後改善の治療は心機能改善あるいは心不全進展予防の薬剤で、アンギオテンシン変換酵素（ACE）阻害薬、アンギオテンシン受容体拮抗薬（ARB）、ミネラルコルチコイド受容体拮抗薬（MRA）などのレニンアンギオテンシン系阻害薬、βブロッカー、サクビトリルバルサルタン（ARNI）、糖尿病治療薬でもあるSGLT2阻害薬、イバブラジンなど（次ページ・表4-18）が使用される。またQOL改善の薬剤は利尿薬、血管拡張薬、強心薬が相当するが、カテコラミン、ジギタリスなどの強心薬は長期使用することにより予後が悪化することがわかっており、一時的な使用が原則である。利尿薬は元々ループ利尿薬、サイアザイドなどが使用されてきたがバゾプレッシンV2受容体拮抗薬（トルバプタン）も使用できるようになり、心不全管理が行いやすくなった。

3）心不全に対する非薬物療法

　薬物治療抵抗性の心不全に対しては様々なデバイスを用いた治療が開発されている。心電図のQRS幅の広い心機能低下心不全に対しては心臓再同期療法と言われる両心室ペースメーカー治療が行われる。また心不全による2次性僧帽弁閉鎖不全に対しては経皮的僧帽弁接合不全修復システム（MitraClip®）が行われるようになっており、今後も様々なデバイス治療が登場する予定である。補助人工心臓、心臓移植が最も重症の心不全に対する治療となる。

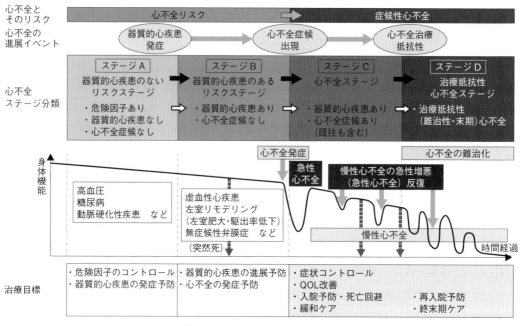

図 4-13 心不全とそのリスクの進展ステージ
(2017年日本循環器学会心不全診療ガイドライン)

表 4-18 心不全の治療薬

予後の改善を目的とした治療
アンジオテンシン変換酵素阻害薬（ACE 阻害薬）、アンギオテンシン受容体拮抗薬（ARB）
β遮断薬
抗アルドステロン薬
サクビトリルバルサルタン（ARNI）
SGLT2阻害薬
イバブラジン
QOL の改善を目的とした治療
強心薬（カテコラミン、PDE 阻害薬、ジギタリス、ピモベンダンなど）
利尿薬（ループ利尿薬、サイアザイド利尿薬、トルバプタンなど）
血管拡張薬（硝酸薬、カルペリチド、ニコランジルなど）

4-3-E-3-2 虚血性心疾患

(1) 虚血性心疾患

心臓が正常に働くためには、心筋にも十分なエネルギーが必要で、そのための酸素や栄養分を心筋に運ぶ血管が冠動脈（冠状動脈）である。冠動脈には 3 本の太い枝があり、心臓の周りを王冠のようにめぐっている。その冠動脈がつまったり、狭窄したりして心筋組織への酸素の供給が心筋の需要よりも不足する結果として発症する心筋の器質的・機能的障害をきたす疾患を虚血性心疾患（冠動脈疾患）といい、具体的には狭心症、心筋梗塞、無症候性心筋虚血のことを指す。

心筋の高度な虚血が長時間持続すると心筋は収縮を失い、さらに虚血が続くと壊死に至る（図4-14）。虚血性心疾患は病態によって安定冠動脈疾患（労作性狭心症、無症候性心筋虚血、陳旧性心筋梗塞）と急性冠症候群（急性心筋梗塞、不安定狭心症）、冠れん縮性狭心症に大別される。急性冠症候群は冠動脈内に血栓が生じ、死亡率が高い状態で、早急な治療を要する。世界で最も死者数が多い疾患が急性冠症候群である。また前述のように心不全の原因としても最も多いのが虚血性心疾患である。

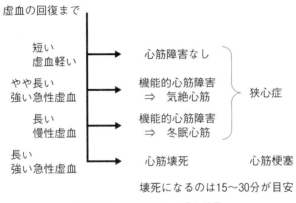

図4-14　心筋虚血の経過と結果

（2）虚血性心疾患の診断

　症状、病歴、リスクファクターから冠動脈疾患を疑うことが重要である。まず重要な検査は心電図で、ST部分の変化をみることが重要である。また心筋にダメージが生じるような急性冠症候群では心筋トロポニンなどの血液生化学マーカーが上昇する。急性冠症候群かどうかはこの段階で診断することが重要で、急性冠症候群と判断できれば、そのまま侵襲的検査、治療に入ることになる。急性冠症候群ではないと判断できれば、まずは合併症の少ない非侵襲的検査から行っていくことになる。心エコー検査、心臓核医学検査（負荷心筋シンチグラム）は非侵襲的検査として代表的である。近年は診断能力の高さで冠動脈CT（Coronary CT angiography）がよく用いられている。MRIは時間分解能が低く、いつも動いている心臓を撮影する場合の診断精度は低下するが、造影剤の灌流を用いて診断する方法もある。

　治療方針決定の上で必須となってくるのが侵襲的な心臓カテーテル検査、冠動脈造影である。冠動脈の造影は内腔の径と狭窄度がわかるが、実際に心筋が虚血になるかどうかを判断するにはプレッシャーワイヤーを用いた冠動脈内圧の計測が必要になることもある。

（3）急性冠症候群の治療
1）初期治療

　急性冠症候群は時間経過とともに心筋の壊死が生じたり、不整脈・心不全・心破裂などの合併症が生じたりし、死亡率が上昇するため、早期に冠動脈の閉塞・狭窄を解除する必要がある。まず患者の急変に備えるために、心電図モニター装着、静脈ルートの確保が必要になる。また血栓

が冠動脈内に生じているため抗血栓薬としてアスピリンなど抗血小板薬やヘパリンなどの抗凝固薬の投与を行う。症状と酸素飽和度に応じてモルヒネ、硝酸薬、酸素の投与も考慮する。

2）再灌流療法

　冠動脈が血栓で閉塞していることが多いため、その冠動脈の血流を回復させる治療が重要で、それを再灌流療法という。急性心筋梗塞に対する治療として最初に始まったのがウロキナーゼ、組織プラスミンインヒビター（t-PA）を用いた血栓溶解療法である。しかしそれだけでは冠動脈が流れるようにならない症例、あるいはすぐに再閉塞する症例が多く、治療としては限界がある。機械的に冠動脈を拡張する経皮的冠動脈形成術（Percutaneous coronary intervention：PCI）、特に冠動脈ステント留置術（図4-15）では再灌流の成功率が9割以上と高くなり、24時間体制で治療できる地域の多いわが国ではほとんどの急性心筋梗塞がPCIで治療されるようになった。これにより20％程度あった急性心筋梗塞の入院死亡率は5％前後まで低下した。海外では緊急でPCIを受けられる病院が近隣に存在しないことが多く、今でも血栓溶解療法が行われていることも多い。また血栓の量が多く、硬くなっている発症から24時間以上経過して来院した冠動脈の病変はPCIを行っても成績が悪く、こういった患者に対する対応が今後の課題である。冠動脈の流れがある程度保たれており、冠動脈の広範囲に狭窄があったり、石灰化が強かったりする場合に冠動脈バイパス手術が選択されることもある。

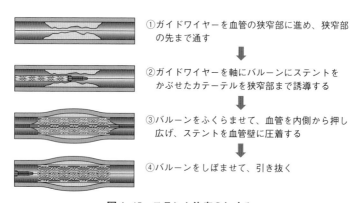

図4-15　ステント治療のしくみ
（芦田和博先生のウェブサイト、カテーテル治療とバイパス手術を基に作成）

3）心筋梗塞発症後の治療

　一度発症した心筋梗塞後の患者に対する治療（表4-19）は、再発予防と心機能の低下を防ぐ上でとても重要である。再発予防は心筋梗塞二次予防と呼ぶが、特に禁煙・体重管理・血栓予防・血圧・脂質代謝異常・糖代謝異常・心臓リハビリテーションなどの総合的な管理が必要である。またPCIで治療した場合、ステントの血栓症を防ぐために一定期間アスピリンとP2Y12受容体拮抗薬による2剤併用の抗血小板療法も必要になる。

表 4-19 心筋梗塞の二次予防

禁煙	心筋梗塞後の再発予防の上では極めて重要である
肥満・体重管理	BMI 25以下にコントロールすることを目指す（18.5未満にはしない）
抗血小板療法	アスピリン、クロピドグレル・プラスグレルなどの投与が重要
β遮断薬	特に心機能低下例には重要
レニン・アンギオテンシン・アルドステロン系阻害薬	心筋のリモデリング、心機能低下を防ぐために必須とされている
スタチン	LDLコレステロールの高低にかかわらず最大用量を投与する
糖尿病治療	HbA1c < 7.0% を目標として治療する
高血圧管理	130 / 80 mmHg 未満を目標として治療する

Column　超高齢化社会で急増する心不全

　近年、日本は超高齢化社会に突入し、高血圧症患者や弁膜症患者の増加に伴って心不全患者が急増している。そのため、心不全を増悪させないための多職種連携による心不全管理は臨床的に非常に重要であり、今後ますます高齢化が進む日本においてはさらなる積極的な取り組みが必要不可欠である。

　高齢者は心不全の原因となる原疾患、たとえば狭心症や心筋梗塞といった虚血性心疾患や前述した高血圧症や弁膜症だけでなく、整形外科疾患など他にもさまざまな疾患を複数抱えていることが多い。さらには、フレイル（虚弱）やサルコペニア（筋力低下）、認知症といった高齢者特有の問題も同時に抱えていることもあるため、心不全が増悪して入院となると、十分に身体機能が回復する前に退院となるケースも多くみられる。

　多職種で包括的に心臓リハビリテーションを行う施設は増えてきているが、現状、そしてこれからの高齢心不全患者数の増加を見据えると、急性期のみならず回復期病院での心臓リハビリテーションを行う重要性をさらに広めることと同時に、ニーズに対応できるような対策が一刻も早く求められる。

4-3-F 事例6：糖尿病：
糖尿病を放置し足壊疽を発症した壮年期男性

4-3-F-1　ケース情報

■ケース情報①

【氏名】小沢太郎さん（仮名）
【年齢】55歳
【性別】男性
【診断】糖尿病性足壊疽
【主訴】左足壊疽・潰瘍
【現病歴】

- X-15年（40歳）の検診で耐糖能異常を指摘、生活習慣改善を指示されるも仕事が忙しく順守できていなかった。
- X-13年（42歳）に糖尿病の診断を受け近医にてグリメピリド1 mgでの治療が開始されたが、仕事中に冷感や動悸を自覚し、糖尿病治療に対する不信感や恐怖が出現した。通院は不定期となり、服薬アドヒアランスも悪化した。それ以降はかかりつけ医による薬剤調整（シタグリプチンやメトホルミンの追加）が行われるもHbA1cは9～10％台を推移していた。
- X年1月　定期通院を忘れたのをきっかけに通院・糖尿病治療薬内服を自己中断した。7月から足に潰瘍が出現した。足に市販薬を塗布していたが一向に改善しないため、8月2日かかりつけ医を受診した。左足第1-2趾間壊疽と第5趾中足趾節関節（MP関節）外側に潰瘍形成をしており、8月5日精査加療目的に当院内科紹介受診となった。血液検査で炎症反応上昇、糖尿病コントロール不良のため、緊急入院を勧められるも金銭面を理由に拒否。糖尿病治療薬内服再開と創部処置・抗菌薬処方され、帰宅した。しかし、8月12日の外来で創部感染悪化あり同日当院へ入院となった。

【既往歴】
　44歳　高血圧

【家族歴】
　父：糖尿病・高血圧、80歳心筋梗塞で死去
　母：62歳大腸癌で死去
　弟：現在53歳、検診で耐糖能異常を指摘されている

【生活歴】
　喫煙：なし
　飲酒：週3回、缶ビール（アルコール5％、500 mL/本）2本に加えて、
　　　　焼酎ロック（アルコール25％、60 mL/杯）2杯
　食事：朝はおにぎり1個、昼・夕はコンビニやスーパーの総菜弁当
　　　　仕事のため長時間食事が摂れないこともある
　間食：手軽に摂れるチョコや菓子

飲水：毎日微糖缶コーヒー 2本、清涼飲料水500 mL、お茶1,000〜1,500 mL
運動：趣味であるゴルフを月数回
体重推移：20歳時68 kg、最高体重42歳時92 kg、
　　　　　入院前半年間で8 kgの体重減少あり
仕事：タクシーの運転手
ADL：正常、近視があり20歳頃から眼鏡を使用

【アレルギー】
なし

【身体所見】
身長：179 cm　体重：80 kg　BMI：25.0
血圧：156/88 mmHg　脈拍：90回/分　体温：37.2度　SpO_2：98%（室内気）
頭頸部：眼瞼結膜蒼白なし、眼球結膜黄染なし、口腔内齲歯多数あり
胸部：心音・呼吸音　正常
腹部：平坦軟、圧痛なし、反跳痛なし、腸蠕動音軽度低下
四肢：左足第1-2趾間壊疽と第5趾MP関節外側に潰瘍形成
　　　左足第1趾足底部に鶏眼あり、両側足趾間に皮膚剥離あり（足白癬）
　　　両側足背動脈拍動消失、後脛骨動脈拍動触知良好、
　　　足趾先端色調変化なし、間欠性跛行なし
　　　両側足関節および足に痺れあり（足底に一枚皮がある感覚）
　　　足関節および足に温痛覚低下あり
　　　膝蓋腱反射　→/→、アキレス腱反射↓/↓、内踝振動覚　5秒/7秒

【生活背景】
仕事はタクシー運転手。収入は歩合制。週4日勤務。
タクシー会社の寮で独居。部屋に風呂はなく、共同浴場。仕事前にしか浴場へ行かない。
寮からの食事提供なし。かかりつけ医への通院時間は徒歩10分、当院へは車で20分。
両親とは死別、独身。弟は家庭持ち・会社員で神奈川県在住。
糖尿病が診断された42歳時に生活習慣改善を行い4〜5 kgのダイエットに成功したが、長くは続かず元の生活習慣へ。今年に入り何もしていないのに体重が減少し続けている。
休みの日は、趣味のゴルフ三昧。収入のほとんどをゴルフ関係に充てており、貯蓄なし。
ゴルフがない日は、仕事疲れから夕方頃まで寝ており、夜は飲酒をしている。
6月に新しいゴルフシューズを購入。サイズは小さかったが、有名選手と同じシューズを使用したかったため購入。そのシューズでゴルフの練習や試合に出かけている。
足の痺れは、50歳頃から自覚するようになった。不自由さはあったが、生活に支障はなかった。
20歳頃から眼鏡を使用。最終眼科受診歴は糖尿病を診断された42歳時。その後、52歳時に眼鏡店で作成した眼鏡を使用し続けていたが、最近、運転中に眼の見えにくさを自覚し、そろそろ眼鏡を作り直そうかと考えていた。

【処方薬剤】（X年1月時点の処方薬、半年間以上内服なし）

　グリメピリド（0.5 mg）　1日1回　1錠/回　朝食後
　メトホルミン（250 mg）　1日2回　2錠/回　朝夕食後
　シタグリプチン（50 mg）　1日1回　1錠/回　朝食後
　アムロジピン（5 mg）　1日1回　1錠/回　朝食後
　テルミサルタン（40 mg）　1日1回　1錠/回　朝食後
　メコバラミン（500 μg）　1日3回　1錠/回　朝昼夕食後

【X年8月5日初診時随時　血液・生化学・尿・動脈血液ガス検査結果】

RBC	432×10^4/μL	TG	170 mg/dL	尿検査	
Hb	13.3 g/dL	HDL-C	38 mg/dL	比重	1.028
Ht	38.2%	LDL-C	125 mg/dL	蛋白	1+
Plt	36.3×10^4/μL	BUN	14.5 mg/dL	糖	4+
WBC	9,900/μL	Cr	0.92 mg/dL	ケトン体	(−)
PT%	87.8%	UA	5.6 mg/dL	潜血	(−)
APTT	30.7 sec	Na	138 mEq/L	U-Alb/U-Cr	250.1 mg/g
FIBG	689 mg/dL	K	4.4 mEq/L		
TP	6.7 g/dL	Cl	100 mEq/L	動脈血液ガス	
Alb	3.1 g/dL	Glu	293 mg/dL	pH	7.41
T-Bil	0.6 mg/dL	HbA1c	12.3%	PaO_2	82 mmHg
AST	36 U/L	CPR	1.0 ng/mL	$PaCO_2$	39 mmHg
ALT	40 U/L	抗GAD抗体	<5.0 U/mL	HCO_3^-	23 mEq/L
γ-GTP	87 U/L	CRP	7.1 mg/dL	BE	0 mEq/L
		eGFR	66.3 mL/min		

【X年8月12日入院時随時　血液・生化学検査結果】

RBC	401×10^4/μL	UA	4.9 mg/dL
Hb	12.3 g/dL	Na	134 mEq/L
Ht	36.1%	K	4.7 mEq/L
Plt	47.9×10^4/μL	Cl	98 mEq/L
WBC	11,400/μL	Glu	310 mg/dL
TP	6.9 g/dL	CRP	13.2 mg/dL
Alb	2.7 g/dL	eGFR	54.3 mL/min
BUN	18.0 mg/dL		
Cr	1.12 mg/dL		

【入院時胸部エックス線撮影】

心胸郭比47％、肋骨横隔膜角両側鋭、肺野異常陰影なし、大動脈弓に石灰化あり

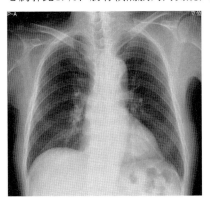

【入院時心電図検査】正常洞調律

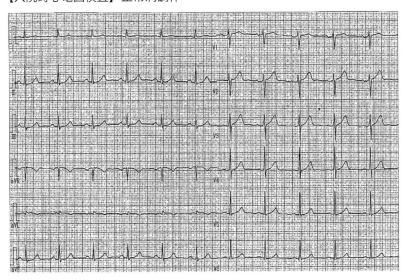

【入院時検査所見】

ABI：右0.99 / 左0.94

下肢動脈超音波検査：前脛骨動脈閉塞

頸動脈超音波検査：有意狭窄なし、軽度動脈硬化性変化

心エコー検査：EF 60％、壁運動低下なし

末梢神経伝導検査：中等度末梢神経障害

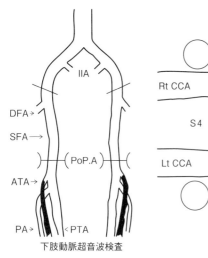
下肢動脈超音波検査

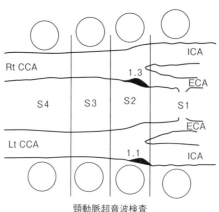
頸動脈超音波検査

IIA：内腸骨動脈
DFA：深大腿骨動脈
SFA：浅大腿骨動脈
PoP.A：膝窩動脈
ATA：前脛骨動脈
PA：腓骨動脈
PTA：後脛骨動脈

CCA：総頸動脈
ICA：内頸動脈
ECA：外頸動脈

【入院時足写真】

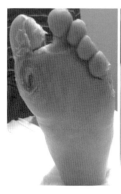
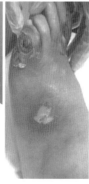
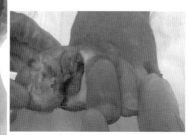

■ケース情報②〈入院後の情報〉

　靴のサイズが合わなかったことが足趾潰瘍の原因の一つであると考えられた。入院後メロペネムによる加療を開始した。左足第1趾と第5趾は骨が露出しており、感染源コントロールを目的とした切断が必要と説明。周術期に厳密な血糖管理が必要なため、1日4回の簡易血糖測定（毎食前と眠前）を開始。糖尿病内服加療は中止され、強化インスリン療法（毎食前に超速効型インスリン注射および眠前に持効型インスリン注射）が導入された。また、入院翌日に糖尿病合併症精査目的のため、眼科へコンサルテーションを行った。増殖前糖尿病網膜症の診断を受け、レーザー光凝固術が行われた。

【眼所見】
視力：右0.4（0.8 × JB）（1.2 × S-1.75D C-0.50D A 180°）
　　　左0.6（0.9 × JB）（1.2 × S-1.25D C-0.50D A 180°）
入院前使用していた眼鏡度数　右：-1.00D
　　　　　　　　　　　　　　左：-1.00D

※ JB：眼鏡　S：球面度数　C：乱視度数　A：乱視軸　S：球面度数のマイナス表示は近視を示す

眼圧：右19 mmHg / 左19 mmHg

中間透光体：軽度皮質白内障

眼底検査：点状出血あり、硬性白斑あり、多発する軟性白斑あり

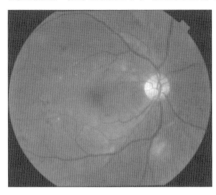 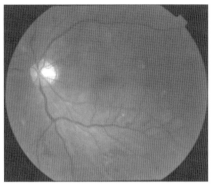

右眼　　　　　　　　　　左眼

蛍光眼底造影検査：毛細血管瘤あり、無灌流野あり、新生血管なし

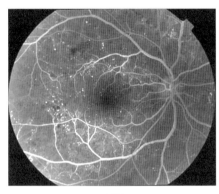 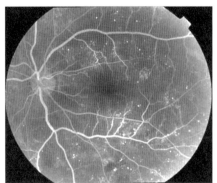

右眼　　　　　　　　　　左眼

OCT検査（光干渉断層計）：黄斑浮腫なし

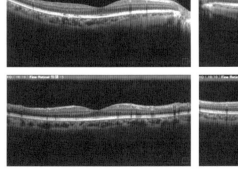
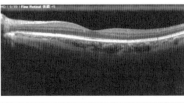
水平断面図（水平断）

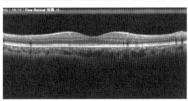
垂直断面図（垂直断）

右眼　　　　　　　　　　左眼

【手術所見】
　左足第1趾・第5趾の皮膚を極力残すようにデザイン。リドカインで趾ブロックし、手術を開始。デザイン通りに切開を置き、電気メス・形成剪刀で骨の方向に剥離を進めた。左足第1趾・第5趾とも基節骨～末節骨が溶骨していたため、どちらもMTP関節で切断し腐骨を除去した。途中、出血を認めたため、アドレナリン含有ガーゼで止血施行。第1趾足底部の鶏眼をメスで除去した。両趾とも壊死組織や不良肉芽をデブリードマンし、7-0ナイロンで閉創して手術終了とした。

【患者の語り】
・糖尿病で足壊疽になると知ってはいたが、まさか自分がなるとは思わなかった。最初はただの靴擦れだった。いつもだったら数日すれば良くなっていたのに。だから、足の観察も特にせず、気が付いたらどんどん悪くなっていった。こんな足でも痛くないのが不思議。2日に1回仕事前にしか風呂に入らなかったのがいけなかったな。実は歯もあんまり磨いてなくて。入院中に虫歯も治してよ。
・初めて糖尿病の治療を開始したときに、仕事中（タクシー乗務中）に冷感や動悸があり意識がぼーっとして事故を起こしそうになった。それ以降、間食をしながら仕事をするようになった。低血糖に対しての恐怖が心のどこかに残っている気がする。
・薬を飲んでもたいして糖尿病は良くならないし、別に糖尿病と言われたって生活で特に困らなかった。医療費もタダじゃないから。
・最近、眼が悪くなっているのは自覚していた。眼科は面倒だったから受診してない。視力が落ちた時にすぐ眼科へ行けばよかったのかな。眼科の先生にレーザー治療が必要って言われた。俺、眼が見えなくなるの？
・職場への説明はどうしたら良いのだろうか。インスリンを打ちながら運転できるのか。低血糖で交通事故を起こしたニュースを見たことがある。そもそもインスリン注射が面倒だ。毎日インスリンを打ち続けることができるのだろうか。
・足の指を切断したらゴルフがしづらくなる。折角買ったシューズもダメと言われた。来月開催の会社ゴルフコンペには参加できないだろうな。
・食事は頑張っていこうと思うが、料理は不得意である。食事だけでなく今後の生活を考えると自信がない。お金の事とかあれこれ考えてしまって夜も寝つけない日が続いている。

■ケース情報③
　足趾感染の治療は終了。退院前に強化インスリン療法から再び糖尿病内服薬への変更が検討されたが、内因性インスリン分泌能は低く（血糖コントロール改善後、空腹時血糖102 mg/dL、CPR 0.6 ng/mL、尿中CPR 35 μg/日）、インスリンからの離脱は困難であると考えられた。今後の治療方針と生活環境調整が必要と考えチームカンファレンスが行われることとなった。

4-3-F-2 学修課題
1．事前学修

事例を読んで、重要なこと、診断・治療および療養上、問題だと思われること、わからない用語などを、まとめておいてください。

2．グループ学修
・グループで、事例の読み合わせをしてください。
・KJ 法（→ p. 214）を活用して、診断・治療上および療養上、問題だと思われる点をまとめてください。
・患者と家族の診断・治療上および療養上の問題点をアセスメントしてください。
・アセスメント結果に基づいた治療やケアの計画を立ててください。

課題の詳細とワークシートの例は、付録2（→ p. 216）を参照してください。

4-3-F-3 事例関連講義
4-3-F-3-1 糖尿病とは
（1）糖尿病の疫学

わが国の国民健康栄養調査の集計（下図）によると、糖尿病（糖尿病予備軍と糖尿病が強く疑われる）患者は年々増加傾向を示していた。2007年にピークを迎えその後減少に転じてはいるが、2016年においても国民の約6人に1人が糖尿病あるいは予備軍であることになる。また、特に高齢者においては、これらの患者の割合が増加する傾向にあり、男女ともに年齢層の40％以上が糖尿病とされる。

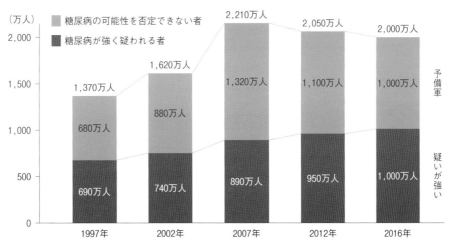

図4-16　糖尿病（糖尿病予備軍と糖尿病が強く疑われる）患者数の推移

（2）糖尿病の症状

糖尿病の古典的自覚症状は、口喝・多飲・多尿・体重減少であるが、こうした症状は空腹時血

糖が250～300 mg / dL になったときに出現する。一般的に、空腹時血糖が200 mg / dL 未満ではこうした諸症状は見られない。

（3）血糖値の捉え方

血糖値は、空腹時血糖値およびブドウ糖負荷後2時間血糖値（食後2時間値）をもとに、下図のように判断する。空腹時血糖値は110 mg / dL 未満を正常型、126 mg / dL 以上を糖尿病型と考え、その間をIFGとする。また、負荷後2時間血糖値は140 mg / dL 未満を正常型、200 mg / dL 以上を糖尿病型と考え、その間をIGTとする。

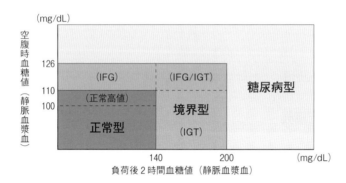

IGT: impaired glucose tolerance　耐糖能異常
IFG: impaired fasting glucose　空腹時血糖異常

図4-17　正常型・境界型・糖尿病型の分類
（日本糖尿病学会編・著、糖尿病治療ガイド2024、p. 18、文光堂、2024）

（4）糖尿病の診断

1）糖代謝異常の判定基準：糖尿病型として、
　①早朝空腹時血糖値126 mg / dL 以上
　②75 g OGTT で2時間値200 mg / dL 以上
　③随時血糖値200 mg / dL 以上
　④HbA1c が6.5%以上
2）別の日に行った検査で糖尿病型が再確認できれば糖尿病と診断できる。ただし、初回検査と再検査の少なくとも一方で、必ず血糖値の基準のいずれかを満たしていることが必要で、HbA1cのみの反復検査による診断は不可。
3）血糖値とHbA1cを同時測定し、ともに糖尿病型であることが確認できれば、初回検査のみで糖尿病と診断できる。
4）血糖値が糖尿病型を示し、かつ次のいずれかが認められる場合は、初回検査だけでも糖尿病と診断できる。
　①口渇・多飲・多尿・体重減少などの糖尿病の典型的な症状。
　②確実な糖尿病網膜症。

4-3-F-3-2　糖尿病の分類

（1）1型糖尿病：膵β細胞の破壊、通常は絶対的インスリン欠乏に至る
　　　A. 自己免疫性、B. 特発性

（2）2型糖尿病：インスリン分泌低下を主体とするものと、インスリン抵抗性が主体で、それ
　　　にインスリンの相対的不足を伴うものなどがある

（3）その他の特定の機序、疾患によるもの
1）遺伝因子として遺伝子異常が同定されたもの
　　　①膵β細胞機能にかかわる遺伝子異常
　　　②インスリン作用にかかわる遺伝子異常
2）他の疾患、病態に伴うもの
　　　①膵外分泌疾患　②内分泌疾患　③肝疾患　④薬剤や化学物質によるもの　⑤感染症
　　　⑥免疫機序によるまれな病態　⑦その他の遺伝的症候群で糖尿病を伴うことが多いもの

（4）妊娠糖尿病

4-3-F-3-3　糖尿病の合併症

（1）急性合併症
1）糖尿病性昏睡
　　　①糖尿病性ケトアシドーシス　②高浸透圧高血糖症候群　③乳酸アシドーシス
2）急性感染症

（2）慢性合併症
1）細小血管症
　　　①神経障害
　　　　　・多発性神経障害

感覚運動神経障害	しびれ感、錯感覚、冷感、自発痛、感覚鈍麻
自律神経障害	瞳孔機能異常、発汗異常、起立性低血圧、胃不全麻痺、膀胱障害、便通異常（便秘・下痢）、胆嚢無力症、勃起障害、無自覚低血糖
急性有痛性神経障害	治療後神経障害など

　　　　　・単神経障害

脳神経障害	外眼筋麻痺（動眼・滑車・外転神経麻痺）、顔面神経麻痺
体幹・四肢の神経障害	手根管症候群、尺骨神経麻痺、腓骨神経麻痺、体幹部の単神経障害など
糖尿病性筋萎縮	典型例は片側～両側性臀部・大腿部筋萎縮、筋力低下を呈し疼痛を伴う

②網膜症
- 単純糖尿病網膜症　　点状出血、毛細血管瘤、網膜浮腫、硬性白斑（血中蛋白や脂質の染み）
- 前増殖糖尿病網膜症　網膜の血流障害が起こる、軟性白斑（細小血管閉塞部位の神経が貧血となった染み）、無潅流域は新生血管の発生母地となるため光凝固の適応
- 増殖糖尿病網膜症　　無潅流域からVEGFなどが産生され、網膜前・硝子体内に新生血管が増殖する、新生血管の破れ→硝子体出血、新生血管による網膜上の増殖膜→網膜剥離

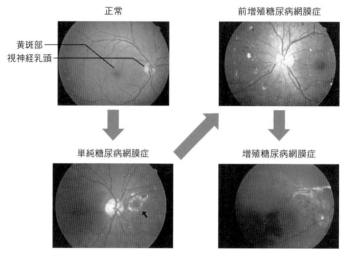

図4-18　糖尿病網膜症の進行

③腎症

表4-20　糖尿病性腎症の病期分類と対策

病期	尿微量アルブミン（mg／gCr）あるいは尿蛋白（g／gCr）	GFR（eGFR）	対策
第1期（腎症前期）	正常アルブミン尿（30未満）	30以上	
第2期（早期腎症期）	微量アルブミン尿（30〜300未満）	30以上	血糖・血圧の管理 蛋白（1.0〜1.2g／kg／日）
第3期（顕性腎症期）	顕性アルブミン尿（300以上）あるいは持続性蛋白尿（0.5以上）	30以上	血糖・血圧の管理 蛋白制限食 （0.8〜1.0g／kg／日）
第4期（腎不全期）	問わない	30未満	腎不全の治療 血圧、高K血症の管理 蛋白制限食 （0.6〜0.8g／kg／日） 透析の準備
第5期（透析療法期）	透析療法中		透析

2）大血管症
　①脳血管障害　②虚血性心疾患　③下肢閉塞性動脈硬化症（壊疽など）
3）その他
　①高血圧　②慢性感染症　③皮膚疾患　④白内障　⑤歯周病　⑥足病変（壊疽潰瘍）

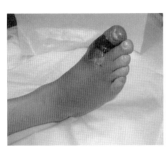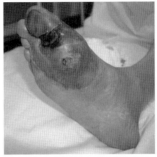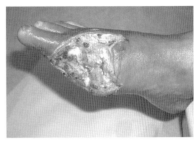

図 4-19　糖尿病性足病変（壊疽、潰瘍）

4-3-F-3-4　糖尿病の治療

（1）糖尿病治療の目標

　糖尿病の治療の目標は、高血糖に起因する代謝異常を改善することに加え、血圧、脂質代謝の良好な管理を目指し、糖尿病に特有の細小血管合併症・動脈硬化性疾患の発症・進展を抑止することである。そして、糖尿病患者が、糖尿病のない人と変わらない寿命を確保し豊かな人生を送ってもらうことにある（下図）。

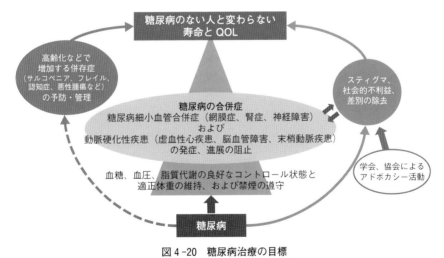

図 4-20　糖尿病治療の目標
（日本糖尿病学会編・著、糖尿病治療ガイド2024、p.21、文光堂、2024）

　実際の治療は、患者の状態を病因・病態の両側面から把握することから始まる。糖尿病治療の根幹は、患者の状態に応じて、食事・運動・薬物療法を組み合わせて行う。食事療法では、標準体重と、日常の労作に応じた身体活動量を乗じて必要適正エネルギーを算出する。運動療法では、有酸素運動、無酸素運動を組み合わせて行う。薬物療法では、異なる薬理作用を持った経口薬、注射薬が複数種類存在し、患者の病態を鑑み併用することもある。

実際の血糖管理の目標としては、HbA1c を指標とし、合併症予防のためには HbA1c 7.0%未満を目指す。しかし、高齢者糖尿病患者では、高齢者特有の ADL や認知機能の状況を踏まえて、別途管理目標を定めている（図 4-22）。

目標	血糖正常化を[1]目指す際の目標	合併症予防[2]のための目標	治療強化が[3]困難な際の目標
HbA1c（%）	6.0未満	7.0未満	8.0未満

治療目標は年齢、罹病期間、臓器障害、低血糖の危険性、サポート体制などを考慮して個別に設定する。

※1 適切な食事療法や運動療法だけで達成可能な場合、または薬物療法中でも低血糖などの副作用なく達成可能な場合の目標とする。
※2 合併症予防の観点から HbA1c の目標値を 7％未満とする。対応する血糖値としては、空腹時血糖値130 mg / dL 未満、食後2時間血糖値180 mg / dL 未満をおおよその目安とする。
※3 低血糖などの副作用、その他の理由で治療の強化が難しい場合の目標とする。
※4 いずれも成人に対しての目標値であり、また妊娠例は除くものとする。

図 4-21　血糖コントロール目標（65歳以上の高齢者については図 4-22「高齢者糖尿病の血糖コントロール目標」を参照）
（日本糖尿病学会編・著、糖尿病治療ガイド2024、p. 23、文光堂、2024）

（2）食事療法

1) 目標体重　　65歳未満：身長（m）^{2} × 22（kg）
　　　　　　　65〜74歳、74歳以上：身長（m）^{2} × 22〜25（kg）
2) エネルギー摂取量（kcal / 日）＝ 目標体重（kg）× 25〜30（kcal / kg）
　　　　　　　　　　　　　　　　　（軽い労作、大部分が座位の静的活動）
　　　　　　　　　　　　　　　＝ 目標体重（kg）× 30〜35（kcal / kg）
　　　　　　　　　　　　　　　　　（普通の労作、座位中心だが通勤・家事、軽い運動を含む）
　　　　　　　　　　　　　　　＝ 目標体重（kg）× 35〜（kcal / kg）
　　　　　　　　　　　　　　　　　（重い労作、力仕事、活発な運動習慣がある）
3) 炭水化物　　50〜60%
4) タンパク質　1.0〜1.2 g / kg 標準体重（〜70 g / 日程度）
5) 脂質　　　　20〜25%以内

（3）運動療法

基本は有酸素運動であるが、レジスタンス運動も組み合わせることが重要である。

1) 運動強度　中等度強度（最大酸素摂取量の約50%）
2) 量・頻度　1日30分以上（できれば毎日）、週180分以上

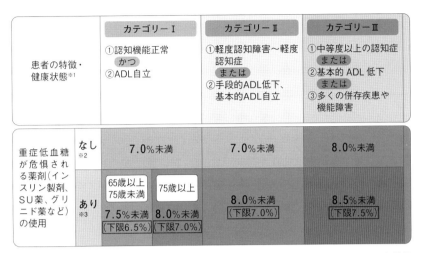

※1 認知機能や基本的ADL（着衣，移動，入浴，トイレの使用など），手段的ADL（IADL：買い物，食事の準備，服薬管理，金銭管理など）の評価に関しては，日本老年医学会のホームページ（www.jpn-geriat-soc.or.jp/）を参照する．エンドオブライフの状態では，著しい高血糖を防止し，それに伴う脱水や急性合併症を予防する治療を優先する．

※2 高齢者糖尿病においても，合併症予防のための目標は7.0%未満である．ただし，適切な食事療法や運動療法だけで達成可能な場合，または薬物療法の副作用なく達成可能な場合の目標を6.0%未満，治療の強化が難しい場合の目標を8.0%未満とする．下限を設けない．カテゴリーⅢに該当する状態で，多剤併用による有害作用が懸念される場合や，重篤な併存疾患を有し，社会的サポートが乏しい場合などには，8.5%未満を目標とすることも許容される．

※3 糖尿病罹病期間も考慮し，合併症発症・進展阻止が優先される場合には，重症低血糖を予防する対策を講じつつ，個々の高齢者ごとに個別の目標や下限を設定してもよい．65歳未満からこれらの薬剤を用いて治療中であり，かつ血糖コントロール状態が図の目標や下限を下回る場合には，基本的に現状を維持するが，重症低血糖に十分注意する．グリニド薬は，種類・使用量・血糖値等を勘案し，重症低血糖が危惧されない薬剤に分類される場合もある．

【重要な注意事項】 糖尿病治療薬の使用にあたっては，日本老年医学会編「高齢者の安全な薬物療法ガイドライン」を参照すること．薬物使用時には多剤併用を避け，副作用の出現に十分に注意する．

図4-22 高齢者糖尿病の血糖コントロール目標

（日本老年医学会・日本糖尿病学会編・著，高齢者糖尿病診療ガイドライン2023、p. 94、南江堂、2023）

3）種類　速歩、スロージョギング、社交ダンス、水泳、サイクリング、ベンチステップ運動等

4）レジスタンス運動（筋力トレーニング）骨格筋量の減少抑制で、糖分取り込み増加

5）運動療法の制限または禁止のケース

①糖尿病のコントロールが極端に不良（高血糖、尿ケトン体）、②増殖網膜症による新鮮な眼底出血がある、③進行した腎症（腎症3期後半〜4期、5期）、④虚血性心疾患や心肺機能障害がある、⑤骨・関節疾患、⑥急性感染症、⑦糖尿病壊疽、⑧高度の自律神経障害（血圧変動）

（4）薬物療法

近年、糖尿病治療薬の進歩は目覚ましく、作用の異なる各種薬剤が上市され、日常臨床でも使用される。こうした薬剤には、血糖降下作用のみならず、心血管イベントの抑制、腎障害の進展抑制など、多面的効果が報告されており、患者の病態を念頭に置き、適切な薬剤を選択する必要がある。図4-23のように、経口薬においては9種類にも上る。

このほか、インスリン薬、GLP-1受容体作動薬（毎日注射あるいは週1回注射）の注射薬がある。1型糖尿病患者には基本的にインスリン注射が必須であり、2型糖尿病患者においても患者のインスリン分泌能の状況に応じて、インスリン注射を選択する場合がある。

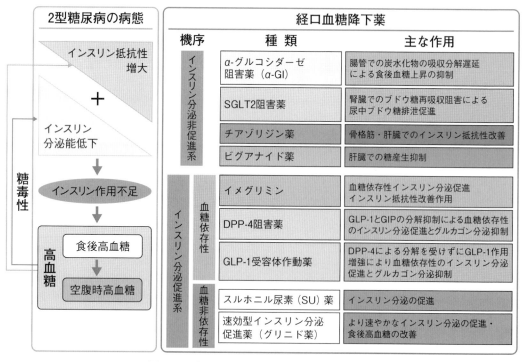

図4-23　病態に合わせた経口糖尿病薬の基本選択
（日本糖尿病学会編・著、糖尿病治療ガイド2024、p.27、p.28、文光堂、2024を基に作成）

> **Column** 糖尿病治療薬の多面的効果
>
> 　糖尿病治療薬であるSGLT2阻害薬は、糖尿病患者の心血管イベント、腎障害の発症進展を抑制する多面的効果を有することが報告されている。この中には、糖尿病の有無にかかわらず、慢性心不全や慢性腎臓病に対する適応を有するような薬剤もあり、現在では、SGLT2阻害薬はそうした患者にも幅広く使用されるようになってきた。また、GLP-1受容体作動薬の中にも、糖尿病患者の心血管イベントや腎疾患イベントを抑制することが報告されている薬剤もある。
>
> 　昨今の糖尿病診療においては、糖尿病患者の個々の病態を鑑み、リスクの高い糖尿病患者にはこうした多面的効果を有する治療薬を選択する機会が増えてきている。

4-3-G 事例7：乳がんと周術期ケア：
遺伝性乳癌卵巣癌症候群と診断された壮年期女性

4-3-G-1 ケース情報

■ケース情報①

【氏名】田中帝子さん（仮名）
【年齢】43歳
【性別】女性
【診断】乳癌
【主訴】右乳房のしこり
【現病歴】

- X-1年10月　人間ドックのエコー検査で右乳房の腫瘤を指摘され要精査の判定であった。
   X-1年12月　精査目的にT大学病院乳腺外科を受診された。視触診にて右乳房1時方向に4cm大の腫瘤を触知した。マンモグラフィで右乳房上内側に境界明瞭で高濃度な分葉状腫瘤を認めカテゴリー3、乳房エコー検査で右1時方向に3.4cm大の境界明瞭で内部不均質な分葉状腫瘤を認めカテゴリー4の診断となった。超音波ガイド下吸引式組織生検術を施行され、浸潤性乳管癌と診断された。エストロゲンレセプター（ER）陰性、プロゲステロンレセプター（PgR）陰性、HER2陰性のトリプルネガティブタイプであった。FDG-PET / CT検査で右乳房腫瘤と右腋窩リンパ節にFDGの集積を認めた。右腋窩リンパ節の穿刺吸引細胞診の結果、乳癌の転移を認めた。遺伝性乳癌卵巣癌症候群の可能性を考慮して、*BRCA1 / 2*遺伝子検査を施行し、*BRCA1*病的バリアント陽性の診断となった。
- X年1月　右乳癌 cT2N1M0 cStage IIB、トリプルネガティブタイプの診断となり、術前化学療法の方針となった。ペムブロリズマブ、カルボプラチンとパクリタキセルによる治療を4サイクル施行後、ペムブロリズマブ、エピルビシンとシクロフォスファミドによる治療を4サイクル施行した。
- X年2月　遺伝カウンセリング外来を受診され、*BRCA1*病的バリアント陽性についての詳細と、今後のサーベイランスやリスク低減手術についての説明を受けた。
- X年7月　視触診、乳房エコー検査、マンモグラフィ、FDG-PET / CT、乳房MRI検査を施行し、効果判定は完全奏効と診断された。
- X年8月　乳癌の手術目的にT大学病院乳腺外科に入院となった。

【既往歴・アレルギー歴】
　20歳　虫垂炎
　アレルギー：花粉、ダニ
　薬剤・食物アレルギー：なし
【生活歴】
　喫煙：なし

飲酒：機会飲酒

【身体所見】

身長：160 cm　体重：62 kg

血圧：144 / 86 mmHg　脈拍：68回 / 分　体温：36.1℃　SpO_2：98%（室内気）

頭頸部：眼瞼結膜貧血なし、顔面蒼白なし、眼球結膜黄染なし

胸部：呼吸音清、左右差なし、心雑音なし、乳房腫瘤触知せず、腋窩・鎖骨上窩リンパ節触知せず

腹部：平坦軟、圧痛なし、腸蠕動音正常、筋性防御なし

その他特記すべき事項なし

【家族歴・家族背景】

夫42歳、長女（17歳）、長男（14歳）と同居。

父：75歳。高血圧・糖尿病あり、内服治療中。

母：72歳。53歳時に乳癌。

母の妹：48歳時に卵巣癌で死亡。

【妊娠、出産歴】

2経妊2経産

月経は化学療法を開始するまでは定期的にあった。

【生活背景】

板橋区在住。病院には電車と徒歩にて30分ほどで来院。外来の診察には本人だけで受診している。説明した内容は十分に理解しており、自分の病状や治療について理解あり、治療方針についての判断も自分で行っている。

保険会社勤務であり、乳癌と診断される前には上司から昇進の打診もされていたが、現在は治療終了後まで保留となっている。治療開始後は、以前と同じペースではできないが、仕事の内容を変更するなどして勤務を継続している。治療が落ち着いたら、本格的に復帰したいと考えている。

夫は会社員で平日は仕事のため病院への付き添いは難しいが、協力的で病気のこともよく相談をしている。長女は高校3年生で大学受験を控えている。長男は中学2年生。

姉と弟がいるがそれぞれ結婚をして子どももいる。

【8月入院時の血液検査結果】

Alb	4.6 g/dL	RBC	353x10⁴/μL
AST/ALT	22/19 U/L	Hb	10.8 g/dL
γGTP	31 U/L	Ht	34.0%
ALP	47 U/L	Plt	18.3 x10⁴/μL
LDH	220 U/L	WBC	39 x10²/μL
T-bil	0.51 mg/dL	Na/K/Cl	144/4.0/105 mEq/L
BUN/CRE	12.7/0.64 mg/dL	Ca	8.9 mg/dL
UA	4.9 mg/dL	glucose	87 mg/dL
CRP	0.21 mg/dL		

【入院前の主な検査結果】

CEA	2.6 ng/mL	HBs抗原	陰性
CA15-3	10.3 U/mL	HBs抗体	陰性
		HBc抗体	陰性

【現在投与されている薬剤】

　メコバラミン錠0.5 mg　1回1錠　毎食後（1日3錠）　入院前から開始

【画像検査所見】

マンモグラフィ（化学療法前）：右乳房M領域に境界明瞭高濃度の分葉状腫瘤あり

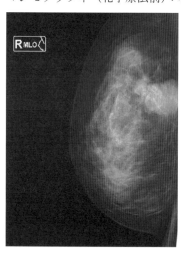
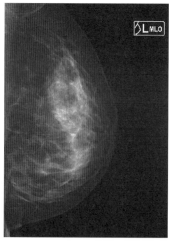

マンモグラフィ（化学療法後）：腫瘤陰影の消失

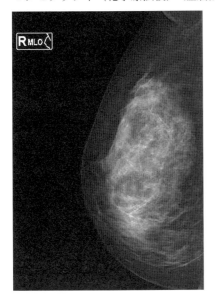

乳房エコー（化学療法前）：右乳房に3.4 × 2.2 × 3.1 cm大の境界明瞭で内部不均質な分葉状腫瘤。右腋窩に10 mm大のリンパ節門の消失し、皮質の肥厚したリンパ節あり。

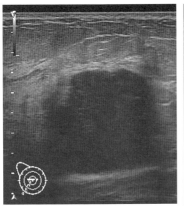 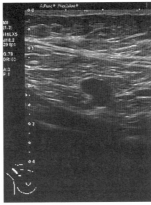

乳房エコー（化学療法後）：乳房腫瘤と腫大した腋窩リンパ節の消失

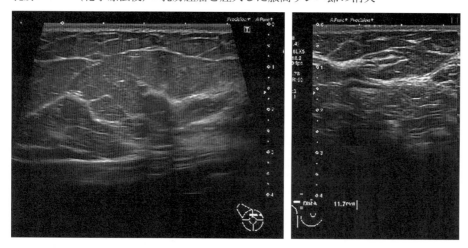

乳房造影 MRI（化学療法前）：右乳房に早期濃染される3.5×3.3×3.0 cm 大の腫瘤あり

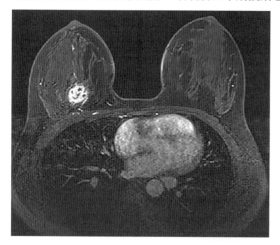

乳房造影 MRI（化学療法後）：腫瘤陰影の消失

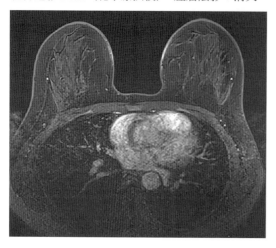

FDG-PET / CT（化学療法前）：右乳房と右腋窩リンパ節に FDG の集積あり

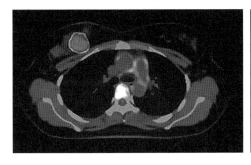
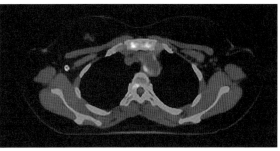

FDG-PET/CT（化学療法後）：右乳房と腋窩の集積の消失

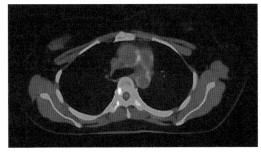
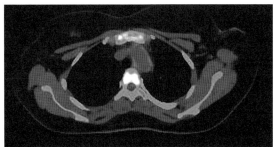

【心電図】

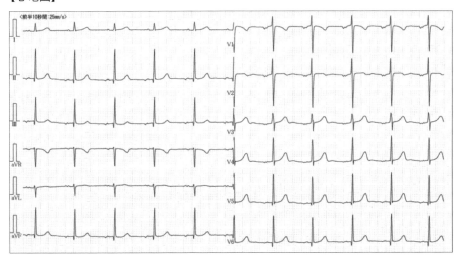

洞性リズム、HR 64 / 分、ST 変化なし

■ケース情報②
　入院当日に手術の方針について、夫（家族）とともに入院担当医・担当看護師と面談した。
【患者の語り】

・仕事と子育てに忙しくしていたが、母が乳がんだったので心配で人間ドックを受けてみたら乳がんの診断だった。仕事は保険会社勤務で、やりがいも感じている。この先はチームのマネージャーへの昇進の話も出ていたので残念ではあるが、治療が優先と割り切って、まずは乳がんを治したいと考えている。同僚には迷惑をかけて申し訳ないという思いと、自分が置いて行かれるのではないかという焦りも感じている。ただし、会社からは理解を得られており、体調にあわせて休みを取得し、仕事の内容も負荷の軽いものにしてもらっている。子ども達には乳がんの事は話しているが、遺伝性のことはまだ伝えていない。長女が今年大学受験なので、支えてあげたいと思っている。長男は中学生で素っ気ないが心配してくれている。

・乳がんについては、自分は大丈夫だろうと思って人間ドックを受けたが、結果は乳がんだった。最初は、何で自分が乳がんなのかと頭の中が真っ白になった。家族の事、仕事の事、将来の事を考えたら不安が募って数日間はよく眠れなかった。その後、夫と相談したり、インターネットを調べたりして少しずつ落ち着いてきた。しかし、自分の乳がんがトリプルネガティブタイプと分かった時には、最も再発リスクの高いタイプと知り、落ち込んだ。化学療法を開始することに対しては、治すためにはできる限りのことをやろうと決心していたので迷いはなかった。自分に似合うウィッグを用意するのも楽しかった。免疫チェックポイント阻害剤については副作用が怖かったが、少しでも効果が期待できるのであればと思い選択した。化学療法中は、治療後3日程度は倦怠感があったが、それ以外は普通に生活ができ、仕事にも行くことができた。吐き気はなかったが、味覚がおかしくなって何を食べても味がしなかいことだけが辛かった。途中から手足の指先のしびれがでてきて、ボタンが留めにくくなった。今もしびれは残っている。

・手術の方法は、両側乳頭温存乳房切除と右腋窩リンパ節郭清と両側のインプラント挿入術を予定している。主治医からは乳房温存手術も選択肢にあると聞いたが、BRCA1陽性なのでやはり心配で、左も同時に摘出してもらおうと思った。また、再建手術は、自家組織にするか、インプラントにするか迷ったが、なるべく早く仕事復帰するためにインプラントを選択した。そもそも再建手術をしないという選択もあったが、形成外科の先生の説明を聞いてやってみようという気持ちになった。ただ、手術前の検査では乳がんが消失している可能性が高いと聞いているので本当にそこまで手術した方が良いのか迷う気持ちもある。

・遺伝性乳癌卵巣癌症候群については、母が乳がんだったのでそうかもしれないなと思っていたので想定はしていた。夫は原因が分かって良かったと気遣ってもらった。姉と弟には伝え、姉は自分もそうかもしれないと心配していたが、弟の反応は薄かった。子ども達には申し訳ない気持ちがある。成人してから伝えようと思う。遺伝カウンセラーからの説明で卵巣がんのリス

クも高いのでリスク低減手術について聞いたが、正直なところ今は乳がんのことで頭がいっぱいで卵巣のことまで考えられない。
- 化学療法開始時に、医療費が高額になることが予想されたため、医療ソーシャルワーカーさんに高額療養費制度のことを教えてもらい手続きをすぐに行うことができた。自己負担の月額の上限が決まっているため安心して治療を受けることができた。

【家族の語り：夫】
- 妻は今まで病気知らずで、元気なことが当たり前だった。仕事も子育てもこれから大事なところだったので辛いと思う。今までが頑張りすぎてきたかもしれないので、少し休めて良かったかもしれない。妻が乳がんの診断を受けてからは、私は仕事を少しセーブして、家事はなるべく私が行うようにしている。

- 乳がんの診断を受けたときはショックを受けていて辛そうだった。徐々に落ち着いてきて、化学療法を開始してからは色々考える間もなく治療を続けてきた。化学療法の効果はあったみたいなので良かった。遺伝性乳がん卵巣癌症候群のことも、ある程度想定していたとはいえ、辛い思いをしている。乳がんだけではなくて卵巣がんや膵臓がんのことも考えていかないとならないのは大変と思う。遺伝性のこともなるべく支えていきたいと考えている。

■ケース情報③
　手術は予定通り行われた。
　右腋窩リンパ節郭清術を施行したため、リンパ浮腫予防として、右上肢のリハビリとスキンケアなどについて説明を行った。
　退院前に、患者、家族の意向を踏まえて今後の治療などについてチームカンファレンスが行われることになった。

4-3-G-2　学修課題

1．事前学修
　事例を読んで、重要なこと、診断・治療および療養上、問題だと思われること、わからない用語などを、まとめておいてください。

2．グループ学修
- グループで、事例の読み合わせをしてください。
- KJ法（→ p. 214）を活用して、診断・治療上および療養上、問題だと思われる点をまとめてください。
- 患者と家族の診断・治療上および療養上の問題点をアセスメントしてください。
- アセスメント結果に基づいた治療やケアの計画を立ててください。

課題の詳細とワークシートの例は、付録2（→ p. 216）を参照してください。

《事前学習のポイント》
【乳癌の治療方針】
・癌の疫学（乳癌の疫学）
・症状
・診断
・治療
・治療に伴う副作用と合併症
・最近の治療薬の進歩
・服薬管理と併用薬
【治療の導入　外来化学療法と支持医療】
・外来化学療法の概要
・治療に伴う副作用のリスク評価と支持医療
・外来化学療法に向けた準備
【乳癌の手術】
・乳房と腋窩の術式
・治療に伴う副作用
・ケアの留意点
【遺伝カウンセリングの導入】
・サーベイランスの実施
・リスク低減手術について
【利用できる制度や療養資源】
・高額療養費制度
・治療や療養に関する患者・家族向け情報
・相談支援室などの相談窓口

4-3-G-3　事例関連講義
4-3-G-3-1　乳がんとは
（1）乳腺の構造
　乳腺には多数の乳管と小葉構造がある。1つの乳房には15～20の乳管腺葉系があり、乳頭に開口している。これらは、膠原線維性間質と脂肪組織に取り囲まれて乳房を形作る。小葉と小葉外終末乳管を合わせて終末乳管小葉単位 TDLU（terminal duct-lobular units）と呼び、乳がんを始め多くの乳腺腫瘍が TDLU から発生する。

（2）乳がんの疫学
　日本人女性の乳癌の年齢調整罹患率は、欧米諸国に比べて2分の1程度である。年次推移をみると、日本では増加傾向であったものが近年横ばいに転じたが、欧米諸国では、2000年頃を境に増加傾向から横ばいないしは減少傾向を示している。2018年の全国がん登録データによると、女

性の癌罹患数は421,964人、うち乳癌は93,858人であった。これは全部位の22.2%を占め、女性の癌の中では最も頻度が高い部位である。一方、乳癌による死亡数は14,839人（2019年）であった。部位別では、大腸、肺、膵臓、胃に次いで第5位であり、全癌死亡に占める乳癌の割合は9.5%であった。乳癌は他臓器の癌と比べて若年で発症することが大きな特徴で罹患のピークは40歳代後半である。

（3）乳がんのリスク

乳がんの発生・増殖には、女性ホルモン（エストロゲン）への曝露が深くかかわっている。乳がんのリスク因子として下記のものがある。

- ・初経年齢が早い
- ・閉経年齢が遅い
- ・出産歴がない
- ・初産年齢が遅い
- ・授乳歴がない
- ・成人期の高身長
- ・アルコール
- ・閉経後の肥満

一方、身体活動はリスクを下げる。

4-3-G-3-2　乳がんの診断

（1）検査

乳がん検診では、問診、視・触診、マンモグラフィ検査、超音波検査などを行う。詳しい検査が必要と判断された場合に、細胞診・組織診などの精密検査が行われる。造影剤を用いたMRIは良悪性の鑑別診断の他に、術前の拡がり診断、術前化学療法の効果判定などに有用である。FDG-PET/CTは治療前に遠隔転移の検索に有用で、術前化学療法の効果判定にも使用される。

（2）病期分類

TNM分類

T（原発腫瘍 primary Tumor）：原発巣の大きさや周囲の組織との関係
N（所属リンパ節 regional lymph Nodes）：腋窩・胸骨傍・鎖骨上のリンパ節転移の程度
M（遠隔転移 distant Metastasis）：原発巣以外の肺・骨・肝などの臓器への遠隔移転の有無

表 4-21　乳がんの病期分類

M	N	T 0 原発巣を認めず	T 1 2cm 以下	T 2 2～5cm	T 3 5cmを超える	T 4 大きさを問わないあるいは炎症性乳がん
0 遠隔転移なし	0	-	Ⅰ	ⅡA	ⅡB	ⅢB
0 遠隔転移なし	1 同側腋窩リンパ節可動性あり	ⅡA	ⅡA	ⅡB	ⅢA	ⅢB
0 遠隔転移なし	2 同側腋窩リンパ節可動性なしあるいは胸骨傍	ⅢA	ⅢA	ⅢA	ⅢA	ⅢB
0 遠隔転移なし	3 同側腋窩と胸骨傍の両方あるいは鎖骨の上下	ⅢC	ⅢC	ⅢC	ⅢC	ⅢC
1 遠隔転移あり	-	Ⅳ	Ⅳ	Ⅳ	Ⅳ	Ⅳ

※非浸潤癌は 0 期：TisN0M0

(3) サブタイプ分類

ホルモン受容体（エストロゲンレセプター〔ER〕、プロゲステロンレセプター〔PgR〕）、HER2受容体の発現の有無でサブタイプ分類を行う。サブタイプによって治療方針が異なる。

表 4-22　乳がんのサブタイプ分類

		ホルモン受容体陽性	ホルモン受容体陰性
HER2陰性	低増殖能 (ki-67低値等)	ルミナール A （内分泌療法）	トリプルネガティブ （化学療法＋分子標的療法）
HER2陰性	高増殖能 (ki-67高値等)	ルミナール B（HER2陰性） （内分泌療法＋化学療法）	トリプルネガティブ （化学療法＋分子標的療法）
HER2陽性		ルミナール B（HER2陽性） （内分泌療法＋化学療法＋分子標的療法）	HER2陽性 （化学療法＋分子標的療法）

4-3-G-3-3　乳がんの初期治療

　乳がんの治療には、乳房とリンパ節に対する局所療法と、全身に対する薬物療法があり、ステージやサブタイプに合わせて過不足なく組み合わせて治療を行うことが重要である。局所療法には主に外科療法と放射線療法があり、薬物療法には内分泌療法・化学療法・分子標的療法・免疫チェックポイント阻害薬がある。

（1）外科療法（乳房）

　乳房の手術は乳房全切除または乳房部分切除が標準である。乳房部分切除に術後放射線治療を併用することで乳房切除と同等の治療成績が得られる。整容性に優る乳房部分切除が全体の約60％に行われているが、人工物による乳房再建の保険適用とその技術の進歩により、再建を前提にした皮膚温存もしくは乳頭温存乳房全切除術が増加している。

　乳癌治療において根治性の追求は当然であるが、近年、乳房の整容性維持にも高い関心が寄せられている。乳房再建には、乳房切除と同時に1回の手術で行う方法と、まず組織拡張器（tissue expander：TE）を用いて皮膚を伸展させてから後日再建する（TEをインプラントまたは自家組織に置き換える）方法がある。自家組織再建には、広背筋皮弁・腹直筋皮弁・遊離深下腹壁動脈穿通枝皮弁などがある。

（2）外科療法（リンパ節）

　臨床的に明らかな腋窩リンパ節転移陽性患者ではレベルⅡまでの腋窩リンパ節郭清が勧められる。一方、腋窩リンパ節郭清により、肩関節可動域制限、リンパ浮腫、上腕内側の感覚異常などの有害事象が一定の割合で生じる。臨床的に腋窩リンパ節転移が陰性の場合は、不要な腋窩リンパ節郭清を避けるためにセンチネルリンパ節生検が行われている。センチネルリンパ節とは原発巣からのリンパ流を最初に受けるリンパ節と定義され、そこに転移がなければ理論上ほかのリンパ節にも転移はない。センチネルリンパ節に転移を認めない場合は、腋窩リンパ節郭清を省略しても予後に影響しない。センチネルリンパ節生検の手技は、トレーサーを腫瘍周囲もしくは乳輪下に注射し、トレーサーが集積したリンパ節を同定するが、トレーサーとして色素法、ラジオアイソトープ法および両者の併用法が報告され、最近ではインドシアニングリーンを用いた蛍光法も利用されている。センチネルリンパ節転移陽性の場合は腋窩リンパ節郭清が標準治療である。

　腋窩リンパ節郭清術による上肢の後遺症を少なくするために、リハビリテーションが重要である。肩関節可動域制限が最も起こりやすいが、運動介入によって発症頻度が低下する。またリンパ浮腫の予防も重要である。

《リンパ浮腫予防のポイント》
1）リンパ浮腫の早期からのケア介入は重症化を防ぐことができる。
2）リンパ浮腫症状には個人差があるため、個別のケアが必要である。
3）基本は「スキンケア」である。
4）他に「用手的リンパドレナージ」「圧迫療法」「排液効果を促す運動療法」などがある。

(3) 薬物療法

乳がんに対する術前術後薬物療法のポイントは以下の通りである。
- 周術期に行う薬物療法の目的は、潜在的な「微小転移」の根絶・制御により、治癒およびより長い生存期間を目指すことである。
- 薬物療法には、内分泌療法・化学療法・分子標的療法・免疫チェックポイント阻害薬がある。
- これらの薬剤を術前もしくは術後に使用するかどうかは、乳がんの性質や再発のリスクを考慮して決定される。

表 4-23 薬物療法と適応を考慮すべき因子

	考慮すべき因子
内分泌療法	ホルモン受容体陽性（ER、PgR）
化学療法	腋窩リンパ節転移、浸潤腫瘍径、組織学的異型度、脈管侵襲、トリプルネガティブ、多遺伝子アッセイ
抗HER2療法	HER2陽性
PARP阻害薬	生殖細胞系列のBRCA病的バリアント陽性
免疫チェックポイント阻害薬	PD-L1発現

①内分泌療法

内分泌療法は、体内のエストロゲン（女性ホルモン）の働きを妨げたり、エストロゲンが作られないようにして、がん細胞の増殖を抑える治療法である。閉経前後でエストロゲンの産生される部位が異なるため作用機序の異なる薬剤が適応となる。

閉経前：LH-RHアゴニスト、抗エストロゲン薬
閉経後：アロマターゼ阻害薬、抗エストロゲン薬

表 4-24 乳がんの内分泌療法で使用される主な薬剤

薬の種類		働き
LH-RHアゴニスト		卵巣でエストロゲンがつくられるのを抑える。
抗エストロゲン薬	SERM*（タモキシフェンなど）	エストロゲンが乳がん細胞に作用するのを妨げる。
	SERD**（フルベストラント）	
アロマターゼ阻害薬		エストロゲンがつくられないように、アロマターゼの働きを妨げる。

*Selective estrogen receptor modulator, **Selective estrogen receptor degrader

《内分泌療法の主な有害事象》
- タモキシフェン　　　　ホットフラッシュ・血栓症・帯下増加・性器不正出血・卵巣腫大・中性脂肪増加・脂肪肝・子宮がんなど
- LH-RHアゴニスト　　ホットフラッシュ・頭重感・骨塩量の低下・性欲減退など

| ・フルベストラント | ホットフラッシュ・悪心・関節痛・注射部位疼痛や感染など |
| ・アロマターゼ阻害薬 | 骨粗鬆症・関節痛・関節のこわばり・骨折など |

②化学療法
・周術期化学療法の適応とそのレジメンの決定には、ER、PgR、HER2発現状況によるサブタイプ別のアプローチが必要である。再発リスクと化学療法の感受性を考慮して適応とレジメンを決定する。
・多遺伝子アッセイ：Oncotype DX を用いて化学療法の効果を予測することができる。
・化学療法の効果を最大に引き出すには、適切な支持療法の実施、チーム医療による支援体制の構築が重要である。

表4-25 乳がんの化学療法で使用される主な薬剤

分類	作用機序	薬剤
アルキル化剤	DNA2本鎖のグアニンに架橋形成	シクロフォスファミド
代謝拮抗剤	核酸合成阻害	カペシタビン S-1 5FU ゲムシタビン
アントラサイクリン系	DNA/RNA障害	アドリアマイシン エピルビシン
タキサン系	微小管阻害	ドセタキセル パクリタキセル
白金製剤	DNA障害	シスプラチン カルボプラチン

表4-26 抗がん剤の主な有害事象

有害事象	予防法・対処法
吐き気・嘔吐	吐き気止めの内服薬で対処する。 抗がん剤の点滴開始前に、吐き気止めの薬を予防的に投与することもある。
脱毛	毛髪だけでなく、眉毛、まつ毛、体毛が抜けることもあるが、治療終了後は元に戻る。 ウィッグや帽子を利用することもある。
貧血・出血	貧血になったり、出血しやすくなったり、白血球が減少して感染症を起こしやすくなったりする。 症状が強い場合には、輸血や白血球を増やす薬で対処する。
末梢神経への影響（しびれなど）	末梢神経に対する副作用として、手足のしびれ、ピリピリ感、刺すような痛み、感覚が鈍くなる、などの症状が現れることがある。
その他	その他、以下のような副作用が現れることがある。 息苦しさ、関節痛・筋肉痛、手足の痛み・感覚鈍麻、むくみ、アレルギー（過敏症）、口内炎、下痢、倦怠感、血管炎、爪の異常、味覚障害、肝機能障害、卵巣機能障害など。

《有害事象の客観的評価》
米国立がんセンター（NCI）が作成している評価法が世界標準
Common Terminology Criteria for Adverse Events（CTCAE）有害事象共通用語規準（ver. 5.0 Published：2018/ 7 /30）

Grade 1　軽症
　症状がないまたは軽度の症状がある
　臨床所見または検査所見のみ、治療を要さない
Grade 2　中等症
　最小限／局所的／非侵襲的治療を要する
　年齢相応の身の回り以外の日常生活動作の制限
Grade 3　重症
　医学的に重大であるが、ただちに生命を脅かすものではない
　入院または入院期間の延長を要する
　身の回りの日常生活動作の制限
Grade 4　生命を脅かす、緊急処置を要する
Grade 5　有害事象による死亡

③分子標的療法
・病気の原因となっているタンパク質などの特定の分子にだけ作用するように設計された治療薬。
・従来の抗がん剤は、異常な細胞だけでなく正常な細胞も攻撃してしまうのに対し、分子標的薬は、病気の原因に関わる特定の分子だけを選んで攻撃する。
・そのため、従来の抗がん剤よりも有害事象が少ない。

表 4 -27　乳がん分子標的療法で使用される主な薬剤

薬の種類	作用機序	薬剤
抗HER2ヒト化モノクローナル抗体	がん細胞の表面にあるHER2蛋白に選択的に結合することによりその働きを妨げたり、また自己の免疫機能を利用することにより、がん細胞の増殖を抑える	トラスツズマブ ペルツズマブ トラスツズマブエムタンシン トラスツズマブデルクステカン ペルツズマブトラスツズマブボル ヒアルロニダーゼアルファ
PARP阻害薬	DNA修復、細胞死および分化制御などに関与している物質であるPARPを阻害することで一本鎖切断を担う塩基除去修復を妨げる。これにより修復されないDNAの一本鎖切断は、DNA複製の過程で二本鎖切断に至るが、相同組換えができないがん細胞では、二本鎖切断を修復できずアポトーシスに至る。	オラパリブ

④免疫チェックポイント阻害薬
- 免疫チェックポイント阻害薬は、がん細胞がリンパ球などの免疫細胞の攻撃を逃れるための免疫制御の仕組みを抑制する薬剤である。
- この免疫制御系に関わる主なタンパク質がPD-1、PD-L1やCTLA-4である。
- 免疫関連有害事象と呼ばれ、内分泌・神経・筋を含めて幅広い有害事象が生じることが特徴で注意が必要である。

表4-28 主な免疫チェックポイント阻害薬の一覧

薬の種類	薬の名前
PD-1阻害薬	ニボルマブ
	ペンブロリズマブ*
CTLA-4阻害薬	イピリムマブ
PD-L1阻害薬	デュルバルマブ
	アテゾリズマブ*
	アベルマブ

＊乳がんで使用される薬剤

4-3-G-3-4　遺伝性乳癌卵巣癌症候群（HBOC：Hereditary Breast and Ovarian Cancer）

（1）HBOCとは
- *BRCA1*遺伝子あるいは*BRCA2*遺伝子に変化（病的バリアント）をもっていることをHBOCと表現する。
- 乳がん、卵巣がん、前立腺がん、膵臓がんなどの発症リスクが高い。
- がんの既往歴にかかわらず、一般的に200～500人に1人がHBOCに該当する。

（2）*BRCA1*遺伝子と*BRCA2*遺伝子

　これらの遺伝子から作られるタンパク質は、DNAが傷ついた時に正常に修復するなどの働きがある。病的バリアントがあって、タンパク質が作られなかったり、働かなかったりすると、傷ついたDNAの修復が出来ず、がんを引き起こしやすくなる。

（3）がんの発症率

表4-29 がんの発症率

	乳がん	男性の乳がん	卵巣がん	前立腺がん	膵臓がん
*BRCA1*遺伝子が関係するHBOCの場合	57%（70歳までに）	1.2%	40%（70歳までに）	2～6倍リスクが上昇と報告	2.4～6倍リスクが上昇と報告
*BRCA2*遺伝子が関係するHBOCの場合	49%（70歳までに）	7～8%	18%（70歳までに）		
一般頻度	10.9%	0.6%	1.6%	10.8%	2.6%

（JOHBOC、遺伝性乳がん卵巣がんを知ろう！より引用）

（4）HBOCと分かった場合の対策
・乳房に対する予防
  - 医療機関で半年～1年に1回の頻度で視触診を受ける
  - 1年に1回、造影乳房MRI検査を受ける
  - リスク低減乳房切除術について医療者と話し合う
・卵巣に対する予防
  - 出産を終えた後、35～40歳でリスク低減卵管卵巣摘出術を受けることが推奨される。*BRCA2*遺伝子の病的バリアントを有する場合は、卵巣がんの発症年齢が8～10年遅いため、40～45歳まで延期してもよい。
  - 手術を選択しない場合は経腟超音波検査、腫瘍マーカーを30～35歳から考慮してもよい。

4-3-G-3-5　診療ガイドライン

ウェブサイトで参照可能な乳癌診療に関するガイドラインを以下に示す。
・「乳癌診療ガイドライン2022年版」編集　日本乳癌学：https://jbcs.xsrv.jp/guideline/2022/
・「遺伝性乳癌卵巣癌（HBOC）診療ガイドライン2024年版」編集　日本遺伝性乳癌卵巣癌総合診療制度機構：https://johboc.jp/guidebook_2024/

Column　生活習慣因子と乳がんの関連

食事・栄養と乳がんの関連についてのエビデンスは数多く存在している。代表的なものに、World Cancer Research Fund（WCRF、世界がん研究基金）／American Institute for Cancer Research（AICR、米国がん研究協会）が行った「食物・栄養・身体活動とがん予防：国際的な視点から」があり、アルコールや閉経後の肥満が乳がんのリスクを増加させることが指摘されている。ただし、これらのエビデンスは主に欧米諸国から報告されたものである。日本人における研究の結果は下表に示す通り。乳がんの発症リスクについて日本人を対象とした評価は、国際的な評価と必ずしも一致しているわけではないようだ。しかし、現実的に個人レベルで実践できることとすれば、禁煙をして、アルコール摂取を控え、閉経後の肥満を避けるために体重を管理し、身体活動量を増やすことだろう。

表　日本人における生活習慣因子と乳がんの関連の評価

	リスク因子	予防因子
確実	肥満（閉経後）	
ほぼ確実		
可能性あり	喫煙、受動喫煙、飲酒、肥満（閉経前BMI30以上）	運動、授乳、大豆、イソフラボン
データ不十分	野菜、果物、肉、魚、穀類、牛乳・乳製品、緑茶、葉酸、ビタミン、カロテノイド、脂質	

付録

1　帝京大学 医療コミュニケーション授業 実施要項（抜粋）
2　課題ワークシート例
3　医療コミュニケーション授業における学生評価
4　2024年度　帝京大学医療系学部合同授業「医療コミュニケーション」実施報告より
5　多職種連携教育に関するアンケート
6　用語解説
7　参考資料（検索ツール）

付録1 帝京大学 医療コミュニケーション授業 実施要項（抜粋）

　医療コミュニケーションを学ぶ学生には授業の概要を把握するために、講義や演習を企画・参加する教職員には、事前準備としてご活用いただきたい。

〈授業概要〉
　医学部・薬学部・医療技術学部の3学部合同でチーム医療の意義、多職種コミュニケーションの課題とチーム医療に必要な知識・態度・行動を学ぶ。

〈行動目標〉
◆チーム医療の重要性を理解し、医療従事者の連携を図る能力を身につける。
　A．チーム医療について説明できる
　B．医療チームを構成しているメンバーの役割分担について、説明できる
　C．チームの一員として、主体的に活動できる

◆多職種間コミュニケーションを通して、患者の状況を把握する
　D．チームで患者の身体的・心理社会的問題の抽出・整理ができる

〈授業実施形式〉
（1）事前学修
1）チーム医療、多職種連携、コミュニケーションについて、テキストブックや事前講義で学ぶ。グループワークによる演習を適宜組み合わせる。
2）事例（Part 2参照）について、提示された資料や解説講義などを参考に、問題点を列挙したプロブレムリストの作成や重要なキーワードの抽出を行い、実習当日の準備を進める。

（2）実習当日
1）グループワーク
　少人数（8～12名程度）のグループでグループワークを行う。事例および課題をもとに、問題点（プロブレム）を明らかにしながら、治療や療養上の優先度を意識して、多角的な視点で治療計画や療養計画を立案し提案する。
2）グループ発表とディスカッション
　各グループの成果を発表し、興味深い視点や疑問、解決すべき課題などを互いに議論する。

3）医学部附属病院の多職種チームによる模擬カンファレンスの視聴
　同じ事例を用いた、附属病院の多職種からなるチームによる模擬カンファレンスを視聴する。学生は自分たちが立案した計画を振り返りながら、プロフェッションとしてのチーム医療やコミュニケーションを学ぶとともに、附属病院スタッフとの質疑応答に参加する。
4）課題・レポート提出
　グループワークの成果物を提出する。模擬カンファレンスの視聴・質疑応答を含む全体の授業のレポートを期限までに提出する。

〈実施のポイントと留意点〉
・互いの提案を一つのまとまった成果として結実させるところまでの時間と議論の機会を確保することにより、本授業が目指すチームでの議論の学修体験を得る機会となることを目指す。
・附属病院スタッフによる議論の広さや深さは、学生にとって刺激になる。視聴する多職種カンファレンスと近い論点（治療ケア立案まで）を時間内に体験することにより、より良い学びや自己学修の動機付けとする。
・多職種カンファレンスに参加いただく附属病院スタッフの負担軽減および授業の理解を深める観点から、事前に動画を収録し発言部分の字幕を作成した上で、学生は集合形式で視聴し、動画終了後には、ライブで医療スタッフとディスカッションを実施する形式としている。
・1グループ8〜12名程度とし、多様な学部・学科の参加者が議論できるように編成する。
・（参考）感染症流行下での実施方針：実施時期の流行状況や感染防止対策を踏まえ、マスク着用や手指消毒の徹底、授業時間、座席の配置、オンライン会議システムを併用した多職種模擬カンファレンスの視聴参加など、安全を確保しながら効果的な授業計画を策定する。

〈KJ法〉
　文化人類学者の川喜多二郎によって考案された情報整理やアイデア発想の技術である（イニシャルからKJ法と命名）。ブレインストーミング（自由に意見を出し合うこと）などによって得られた発想を分類・統合し、問題の本質や新しい発見を見つけ出し、問題解決に結び付けていくための方法である。具体的な手順は次のとおりである。
　①何を問題とするのか、テーマをはっきりさせる。
　②ブレインストーミングによって、テーマに関する意見や情報を自由に出し合う。
　③ブレインストーミングで出た意見をメモやカードに記入する。
　④意見や情報を記入したカードを重ならないように広げる。
　⑤「類似している」「関連がある」カードをグループごとにまとめる（図1）。
　⑥それぞれのグループを要約するのに適した名前を考えてラベル（見出し）をつける（図2）。
　⑦ラベル名の似ているグループ同士をさらにまとめて新しいグループを作成する（図3）。
　⑧グループ間に論理的な関連性ができるようにカードの束を並べ替える。空間配置の意味する内容について矢印や線などを用いて図示する（図4）。

⑨模造紙に空間配置があらわすものを図示する。グループ間の関連や全体の構造が見えるように配置し、図やマップとして整理する（図5）。
⑩図示したものを文章化する。図解を見ながら全体を俯瞰し、テーマの本質や新たな発見、問題解決の方向性をまとめる。

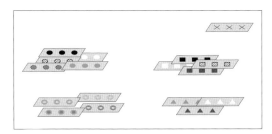

図1　関連があるカードをまとめる　　　　　図2　ラベル（見出し）をつける

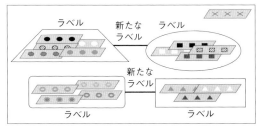
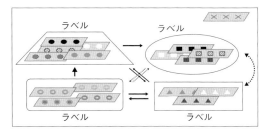

図3　新たなグループを作成する　　　　　　図4　関連性を図示する

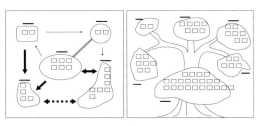

図5　図やマップとして整理する

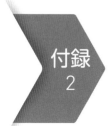

課題ワークシート例

【学修課題】

1．事前学修

　事例を読んで、重要なこと、診断・治療および療養上、問題だと思われること、わからない用語などを、まとめておいてください。

2．グループ学修

・グループで、事例の読み合わせをしてください。
・KJ法（→ p.214）を活用して、診断・治療上および療養上、問題だと思われる点をまとめてください。
・患者と家族の診断・治療上および療養上の問題点をアセスメントしてください。
・アセスメント結果に基づいた治療やケアの計画を立ててください。

【ワークシート例】

```
＜ワークシート1＞
                                                    ＿＿＿＿班  記入者氏名：＿＿＿＿＿＿＿＿

チームで話し合い、〇〇さんと家族の、診断・治療および療養上の問題点を記述してください。明らかになった各問題の原因・誘因・要因がわかるように、
まとめてください。＊関連図など、図式化してまとめても構いません




```

<ワークシート2(No.1)>　　　　　　　　　　　　　　　　　　　　　　　　　　　　　　　　　　班　記入者氏名：＿＿＿＿＿＿＿＿＿＿＿

チームで明らかにした〇〇さんと家族の問題の優先順位を決定し、ワークシートの優先順位に従って、治療および療養上の問題を記載してください。

優先順位	問題点	理由

<ワークシート2(No.2)>　　　　　　　　　　　　　　　　　　　　　　　　　　　　　　　　　　班　記入者氏名：＿＿＿＿＿＿＿＿＿＿＿

チームで話し合い、明らかにした問題一つ一つについて、治療およびケア計画を立て、関わる職種とともに記載してください。
配慮すべき点がある場合は、その内容も記載してください。

項目	問題点	治療・ケアの計画・留意点	関わる職種

付録 3 医療コミュニケーション授業における学生評価

〈学生評価の概要〉

以下の3点をもとに、成績評価を行う。

1） 授業中の課題提出（チーム評価）　　　30点
2） 授業中の行動・態度評価（個人評価）　40点
3） 授業後のレポート提出（個人評価）　　30点

1） 授業中の課題提出（チーム評価）

授業中の課題提出および発表・質疑応答をもとに評価する。

2） 授業中の行動・態度評価（個人評価）

以下のルーブリック表を用いて評価する。

班を担当する教員（ファシリテーター）が、授業中の学生個々について行動評価を行う。

観点	よい	ふつう	不十分
授業態度	授業マナーに反した行動・態度（私語、飲食、授業妨害など）が全く見られない。	授業マナーに反した行動・態度（私語、飲食、授業妨害など）がほとんど見られない。	授業マナーに反した行動・態度（私語、飲食、授業妨害など）がたびたび見られる。
聴く態度	うなずく、あいづちをうつ、相手の方を向いて聴くなどが、大変よくできている。	うなずく、あいづちをうつ、相手の方を向いて聴くなどが、できている。	うなずく、あいづちをうつ、相手の方を向いて聴くなどが、ほとんどできていない。
チーム活動への参加態度	チームの一員として主体的に行動・発言し、他者との意見交換や情報共有が非常によくできている。	チームの一員として主体的に行動・発言し、他者との意見交換や情報共有ができている。	チームの一員として、協調的な態度が見られない。主体的な行動・発言がほとんど見られず、他者との意見交換や情報共有の場面もほとんど見られない。

＊遅刻者は、授業への参加態度が消極的と判断し、正当な理由のない遅刻者は「授業態度」から減点とする。また、正当な理由のない大幅な遅刻者については、行動評価の総合点から大幅に減点する。

3）授業後のレポート提出（個人評価）

提出されたレポートについて、担当教員が以下のルーブリック表に沿って評価を実施する。

観点	よい	ふつう	不十分
提出期限		提出期限を守って提出した。	提出期限遅れ
体裁	指定した体裁および分量通りになっており、用語等が適切に用いられ、模範的である。	指定した体裁および分量通りになっており、誤字脱字、用語にほぼ間違いが無い。	指定した体裁または分量通りになっていない、あるいは誤字脱字、用語に間違いが多く見られる。
チーム医療の意義についての学び	授業での体験を挙げて根拠を示しながら、非常に詳細かつ論理的に考察が書かれている。	授業での体験を挙げて根拠を示しながら考察が書かれている。	授業での体験や根拠についての記載が不十分であり、考察が論理的でない。
多職種間コミュニケーションについての気づき	授業での体験を挙げて根拠を示しながら、非常に詳細かつ論理的に考察が書かれている。	授業での体験を挙げて根拠を示しながら考察が書かれている。	授業での体験や根拠についての記載が不十分であり、考察が論理的でない。

＊ルーブリック基準表において、行動・態度評価もレポート評価も「ふつう」評価が標準点（基準）となる。

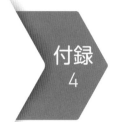

2024年度　帝京大学医療系学部合同授業「医療コミュニケーション」実施報告より

　本学における「医療コミュニケーション」授業に参加した学生の感想や報告を抜粋して紹介する。

【チーム医療についての気づき】
・チーム全体で患者さんに寄り添い一貫したアプローチをすることで、患者さんの安心感や満足度を高めることができる。
・チーム医療では患者さんだけでなく、その家族に対してもサポートをしていくことがとても重要になってくる。
・医療コミュニケーション授業を通して、医療におけるチームでの動き方や、各学部の方が学ぶ分野をどのように実際の現場で活かしているのか、また専門職として自分自身ができることにはどんなことがあるのかを学ぶことができた。
・他学部の方々と同じ疾患を見ることは多面的な視点を知る良い機会であり、自ら率先して発言や質問することで医療チームとして円滑な動きができる。

【コミュニケーションの重要性】
・多職種と連携して患者さんの気持ちに寄り添った医療を提供していくためには、それぞれの職種の理解や最終目標の明確化、コミュニケーション技術などが合わさったカンファレンスを行うことが重要だと考えた。
・各職種が同じ知識を持ち合わせる必要はなく、お互いが個別の専門性をもとにコミュニケーションを取りながらスムーズに仕事ができるように進めていくことが重要だと思う。
・多職種によるコミュニケーションでは、自分一人では届かないさまざまな視点での考え方や知見から考えの幅が広がり、いろんな選択肢を見つけることができる。
・多職種間でのコミュニケーションがうまく機能するためには、オープンで対等なコミュニケーション文化が必要である。各職種が自由に意見を述べ、疑問や提案を共有できる環境を整えることで、チーム内での信頼関係が深まり、効果的な協力が可能になる。

【各学部・学科のレポートより】
〈医学部医学科〉
・患者安全学でチームのメンバーが自由に意見や疑問を表明できるような心理安全性の高い環境が、医療事故を減らし安全な医療を提供する土台になると学んでいたので、私が医師になっても忘れないように心がけたい姿勢だと感じた。

- 医師や看護師では手の届かない領域の専門家がいることの重要性を改めて実感した。各職種がその専門性を発揮することで、より質の高い医療を提供することができる。
- 授業、実習に対する態度を見直し、コミュニケーションスキルを深めつつ、1つ1つの問題、事例について真剣に考え、さまざまな職種の意見を聞き、理解を深めながら患者に寄り添えるような質の高いチーム医療を提供できる医師を目指したい。

〈薬学部薬学科〉
- チーム医療の中で薬剤師は、薬に関する高度な専門知識を用いて安全性と治療効果を向上させ、患者一人ひとりにとっての最適な薬物療法を提供し、医師や看護師、その他の医療従事者と協力していくことが重要だと感じた。
- 薬剤師としての知識をさらに磨くことはもちろん、医師や看護師、その他の医療従事者との関係をより深め、コミュニケーションスキルを高めることが必要だと考える。今回得た知識や経験を、今後の薬剤師としてのキャリアに活かしていきたい。
- 今後も、薬を使った治療について学んでいくが、患者さんのためになることは何か、患者さんの望みは何かを把握し、それを実現・サポートしていく手段として薬を用いていけることが、医療現場で求められる理想の薬剤師になるためにはとても必要なことだなと感じた。

〈医療技術学部看護学科〉
- 看護師は患者にとって1番身近な存在であり、患者の家族や生活について一緒に考える役割もある。患者の身体状態だけでなく、精神状態や希望、家族関係や社会的問題などについては看護師から積極的に情報共有する必要があると感じた。それぞれが専門性を最大限に生かすことでチーム医療の良さが発揮されるのではないかと考える。
- 他学科の学生の話を聞いて、看護業務を全うするのに必要な知識を得ることを前提として、より専門的で深い知識を持った人の意見を聞くことは、患者さんの治療についてより理解することにつながるし、それが自分たちの看護に影響することもあると感じた。
- コミュニケーションを通してお互いの考えを深めていくことで、患者にとってより良い医療の提供に繋げることができると気づくことができた。自分が臨床で働く際は、看護師としての考えだけでなく、チーム全体で患者を多面的に捉えられるように、さらに考えを深めていきたい。

〈医療技術学部臨床検査学科〉
- 検査の中でも特に採血や生理機能検査のタイミングで患者様とお話しすることで、病態や生活背景、医師や看護師などに言えないことなど少しでも情報を聞き出すことができたら良いと思った。臨床検査技師も患者様の病態や生活背景などを知ることで、検査のデータから微妙な変化にもきちんと気づくことができ、早期発見や早期治療に貢献できるのではと考える。
- 多職種間コミュニケーションを行ったことによって、臨床検査技師として何をすべきなのかということを考え、そして感じるきっかけを得ることができた。検査結果の解釈や読み方を伝えるという医師や他の医療従事者のサポートに回ることが重要であるということを再認識できた。
- 将来臨床検査技師になるものとして、他の職種が何を行えるのか、どこまで理解しているのかを改めて認識する良い機会となり、自分の立場の再確認もすることができた。

【医学部附属病院の医療チームによる多職種模擬カンファレンスを視聴して】

・チームでのカンファレンスを通して、それぞれの職種の視点で足りていないものを他の職種が埋めることによって患者さんの問題点1つひとつを解決できるよう努めていることがわかった。
・模擬カンファレンスやその後の質疑応答の話を聞き、患者さんやその家族の意向を踏まえた治療のゴールを共有することが大切であると学んだ。
・多職種カンファレンスにおいては、共有すべき情報を自分で選び、短い時間でカンファレンスに参加している全ての人に伝わる話し方をすることや、自分が知りたいことを端的に質問できる力、他職種の方の意見を聞く力など、多くの方と意見交換をするためのスキルが必要であると感じた。
・講堂で多職種模擬カンファレンスを見たとき、自分は初め感心して見ているだけだったが、隣の席に座っていた他学科の学生はカンファレンスを実習で何度も見てきており、熱心にメモをとっていた。遅刻をしない、連絡をまめにとる、コミュニケーションをしっかりとるといった当たり前のことを心がけることも、多職種で構成されるチームにおいて大切であると感じた。
・多職種模擬カンファレンスの最後にそれぞれの職種の方々が一人ずつ応援メッセージを言ってくださった。その中でも印象的だったのが、医療ソーシャルワーカーの方が「自分は医療のことは分かりませんが、だからこそ患者の人権を守ることを役割としている」とおっしゃっていたことである。チーム医療においては、それぞれの職種の方々の見解を傾聴することが多職種間でのコミュニケーションをとるうえで大切であると思った。

付録5 多職種連携教育に関するアンケート

　本授業に参加する全学生を対象に、授業前後に下記の多職種連携教育および社会的スキルに関するアンケートを実施し、学修効果を評価する。

・RIPLS（Readiness for InterProfessional Learning Scale）
　医療や福祉分野の専門職がチーム医療に対する学習意欲や態度を測定するための評価尺度である。RIPLSは、専門職間の学修や協働に対する「態度」や「準備性」を評価する目的で開発されている。主に4つのサブスケールから成り立っており、それぞれ「チームワークと協働」「専門職のアイデンティティ」「専門職間の協働とコミュニケーション」「自律性の学習」という要素で構成されている。尺度はチーム医療の教育プログラムの効果を測定したり、各職種が持つ協働意識の把握に活用される。
　(Parsell, G., & Bligh, J. 1999. The development of a questionnaire to assess the readiness of health care students for interprofessional learning (RIPLS). *Medical Education*, 33(2), 95-100)

・KiSS-18（社会的スキル尺度）
　社会的スキル（対人スキル）を測定するための尺度であり、主に対人関係やコミュニケーションの能力を評価するために用いられる。18項目から構成され、評価は「非言語的スキル」「対人関係における自己主張」「情緒的サポート」の3つのサブスケールで測定される。この尺度は、個人のソーシャルスキルを簡易的かつ総合的に把握することが可能であり、教育・心理・医療分野など、幅広い領域での研究や実践に利用されている。
　(菊池章夫．1988．思いやりを科学する：向社会的行動の心理とスキル．川島書店)

医療コミュニケーション授業アンケート【RIPLS】

___年___月___日　性別：_____　学科：_____

本アンケートは保健医療系の学生および専門職の多職種連携教育に対する態度を調査するものです。各項目について、1〜5のうち最もあてはまるものに○を付けてください。

	全く同意しない	同意しない	どちらでもない	同意する	強く同意する
1. 他専攻の学生と共に協同学習することは、将来有能なヘルスケアチームのメンバーになるために役立つだろう。	1	2	3	4	5
2. ヘルスケアを学ぶ学生が患者/クライエントの問題解決のために協同して学ぶ事は、患者/クライエントに役立つ結果につなげられるだろう。	1	2	3	4	5
3. 他専攻の学生との協同学習は、将来実践における種々の問題を理解する能力を高めるだろう。	1	2	3	4	5
4. 資格取得前に他専攻の学生と共に学ぶことは、資格取得後の相互関係性を向上させるだろう。	1	2	3	4	5
5. コミュニケーションスキルは、他専攻の学生と合同で学習するとより向上するだろう。	1	2	3	4	5
6. 他専攻との合同学習は、他の専攻（専門職）のことについて肯定的に考えるのに役立つだろう。	1	2	3	4	5
7. 合同学習で小グループでの課題学習をするには、学生はお互いに信頼、尊重することが必要である。	1	2	3	4	5
8. チームワークのスキルは、ヘルスケアを学ぶ学生にとって必須である。	1	2	3	4	5
9. 他専攻との合同学習は、自己の（専門職の持つ）限界を理解するのに役立つだろう。	1	2	3	4	5
10. 他専攻の学生と合同学習することは、時間の無駄である。	1	2	3	4	5
11. ヘルスケアを学ぶ学部学生には、他専攻との合同学習は必要ない。	1	2	3	4	5
12. 実践的問題解決能力は、自分の専攻のなかでこそ学習することができる。	1	2	3	4	5
13. 他専攻の学生との合同学習は、患者・クライエントや他の専門職との意思疎通のために役立つだろう。	1	2	3	4	5
14. 私は、他専攻の学生と合同で小グループによる課題学習の機会を積極的に受け入れられる。	1	2	3	4	5
15. 他専攻の学生との合同学習は、患者/クライエントの問題をより明確にするのに役に立つだろう。	1	2	3	4	5
16. 資格取得前に他専攻の学生と共に学ぶことは、よりよいチームワーカーになるために役立つだろう。	1	2	3	4	5
17. 看護師や他のコ・メディカルの役割・機能は、主に医師のサポートをすることである。	1	2	3	4	5
18. 他専攻との合同学習では、自己の（目指す）専門職の役割が理解できない。	1	2	3	4	5
19. 自分の専攻では、他の専攻の学生よりもっと多くの知識やスキルを習得しなければならない。	1	2	3	4	5

医療コミュニケーション授業アンケート【KiSS-18】

本アンケートは保健医療系の学生および専門職の社会的スキル（対人スキル）を調査するものです。各項目について、1〜5のうち最もあてはまるものに○を付けてください。

※設問中の「仕事」は「やらなければならない課題」と読み替えてください。

	いつもそうではない	たいていそうではない	どちらともいえない	たいていそうだ	いつもそうだ
1．他人と話していて、あまり会話が途切れないほうですか。	1	2	3	4	5
2．他人にやってもらいたいことを、うまく指示することができますか。	1	2	3	4	5
3．他人を助けることを、上手にやれますか。	1	2	3	4	5
4．相手が怒っているときに、うまくなだめることができますか。	1	2	3	4	5
5．知らない人でも、すぐに会話が始められますか。	1	2	3	4	5
6．まわりの人たちとの間でトラブルが起きても、それを上手に処理できますか。	1	2	3	4	5
7．こわさや恐ろしさを感じたときに、それをうまく処理できますか。	1	2	3	4	5
8．気まずいことがあった相手と、上手に和解できますか。	1	2	3	4	5
9．仕事をするときに、どうやったらよいか決められますか。	1	2	3	4	5
10．他人が話しているところに、気軽に参加できますか。	1	2	3	4	5
11．相手から非難されたときにも、それをうまく片付けることができますか。	1	2	3	4	5
12．仕事の上で、どこに問題があるかすぐに見つけることができますか。	1	2	3	4	5
13．自分の感情や気持ちを、素直に表現できますか。	1	2	3	4	5
14．あちこちから矛盾した話が伝わってきても、うまく処理できますか。	1	2	3	4	5
15．初対面の人に自己紹介が上手にできますか。	1	2	3	4	5
16．何か失敗したときに、すぐに謝ることができますか。	1	2	3	4	5
17．周りの人たちが自分とは違った考えをもっていても、うまくやっていけますか。	1	2	3	4	5
18．仕事の目標を立てるのに、あまり困難を感じないほうですか。	1	2	3	4	5

〈アンケート集計結果〉2024年9月実施

		医学科 授業前	医学科 授業後	薬学科 授業前	薬学科 授業後	看護学科 授業前	看護学科 授業後	臨床検査学科 授業前	臨床検査学科 授業後
RIPLS	チームワークと協働	55.5 ± 0.7	57.5 ± 0.6	55.0 ± 0.7	58.3 ± 0.6	54.6 ± 0.7	58.2 ± 0.6	53.2 ± 0.7	57.0 ± 0.7
RIPLS	IPEの機会*	4.7 ± 1.4	3.6 ± 1.1	3.4 ± 0.9	3.1 ± 0.9	3.0 ± 0.6	3.0 ± 0.8	3.7 ± 0.6	3.1 ± 0.7
RIPLS	専門性*	13.2 ± 1.2	11.7 ± 1.2	12.0 ± 1.0	12.6 ± 1.2	10.4 ± 0.9	11.4 ± 1.2	12.1 ± 0.9	12.4 ± 1.1
KiSS-18		63.8 ± 0.9	65.2 ± 0.8	58.7 ± 1.0	61.7 ± 0.9	63.7 ± 0.9	64.9 ± 0.8	61.8 ± 1.0	64.2 ± 0.9

＊逆転項目

付録6 用語解説

アウトカム（学修成果）基盤型教育

学生が卒業時に達成すべきアウトカム（学修成果）を明確に設定し、その達成に向けてカリキュラムや学修方法、評価を設計する教育アプローチ。アウトカムには、専門職種に必要とされる知識や技能、態度に加え、倫理観、コミュニケーション能力、問題解決能力などが含まれる。学修成果をもとにカリキュラムが構成され、学生が主体的に学ぶプロセスを支援する。評価は成果基準に基づいて行われ、教育の質保証や継続的な改善活動に活用される。学生にとって到達目標が明確になるため学修意欲が向上し、教育機関にとっては社会的ニーズに対応した人材育成が可能となる。

アセスメント（assessment）

対象患者の主訴や各種検査結果などを基にして患者情報を収集し、患者の問題を把握したうえで、医療者による客観的情報と患者の主観的情報を組み合わせて、患者の状態を総合的・多面的に評価すること。

インフォームドコンセント（informed consent：IC）

医療者が、診断や治療方針、予後、治療の利益・不利益、選択可能な治療法などの診療情報に加え、治療に伴う生活の変化や保健・医療・福祉サービス、医療費などの生活に関する情報も十分に説明し、患者が自身の病状を正しく理解し、納得したうえで同意すること。

ADL（日常生活動作）

日常生活を送るうえで基本的な身体動作や活動を指し、自立した生活を維持するために必要な行動を評価する概念。高齢者や障害のある人々の自立度を測る際に広く用いられる。主に基本的な身体的動作（食事・移動・排泄・更衣・整容・入浴）に関する基本的ADLと、より複雑な生活活動（買い物・料理・掃除洗濯・金銭管理・交通機関の利用・コミュニケーションなど）を含む手段的ADLの2つに分類される。

OSCE（客観的臨床能力試験）

医療系学生・従事者の臨床技能を評価する試験で、客観性と実践性を重視した構造的な形式で行われる。試験は複数のステーションに分かれ、模擬患者や模型を用いた問診、診察、手技、コミュニケーション能力、問題解決能力などが評価される。学生や医療従事者が臨床現場を模した状況で自身の強みと課題を把握し、客観的で公平で信頼性の高い評価が可能であり、医療者教育

における重要な試験形式になっている。

カリキュラム・ポリシー

教育機関が教育課程（カリキュラム）の編成や内容、学修・指導方法について定めた基本的な方針のこと。学生が必要な知識やスキルを体系的に学び、学修成果を得られるようにするための計画や指針が示されている。

共同意思決定（Shared Decision Making：SDM）

医療者と患者が対話を通じて、治療方針やケアの選択肢を共有し、最適な意思決定を行うプロセス。医療者は、科学的根拠に基づく情報を提供し、患者は自身の価値観や生活環境などを踏まえた希望をもとに対話を重ねる。協働的アプローチにより、患者が主体的に医療やケアに関わり、満足度や生活の質（QOL）、アウトカムの向上が期待される。

国際生活機能分類（international classification of disability and health：ICF）

すべての人を対象とした健康や障害の状態を評価するために世界保健機関（WHO）が策定した分類である。「障害」や「病気」に焦点を当てるだけでなく、個人の「生活機能」に注目している。具体的には、心身機能・身体構造、活動、参加の3つの側面と、環境因子や個人因子からなる背景因子が生活機能にどう影響するかを統合的に評価する。

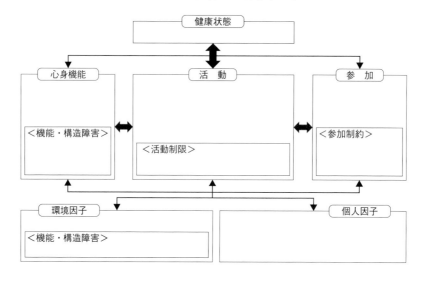

在宅医療

継続的な医療の必要性がある患者に対して、医師や看護師などの医療従事者が居宅で専門的な医療を提供すること。在宅医療には、訪問診療（医師）、訪問看護（看護師）、訪問リハビリテーション（理学療法士・作業療法士・言語聴覚士）に加え、薬剤師や栄養士による薬剤指導や栄養管理などがある。

ジュネーブ宣言

医師の職業的倫理を初めて明文化した宣誓文である古代ギリシャの「ヒポクラテスの誓い」をもとにした医師の倫理についての宣誓であり、1948年の第2回世界医師会（World Medical Association：WMA）総会で採択された。医療倫理の根幹として医師に求められる行動や価値観を強調している。

セルフメディケーション（self-medication）

「自分自身の健康に責任を持ち、軽度な身体の不調は自分で手当てすること」と世界保健機関（WHO）の報告書において定義されている。健康リスクを低減するための適切な運動や食事・睡眠などの予防ケアに加え、軽い症状や日常的な健康トラブルに対して、市販薬や健康食品・サプリメントを使用し、自分で対処する行為を指す。医療費の削減や医療資源の効率的な活用につながるとされ、健康維持のための自己管理方法として推奨されている。

専門職連携教育（InterProfessional Education：IPE）

異なる専門の学生や医療者が共同で学び、協働能力を育成する教育手法。医療や福祉分野でのチーム医療や多職種連携を支える人材を育てることを目的とする。IPEでは、各職種の役割や専門性を理解し、互いの強みを生かした連携が可能となる。主な内容には、シナリオベースの事例検討やグループディスカッション、現場での実習などがあり、問題解決力やコミュニケーション能力を高める。さらに、相互理解と信頼関係を築くことで、質の高い患者中心のケアを実現する力を育むことを目指す。

タスク・シフト／シェア

医療現場での業務効率化と質の向上、安全の確保を目的に、専門職の業務を他職種へ移行（シフト）または分担（シェア）する仕組み。タスク・シフトでは、医師や看護師の業務を、訓練を受けた他職種が担い、タスク・シェアでは、業務を複数の職種で共同で対応する。これにより、医療従事者の負担軽減や医療アクセスの向上が期待される。チーム医療の中で各職種の専門性を生かし、効率的で質の高いケアを実現する一方、役割分担の明確化や新たな業務を担う職種への教育が課題といえる。

PBLチュートリアル教育

7〜8名程度の学生からなる小グループをチューターと呼ばれる1名の教員が担当する。学生が、提示された問題解決型の課題に主体的に取り組み、自己学修やグループ討論によって必要な知識を探索し、抽出した問題点を解決する手法を学ぶ教育方法である。知識の修得だけでなく、実践力と柔軟な思考を養う教育方法として評価されている。

チュートリアルについては以下の2つの方法がある。

①学修項目発見型チュートリアル

学生自身が与えられた事例から何をどこまで学ぶのかを決定し、それを個人学修とグループ討

論によって修得する学生自身のニーズから出発した学修法である。

②診療問題解決型チュートリアル

　患者を全人的に把握し、患者からみた問題をプロブレムリストの形にまとめ、その一つひとつに対して問題解決を図る、患者のニーズに基づく学修が優先される学修方法である。

治療計画

　患者の病状やニーズ、症状や各種検査の結果などから診断した疾患や病状について、これから行われる治療方法や目標を設定し、実施する計画のこと。具体的には、治療の選択や入院の有無（入院中の治療内容を含む）、検査、処方、処置、ケアなどの具体的な予定を立案する。医療者と患者が治療の目的や方法を共有し、協力して治療に取り組むための重要なツールであり、患者の安心感と治療への積極的な関与を促す役割も果たす。

ディプロマ・ポリシー

　大学や学部・学科などの教育理念に基づいて定められている、学生に対して授与する学位や資格の条件や基準を定めた方針のこと。学生がどのような学修成果を達成すれば卒業に必要な資格を得られるか、その達成基準が具体的に示されている。教育機関が求める学問的・技能的なレベルや学生に期待する成長目標を反映しており、カリキュラムや評価基準の指針となる。

パターナリズム（父権主義）(paternalistic model)

　古典的な患者―医師関係。患者本人の意思に関わりなく、患者本人にとって医療者が最もよいと考える方法に限った情報を提供し、患者本人に代わって医療者が意思決定をすること。医療者が主導的に判断を行い、患者は医療者の決定に同意することが想定されている。

ファカルティ・ディベロップメント (faculty development：FD)

　教育機関において教員の教育スキルや専門知識、指導力を向上させるための研修や支援活動のこと。主に大学や専門教育機関で行われ、教員が教育の質を高め、学生にとって効果的な学修環境を提供することを目指している。授業内容や方法の改善・向上に向けての能力開発を行うための取り組みであり、大学教員の教育能力や研究能力、コミュニケーション能力などを高めるための研修などを行う。

ファーマシューティカルケア (pharmaceutical care)

　薬剤師業務を患者の視点から見直し、薬剤師の行動哲学として体系づけようとする考え方であり、患者の保健および生活の質（QOL）の向上のために、薬物療法を実施する際の薬剤師の姿勢や行動・倫理・知識・責務・技能などに焦点を当てるものである。単に薬を提供するだけでなく、薬物治療の効果を最大化し、副作用などのリスクを最小化するために、薬剤師が患者の健康状態を管理し、個別にサポートする包括的なケアのことを指す。

プライマリ・ケア（primary care）

健康上の問題に対して、家庭や地域社会という枠組みの中で提供される基本的な医療ケアのこと。日常的な健康管理を行うために、総合的・継続的・全人的に提供するヘルスケアサービスであり、①近接性、②包括性、③協調性、④継続性、⑤責任性がプライマリ・ケアの5つの理念として掲げられている。

プロブレムリスト（problem list）

医療やケアの現場で、患者が抱えている健康上の問題や課題を一覧化したもの。診断、症状、検査結果、患者の訴えなど、治療やケアに必要なあらゆる問題をまとめており、必要な診療・看護などの医療サービスや介護などの福祉サービスの計画立案や優先順位をつけるための基盤として活用される。

療養計画

患者が安心して自宅や施設で療養生活をおくることができるように、患者個別の健康状態や生活環境に合わせて作成される具体的な計画のこと。医療者やケアマネジャーが中心となり、患者本人や家族と相談しながら、目標や必要な支援内容を明確にし、必要な診療・看護などの医療サービスや介護などの福祉サービスを利用した具体的な療養についての計画や、食事や運動などの日常生活についての具体的な指示を記載する。

ルーブリック評価

学修や課題の成果を多面的かつ客観的に評価するための指標を示した評価方法。評価基準を段階的に設定し、学生が達成すべき内容や目標水準を明確にすることで、評価の透明性と一貫性を高める。レポート課題やプレゼンテーション評価および授業中の行動・態度評価などに活用できる。

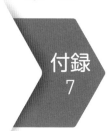

付録 7　参考資料（検索ツール）

〈検索ツール〉

診療ガイドライン	●Minds ガイドラインライブラリ https://minds.jcqhc.or.jp/ ＊公益財団法人日本医療機能評価機構が運営するサイト。日本国内の診療ガイドラインを閲覧できる。 ●東邦大学・医中誌診療ガイドライン情報データベース http://guideline.jamas.or.jp/ ＊どのような診療ガイドラインが存在するかを検索できる。	[QR] [QR]
医療用医薬品添付文書、インタビューフォーム、審査報告書／再審査報告書等	●医療用医薬品添付文書情報検索 http://www.pmda.go.jp/PmdaSearch/iyakuSearch/ ＊医薬品医療機器総合機構が運営するサイト。	[QR]
文献検索	●PubMed® https://pubmed.ncbi.nlm.nih.gov/ ＊米国国立医学図書館が提供する MEDLINE や生化学関係の文献検索データベース。 ●医中誌 Web https://www.jamas.or.jp/ ＊特定非営利活動法人医学中央雑誌刊行会が運営する国内医学論文情報のインターネット検索サービス。	[QR] [QR]
電子版医学教科書	●今日の臨床サポート® https://clinicalsup.jp/jpoc/ ●MSD マニュアル https://www.msdmanuals.com/ja-jp/	[QR] [QR]
疾患関連サイト	●くすりの適正使用協議会 https://www.rad-ar.or.jp/	[QR]

参考文献・資料

【1-1】
1. 中村健太郎．チーム医療とその課題．医療経済，30(3)，2014, pp. 45-52
2. 厚生労働省．チーム医療の推進について（チーム医療の推進に関する検討会報告書）．2010
3. 細田満和子．チーム医療の理論と実践．医療社会学研究，18(2)，2012, pp. 123-134
4. 日本医師会．医療情報化とチーム医療の未来．医師会雑誌，89(1)，2013, pp. 15-22
5. 細田満和子．チーム医療の発展とその意義．医療社会学研究，21(1)，2015, pp. 45-60

【1-2】
1. 石川ひろの．保健医療専門職のためのヘルスコミュニケーション学入門．大修館書店，2020
2. 山口裕幸．チームワークの心理学：よりよい集団づくりをめざして．サイエンス社，2008
3. 山内桂子．医療安全とコミュニケーション．麗澤大学出版会，2011
4. Cummings G.G., MacGregor T., Davey M., Lee H., Wong C.A., Lo E., et al. Leadership styles and outcome patterns for the nursing workforce and work environment：a systematic review. *Int J Nurs Stud.* 2010, 47(3), pp. 363-85
5. Foronda C., MacWilliams B., McArthur E. Interprofessional communication in healthcare：An integrative review. *Nurse Educ Pract.* 2016, 19, pp. 36-40

【2-1】
1. 文部科学省．医学教育モデル・コア・カリキュラム 令和4年度改訂版
2. 文部科学省．薬学教育モデル・コア・カリキュラム 令和4年度改訂版
3. 文部科学省．歯学教育モデル・コア・カリキュラム 令和4年度改訂版

【2-2】
1. 文部科学省．薬学教育 基礎資料・データ．2015
2. 文部科学省．薬学教育モデル・コア・カリキュラム．2023

【2-3】
1. 保健師助産師看護師学校養成所指定規則．
   https://www.mhlw.go.jp/web/t_doc?dataId=80081000&dataType=0
2. 厚生労働省．看護基礎教育検討会報告書．令和元年10月
   https://www.mhlw.go.jp/content/10805000/000557411.pdf
3. 関根小乃枝．看護師等に求められる能力とカリキュラム改正の意図．国立医療学会，75(2)，2021, pp. 135-139
4. 大学における看護系人材養成の在り方に関する検討会．看護学教育モデル・コア・カリキュラム 〜「学士課程においてコアとなる看護実践能力」の修得を目指した学修目標〜．2017, pp. 1-59
5. 文部科学省高等教育局医学教育課．看護学教育モデル・コア・カリキュラムの改訂について．看護学教育モデル・コア・カリキュラム改訂に関する連絡調整委員会 第3回（2024年6月20日），資料1　https://www.mext.go.jp/content/20240619-mxt_igaku-000036627-1-2.pdf

6. 森田敏子，魚崎須美，早川佳奈美他．看護基礎教育と看護継続教育の歴史的変遷からみた専門職としての看護キャリア形成．徳島文理大学研究紀要，第95号，2018, pp. 95-114
7. 文部科学省高等教育局医学教育課．医療関係技術者養成施設数・入学定員一覧（令和5年5月現在） https://www.mext.go.jp/content/20230126-mxt_igaku-100001205-21.pdf
8. 学士課程においてコアとなる看護実践能力と卒業時到達目標．大学における看護系人材養成の在り方に関する検討会 最終報告 添付資料1．平成23年3月
   https://www.mhlw.go.jp/stf/shingi/2r9852000001vb6s-att/2r9852000001vbk2.pdf
9. 日本看護系大学協議会．看護学士課程教育におけるコアコンピテンシーと卒業時到達目標．平成30年6月 https://www.janpu.or.jp/file/corecompetency.pdf
10. 厚生労働省．別表3 看護師教育の基本的考え方、留意点等．看護師等養成所の運営に関する指導ガイドライン．2020, p. 25 https://www.mhlw.go.jp/kango_kyouiku/_file/1.pdf
11. 柴崎里美．第1部 IPEに取り組むために．保健・医療・福祉のための専門職連携教育プログラム（柴崎里美，米岡裕美，古屋牧子編著）．ミネルヴァ書房．2019, pp. 2-22
12. 一般財団法人日本看護学教育評価機構．JABNEについて．
    https://jabne.or.jp/outline/jabne.php
13. 厚生労働省．医療DX令和ビジョン2030 厚生労働省推進チーム第1回（2022年5月22日），資料1「医療DXについて」．https://www.mhlw.go.jp/content/10808000/000992373.pdf
14. 日本学術会議健康・生活科学委員会看護学分科会．報告 持続可能な社会における看護デジタルトランスフォーメーション．2023年9月, pp. 1-27.
    https://www.scj.go.jp/ja/info/kohyo/pdf/kohyo-25-h230922-3.pdf
15. 日本看護系大学協議会．看護学教育DX café 看護学教育DX化で学習効果・効率をUPしよう！. https://www.janpu.or.jp/dx/

【2-4】
1. 厚生労働省．臨床検査技師学校養成所カリキュラム等改善検討会報告書
2. 日本臨床衛生検査技師会在宅業務推進ワーキンググループ．臨床検査技師による在宅医療推進のための提言書．令和3年

【2-5】
1. 島本佳寿広．診療放射線技師教育のいま．健康文化振興財団紀要，2015, 50, pp. 144-153
2. 日本医学放射線学会，日本放射線科専門医会・医会，日本診療放射線技師会共同編集．放射線科医から診療放射線技師へのタスク・シフト／シェアのためのガイドライン集．2024

【2-6】
1. 竹井豊．救急救命士のプロフェッショナリズム〜誕生から職域拡大まで〜．新潟医療福祉会誌 22(3)49・53, 2023
2. 美濃部嶢．救急救命士の養成教科内容の検討並びに養成に必要な教材の整備と開発．厚生科学研究補助金（医療技術評価総合研究事業），2000
3. 窪田和弘．病院前救護学 その理論と実践．近代消防社，2019
4. 救急救命士標準テキスト編集委員会編．救急救命士標準テキスト第10版．へるす出版，2020, pp. 253-259
5. 野口宏．「救急救命士による救急救命処置に関する研究」報告書．平成21年度厚生労働科学研

究補助金（地域医療基盤開発推進研究事業），2009

【2-7】

1. 田邊聖，他3．客観的臨床能力試験の医療面接評価に応用行動分析の視点を導入できるか．日本視能訓練士協会誌48，2019
2. 日本視能訓練士協会．日本視能訓練士協会誌51．2022

【3-2】

1. 日本学術会議 薬学委員会．薬剤師職能とキャリアパス分科会 提言「持続可能な医療を担う薬剤師の 職能と生涯研鑽」．2020
2. 日本学術会議 薬学委員会．チーム医療における薬剤師の職能とキャリアパス分科会 提言「薬剤師の職能将来像と社会貢献」．2014
3. 厚生労働省．患者のための薬局ビジョン．2015年10月23日
   https://www.mhlwgo.jp/file/04-Houdouhappyou-11121000-Iyakushokuhinkyoku-Soumuka/gaiyou_1.pdf.（最終アクセス：2024/8/20）
4. 長谷川洋一．平成30年度厚生労働行政推進調査事業費補助金 医薬品レギュラトリーサイエンス政策研究事業「薬剤師の需給動向の予測および薬剤師の専門性確保に必要な研修内容などに関する研究」．2019 https://mhlw-grants.niph.go.jp/niph/search/NIDD02.do?resrchNum=201824022A（最終アクセス：2024/8/20）
5. 厚生労働省．チーム医療の推進について（チーム医療の推進に関する検討会報告書）．2010
   https://www.mhlw.go.jp/shingi/2010/03/dl/s0319-9a.pdf（最終アクセス：2024/8/20）
6. 薬学系人材養成の在り方に関する検討会．薬学教育モデル・コアカリキュラム（平成25年度改訂版）．2013
   https://www.mext.go.jp/a_menu/01_d/08091815.htm（最終アクセス：2024/8/20）
7. 公益社団法人 日本薬剤師会．薬剤師綱領薬剤師行動規範・解説 https://www.nichiyaku.or.jp/assets/uploads/about/kouryo20180226.pdf （最終アクセス：2024/8/20）
8. 安原眞人．平成30年度厚生労働行政推進調査事業費補助金 医薬品レギュラトリーサイエンス政策研究事業「かかりつけ薬剤師・薬局の多職種・多機関との連携に関する調査研究」．2019
   https://mhlw-grants.niph.go.jp/niph/search/NIDD02.do?resrchNum=201824022A （最終アクセス：2024/8/20）
9. 個人情報保護委員会．厚生労働省．医療・介護関係事業者における個人情報の適切な取扱いのためのガイダンス．2017 https://www.mhlw.go.jp/file/06-Seisakujouhou-12600000-Seisakutoukatsukan/0000194232.pdf（最終アクセス：2024/8/20）
10. 日本ファーマシューティカルコミュニケーション学会．研修用教材
    https://pcoken.jp/materials （最終アクセス：2024/8/20）
11. 日本学術会議 薬学委員会 医療系薬学分科会．報告 社会に貢献する医療系薬学研究の推進．2017
12. 日本学術会議 薬学委員会 薬剤師職能とキャリアパス分科会．持続可能な医療を担う薬剤師の職能と生涯研鑽．2020
13. 日本薬学会．文部科学省平成29年度大学における医療人養成の在り方に関する調査研究委託事業「薬学教育の改善・充実に関する調査研究」報告書．2018
14. 乾 賢一．厚生労働科学研究費補助金医薬品・医療機器などレギュラトリーサイエンス総合研

究事業，6年制薬剤師の輩出を踏まえた薬剤師の生涯学習プログラムに関する研究．平成25年度総括・分担研究報告書．2014

【3-3】

1. 日本看護協会．看護職の倫理綱領．2021, https://www.nurse.or.jp/nursing/rinri/text/basic/professional/platform/index.html（最終アクセス：2024/ 8 /30）
2. 日本看護協会．改訂版 看護にかかわる主要な用語の解説．日本看護協会出版会，2023
3. 日本看護科学学会看護学学術用語検討委員会．看護学を構成する重要な用語集．日本看護科学学会，2011

【3-4】

1. 般社団法人日本臨床衛生検査技師会．未来構想策定に関する検討委員会 答申．『臨床検査技師の未来構想』．2013

【3-6】

1. 救急救命士法第44条2項
2. 救急救命士標準テキスト編集委員会編．救急救命士標準テキスト第10版．へるす出版，2020, pp. 228-231, p. 262
3. 郡山一明．救急救命士によるファーストコンタクト 病院前救護の観察トレーニング第2版．医学書院，2012
4. 郡山一明．病院前救護学．医学書院，2020, pp. 23-64
5. 日本蘇生協議会．JRC 蘇生ガイドライン2020．医学書院，2021

【3-7】

1. 小林義治・松岡久美子・臼井千惠・岡 真由美編．視能学 第3版．文光堂，2022
2. 和田直子・小林昭子・中川真紀・若山曉美編．視能学エキスパート 視能検査学 第2版．医学書院，2023
3. 若山曉美・長谷部佳世子・松本富美子・保沢こずえ・梅田千賀子編．視能学エキスパート 視能訓練学 第2版．医学書院，2023
4. 松本富美子・大沼一彦・石井祐子・玉置明野編．視能学エキスパート 光学・眼鏡 第2版．医学書院，2023
5. 新井千賀子・田中恵津子・阿曽沼早苗・石井祐子編 視能学エキスパート ロービジョンケア．医学書院，2024

【4-3-A】

1. IASLC. *Staging Manual in Thoracic Oncology*, Third Edition. North Fort Myers: Editorial Rx Press, 2024
2. 日本肺癌学会．肺癌診療ガイドライン 悪性胸膜中皮腫・胸腺腫瘍含む 2023年版．https://www.haigan.gr.jp/publication/guideline/examination/2023/1/2/230102070100.html#j_7-0_1
3. 日本肺癌学会．肺癌診療ガイドライン2024年版．金原出版，2024

【4-3-B】

1. 日本腎臓学会．慢性腎臓病に対する食事療法基準2014年版．東京医学社，2014
2. 日本腎臓学会．CKD診療ガイド2024．東京医学社，2024

【4-3-C】

1. 日本集中治療学会．日本版敗血症診療ガイドライン2024（J-SSCG2024）．日本集中治療医学会雑誌．https://doi.org/10.3918/jsicm.2400001

【4-3-D】

1. 日本緩和医療学会ガイドライン統括委員会．がん疼痛の薬物療法に関するガイドライン2020年．南江堂，2020
2. 日本緩和医療学会．専門家をめざす人のための緩和医療学改訂第3版．南江堂，2024
3. 厚生労働省．特定疾病の選定基準の考え方．
   https://www.mhlw.go.jp/topics/kaigo/nintei/gaiyo3.html（最終アクセス：2024/8/21）
4. 厚生労働省．医療用麻薬適正使用ガイダンス令和6年．
   https://www.mhlw.go.jp/content/11120000/001245820.pdf（最終アクセス：2024/09/02）
5. 厚生労働省．介護保険制度について．2024．
   https://www.mhlw.go.jp/content/12300000/000661195.pdf（最終アクセス：2024/8/21）
6. 厚生労働省．特定疾病の選定基準の考え方．
   https://www.mhlw.go.jp/topics/kaigo/nintei/gaiyo3.html（最終アクセス：2024/8/21）
7. 厚生労働省．治療と仕事の両立支援ナビ．
   https://chiryoutoshigoto.mhlw.go.jp/formedical/#sec03（最終アクセス：2024/8/23）
8. 国立がん研究センターがん情報サービス．がんと心．https://ganjoho.jp/public/support/mental_care/mc01.html（最終アクセス：2024/8/23）
9. Murata H. Spiritual pain and its care in patients with terminal cancer: construction framework by philosophical approach. *Palliat Support Care* 1, 2003, pp. 15-21
10. Basch E., et al. Overall Survival Results of a Trial Assessing Patient-Reported Outcomes for Symptom Monitoring During Routine Cancer Treatment. *JAMA*, 2017；318(2), pp. 197-198
11. Frost EF, et al. The brain's reward circuitry regulates immunity. *Nat Med*, 2016；22, pp. 835-837
12. 日本緩和医療学会．がん疼痛の薬物療法に関するガイドライン2020年版．金原出版，2020

【4-3-E】

1. 眞芽みゆき，筒井裕之．心不全患者数は世界的に増加している：心不全の疫学．Pharma Medica. 2013；31(5), p. 12
2. 日本循環器学会ガイドライン．急性・慢性心不全診療．2021年フォーカスアップデート版
3. 2017年日本循環器学会心不全診療ガイドライン
4. 芦田和博．カテーテル治療とバイパス手術．芦田和博先生のウェブサイト．
   http://www.e-oishasan.net/site/ashida/treat01.html

【4-3-F】
1. 日本糖尿病学会．糖尿病治療ガイド2024．文光堂，2024
2. 日本老年医学会・日本糖尿病学会．高齢者糖尿病診療ガイドライン2023．南江堂，2023

【4-3-G】
1. 日本乳癌学会．乳癌診療ガイドライン2022年版．金原出版，2022
2. 日本遺伝性乳癌卵巣癌総合診療制度機構．遺伝性乳がん卵巣がんを知ろう！
   https://johboc.jp/guidebook_g2022/
3. 日本乳癌学会．乳腺腫瘍学，第1版．金原出版，2012
4. 日本乳癌学会．乳癌取り扱い規約，第18版．金原出版，2018

著者プロフィール（50音順）

有賀　悦子（あるが　えつこ）
帝京大学医学部緩和医療学講座主任教授
帝京大学病院緩和ケアセンター・緩和ケア内科

1987年	筑波大学医学専門学群卒業 東京女子医科大学病院第3外科入局
1993年	米国ミシガン大学腫瘍外科リサーチフェロー（乳癌遺伝子治療・免疫療法）およびアーバーホスピス在宅緩和ケア研修
1996年	国立がんセンター東病院緩和ケア病棟
1999年	東京女子医科大学在宅医療・緩和医療学講師
2003年	国立国際医療センター緩和ケア科医長
2008年	帝京大学医学部内科学講座緩和医療科准教授
2012年	帝京大学医学部内科学講座緩和ケア内科教授
2013年	帝京大学医学部緩和医療学講座緩和ケア内科教授・診療科長
2018年	同附属病院緩和ケアセンターセンター長（兼務）
2024年	帝京大学医学部緩和医療学講座緩和ケア内科主任教授・診療科長

池田　達彦（いけだ　たつひこ）
帝京大学医学部外科学講座講師

2002年	筑波大学医学専門学群卒業
2002年	慶應義塾大学外科研修医
2003年	佐野厚生総合病院外科
2004年	国家公務員共済組合連合会立川病院外科
2005年	慶應義塾大学医学部外科学教室（呼吸器外科）専修医
2009年	筑波大学付属病院乳腺甲状腺内分泌外科クリニカルフェロー
2013年	筑波大学医学医療系乳腺内分泌外科講師
2017年	佐々木研究所附属杏雲堂病院乳腺外科
2020年	三井記念病院乳腺内分泌外科
2021年より現職	

石川　ひろの（いしかわ　ひろの）
帝京大学大学院公衆衛生学研究科教授
帝京大学医療共通教育研究センター

1998年	東京大学医学部健康科学看護学科卒業
2000年	東京大学大学院医学系研究科修士課程修了
2004年	ジョンズホプキンス大学公衆衛生大学院博士課程修了
2005年	東京大学大学院医学系研究科博士課程修了
2004年	帝京大学医学部衛生学公衆衛生学講座助教
2007年	帝京大学医学部衛生学公衆衛生学講座講師
2007年	滋賀医科大学医療文化学講座准教授
2010年	東京大学大学院医学系研究科准教授
2018年より現職	

石見　和世（いわみ　かずよ）
帝京大学医療技術学部看護学科准教授

2016年	帝京大学医療技術学部講師
2022年より現職	

臼井　千惠（うすい　ちえ）
帝京大学医療技術学部視能矯正学科教授

1981年	国立小児病院附属視能訓練学院卒業
1981年	帝京大学医学部附属病院入職
2001年	博士（医学）：帝京大学
2002年	帝京大学医学部附属病院視能訓練士技師長
2019年より現職	

宇野　健司（うの　けんじ）
帝京大学医学部内科学講座准教授

2000年　東北大学医学部医学科卒業
2000年　福島県いわき市立総合磐城共立病院
2003年　東北大学大学院医学系研究科博士課程
　　　　（東北大学病院糖尿病代謝科）
2007年　日本学術特別研究員（東北大学病院糖尿病代謝科）
2010年　東北大学病院糖尿病代謝科助教
2015年　東北大学病院糖尿病代謝科院内講師
2018年より現職

金子　一郎（かねこ　いちろう）
帝京大学医学部救急医学講座教授
帝京大学医学部付属病院救命救急センター
帝京大学医学部医学教育センター
帝京大学シミュレーション教育研究センター長

1987年　京都大学医学部卒業
1987年　京都大学医学部附属病院外科研修医
1988年　総合病院高山赤十字病院外科
1993年　京都大学医学部附属病院第2外科医員
1996年　帝京大学病院救命救急センター助手
1998年　米国メリーランド大学病理学教室リサーチフェロー
2006年　博士（医学）学位取得：帝京大学
2007年　帝京大学病院救命救急センター講師
2008年　国立病院機構京都医療センター診療部長
2013年　帝京大学医学部救急医学講座准教授
2022年より現職

菊川　忠臣（きくがわ　ただおみ）
帝京大学医療技術学部スポーツ医療学科救急救命士コース講師
（兼担）帝京大学医療技術学部スポーツ医療学科健康スポーツコース兼トップアスリートコース

2009年　杏林大学保健学部保健学科救急救命士コース卒業
2011年　大学院保健学研究科博士前期課程保健学専攻修了、保健学修士
2014年　東京医薬専門学校救急救命士科専任教員
2017年　帝京平成大学大学院健康科学研究科博士後期課程健康科学専攻修了、健康科学博士
2017年　帝京大学医療技術学部スポーツ医療学科救急救命士コース助教
2020年　帝京大学医療技術学部スポーツ医療学科救急救命士コース講師
2024年　帝京大学医療技術学部スポーツ医療学科健康スポーツコース兼トップアスリートコース（兼担）

上妻　謙（こうづま　けん）
帝京大学医学部内科学講座主任教授
帝京大学医学部附属病院管理担当副院長、循環器内科科長

1991年　東北大学医学部卒業
1991年　三井記念病院内科、循環器内科
1999年　オランダエラスムス大学トラックスセンター留学
2001年　帝京大学医学部内科助手、エラスムス大学 Ph. D 取得
2006年　帝京大学医学部内科学講座講師
2008年　帝京大学医学部内科学講座准教授
2013年　帝京大学医学部内科学講座教授
2015年　帝京大学医学部附属病院循環器センター長、心臓リハビリセンター長兼務
2017年　帝京大学医学部附属病院睡眠呼吸障害センター長兼務
2023年より現職

小林　隆幸（こばやし　たかゆき）
帝京大学医療技術学部診療放射線学科講師

1998年	北里大学医療工学科診療放射線技術科学専攻卒業
2012年	北里大学大学院医療系研究科修士課程修了
	修士（医科学）
2023年	北里大学大学院医療系研究科博士課程終了
	博士（医学）
1998年	茅ヶ崎徳洲会総合病院 放射線科
2003年	北里大学北里研究所病院 中央放射線科
2024年より現職	

紺野　久美子（こんの　くみこ）
帝京大学医学部医学教育学講座講師

2002年	帝京大学医学部卒業
2002年	帝京大学医学部附属病院内科研修医
2004年	帝京大学医学部附属病院臨床助手
2008年	帝京大学大学院医学研究科第一臨床医学専攻博士課程修了
2009年	帝京大学医学部附属病院助手
2012年	帝京大学医学部附属病院助教
2016年	帝京大学医学部附属病院講師
2018年	帝京大学スポーツ医科学センター講師（兼担）
2021年	帝京大学スポーツ医科学センター准教授（兼担）
2023年	帝京大学医学部医学教育学講座講師
2023年	帝京大学医学部附属病院臨床研修センター副センター長

柴田　茂（しばた　しげる）
帝京大学医学部内科学講座教授
（兼担）先端総合研究機構健康科学研究部門

1999年	東京大学医学部卒業
2007年	東京大学大学院医学系研究科内科学専攻博士課程修了
2010年	エール大学留学
2014年	帝京大学医学部内科学講座准教授
2018年	帝京大学医学部内科学講座教授
2021年	帝京大学先端総合研究機構教授（兼担）

神野　浩光（じんの　ひろみつ）
帝京大学医学部外科学講座教授

1987年	慶應義塾大学医学部卒業
1988年	東京都済生会中央病院外科
1989年	足利赤十字病院外科
1990年	慶應義塾大学医学部助手
1993年	国立埼玉病院外科副医長
1996年	research fellow、Department of Surgery、Cornell University School of Medicine
1998年	国家公務員共済組合連合会立川病院外科副医長
2001年	慶應義塾大学医学部外科学助手
2006年	慶應義塾大学医学部外科学講師
2013年	慶應義塾大学医学部外科学准教授
2015年より現職	

鈴木　久美子（すずき　くみこ）
帝京大学医療技術学部看護学科教授

1997年	千葉大学大学院看護学研究科博士前期課程修了
2002年	自治医科大学看護学部看護学科助手
2006年	自治医科大学看護学部看護学科専任講師
2009年	自治医科大学看護学部看護学科准教授
2022年	博士（看護学）：千葉大学
2022年より現職	

関 順彦（せき のぶひこ）
帝京大学医学部内科学講座教授

- 1994年　防衛医科大学附属病院第三内科研修医
- 1996年　大阪医科大学附属病院第一内科専攻医
- 2000年　国立病院四国がんセンター内科呼吸器内科レジデント
- 2002年　東海大学医学部呼吸器内科学助手
- 2005年　東海大学医学部腫瘍内科学助教
- 2008年　帝京大学医学部内科学講座腫瘍内科講師
- 2009年　Visiting physician、Division of Pulmonary Medicine and Medical Oncology、Mayo Clinic College of Medicine
- 2010年　帝京大学医学部内科学講座腫瘍内科准教授
- 2013年　帝京大学医学部内科学講座腫瘍内科病院教授
- 2019年より現職

楯 直子（たて なおこ）
帝京大学薬学部医薬化学講座・生体分子化学研究室教授
帝京大学薬学部長・薬学研究科長

- 1984年　東京大学薬学部卒業
- 1989年　東京大学大学院薬学系研究科修了、薬学博士
- 1989年　（財）微生物化学研究所研究員
- 1994年　杏林大学医学部助手
- 1998年　理化学研究所・脳科学総合研究センター研究員
- 2001年　日本獣医生命科学大学獣医学部助教授
- 2004年　武蔵野大学薬学部教授
- 2013年　帝京大学薬学部教授

塚本 和久（つかもと かずひさ）
帝京大学医学部内科学講座教授

- 1986年　東京大学医学部医学科卒業
- 1992年　東京大学医学部附属病院第一内科助手
- 1994年　米国ペンシルバニア大学医学部研究員
- 1997年　東京大学医学部附属病院第一内科助手
- 1998年　東京大学医学部附属病院糖尿病・代謝内科助手
- 2007年　東京大学大学院医学系研究科代謝・栄養病態学分野講師
- 2010年　福島県立医科大学会津医療センター準備室教授
- 2013年　福島県立医科大学会津医療センター糖尿病・代謝・腎臓内科講座教授
- 2016年より現職

藤垣 嘉秀（ふじがき よしひで）
帝京大学医学部内科学講座教授

- 1984年　浜松医科大学卒業
- 1991年　浜松医科大学大学院卒業
- 1992年　フライブルク大学医学微生物衛生研究所・免疫部門客員研究員（フンボルト財団奨学研究員）
- 1996年　浜松医科大学内科学第一助手
- 1997年　浜松医科大学第一内科講師
- 2010年　浜松医科大学附属病院腎臓内科診療科長
- 2011年　浜松医科大学内科学第一准教授
- 2013年　帝京大学医学部内科学講座病院教授
- 2018年より現職

増山 里枝子（ましやま りえこ）
帝京大学医療技術学部臨床検査学科准教授

- 1997年　東京医科歯科大学医学部保健衛生学科検査技術学専攻卒業
- 1999年　東京医科歯科大学大学院医学科学研究科検査学博士前期課程修了
- 1999年　東京医科歯科大学医学部第一外科技術補佐員
- 2008年　文京学院大学保健医療技術学部 臨床検査学科助手
- 2009年　東京医科歯科大学大学院医歯学総合研究科血管・応用外科学分野博士課程修了
- 2020年より現職

村上　勲（むらかみ　いさお）
帝京大学薬学部薬学教育推進センター臨床実習ユニット講師
帝京短期大学非常勤講師

1994年	帝京大学薬学部卒業
1996年	帝京大学大学院薬学研究科博士課程前期修了
1996年	共立薬科大学助手
2006年	共立薬科大学大学院薬学研究科博士後期課程修了　博士（薬学）
2007年	帝京大学薬学部助手
2007年	帝京大学薬学部助教
2018年	帝京大学薬学部講師
2022年	帝京短期大学非常勤講師

安野　伸浩（やすの　のぶひろ）
帝京大学薬学部臨床薬学講座・病院薬学研究室教授
帝京大学薬学部薬剤師生涯教育学講座特任教授
帝京大学医学部附属病院薬剤部部長

1991年	帝京大学薬学部卒業
1991年	東京大学医学部附属病院分院薬剤部研修生
1991年	東京大学医学部附属病院分院薬剤部入職
2001年	東京大学医学部附属病院薬剤部主任
2003年	東京大学大学院薬学系研究科非常勤講師（併任）
2007年	東京大学助教
2007年	関越病院薬剤科薬剤科長
2017年	帝京大学薬学部臨床薬剤学教授、同医学部附属病院薬剤部副部長
2018年	帝京大学薬学部臨床薬剤学教授、同医学部附属病院薬剤部部長
2019年より現職

山崎　修（やまざき　おさむ）
帝京大学医学部内科学講座准教授

2003年	虎の門病院内科病棟医
2007年	東京大学大学院医学系研究科医学博士課程内科学専攻、修了　博士（医学）
2011年	東京大学医学部腎臓・内分泌内科医員
2013年	アメリカ国立衛生研究所（NIH/NIDCR）ポストドクトラルフェロー（有給採用）
2015年	慶應義塾大学病院血液浄化・透析センターおよび総合診療科助教
2018年	帝京大学医学部内科学講座（腎臓グループ）講師
2023年より現職

渡邊　清高（わたなべ　きよたか）
帝京大学医学部内科学講座教授

1996年	東京大学医学部医学科卒業
	東京大学医学部附属病院内科、公立昭和病院救急医学科、自治医科大学附属大宮医療センター消化器科にて研修
2003年	東京大学大学院医学系研究科（内科学）修了
	博士（医学）：東京大学
2003年	東京大学医学部附属病院消化器内科医員
2008年	国立がん研究センターがん対策情報センター室長
	国立がん研究センター中央病院総合内科（併任）
	国立がん研究センター企画戦略局室長（併任）
2014年	帝京大学医学部内科学講座准教授
2020年	帝京大学医学部内科学講座病院教授
2024年より現職

索引
※「付録6　用語解説」で解説している語は当該ページを太字で示した

【あ】
アウトカム基盤型教育　7, 19, 22, **227**
アセスメント　51, 52, 57-59, 65-67, **227**
医学教育　10, 11, 14-16
医学教育モデル・コア・カリキュラム　15
医療倫理　11, 13
インフォームドコンセント　3, 11, 13, 37, 61, 72, 87, 133, 135, 136, **227**
エビデンス（根拠）に基づいた医療　10, 12, 16

【か】
学習成果基盤型教育　→アウトカム基盤型教育
がんゲノム医療　72
看護学教育モデル・コア・カリキュラム　23, 25-27
看護職の倫理綱領　64
患者参加型（の）医療　3-5, 13
教育の質　24, 27
共同意思決定　12, 13, 131, **228**
コミュニケーション教育　6, 7, 13-16, 19-21, 25, 37
コミュニケーション・ネットワーク　6
根拠に基づいた医療　→エビデンスに基づいた医療
コンピテンシー　10, 25, 139

【さ】
参加型臨床実習　10, 14, 16, 55
視能訓練士養成所指導ガイドライン　41, 43
シミュレーション教育　27, 38
ジュネーブ宣言　13, 48, **229**
新型コロナウイルス感染症（COVID-19）　5, 9, 49
診療計画　14, 52
診療上の決定　51
専門職連携教育　16, 26, 43, **229**

【た】
大規模災害　27, 49, 50
多職種カンファレンス　68
地域包括ケアシステム　4, 23, 27, 29, 30, 62, 68, 71

チーム医療　3-5, 7, 9, 11, 14, 16, 17, 20, 21, 26, 30, 33, 35, 39, 43, 44, 47, 49, 50, 52-57, 59, 61, 62, 70-72, 77, 83, 87, 91-93, 115, 131, 138, 207

【は】
パターナリズム　11, 37, 50, 52, 230
ファーマシューティカルケア　18, 55, 230
プロブレムリスト　52, 59, 87, 92, 231
分野別評価　16, 28

【ま－ら】
モデル・コア・カリキュラム　5, 9, 19
薬学教育モデル・コア・カリキュラム　19, 22
リスボン宣言　50
臨床検査技師養成所指導ガイドライン　30

【アルファベット】
EBM (Evidence Based Medicine)　→エビデンス（根拠）に基づいた医療
IPE (InterProfessional Education)　→専門職連携教育
SDM (Shared Decision Making)　→共同意思決定

チームで学ぶ 医療コミュニケーション

2025年3月13日　初版第1刷発行

編　者　帝京大学医療コミュニケーション運営委員会
発行者　岡田和幸
発　行　帝京大学出版会（株式会社 帝京サービス内）
　　　　〒173-0002　東京都板橋区稲荷台10-7
　　　　帝京大学 大学棟3号館
　　　　電話 03-3964-0121
発　売　星雲社（共同出版社・流通責任出版社）
　　　　〒112-0005　東京都文京区水道1-3-30
　　　　電話 03-3868-3275
　　　　FAX 03-3868-6588
装幀・印刷・製本　精文堂印刷株式会社

©Teikyo University 2025, Printed in Japan
ISBN：978-4-434-35440-3 C3047

無断転載を禁じます。落丁・乱丁本はお取り換えします。